**全国卫生职业教育康复治疗类应用技能型
人才培养"十三五"规划教材**

供高职高专康复治疗技术、护理、药学、医学检验技术及
其他相关医学类专业用

人体形态学

主　编　张　烨　陈红平　黄拥军

副主编　张海兵　李泽良　钟富良　李春梅

编　　者　（以姓氏笔画为序）

王海霞　阿克苏职业技术学院

丛培丰　锡林郭勒职业学院

刘向东　周口职业技术学院

李泽良　顺德职业技术学院

李春梅　随州职业技术学院

吴小芳　顺德职业技术学院

汪玉娇　武汉民政职业学院

张　烨　武汉民政职业学院

张海兵　鄂州职业大学

陈红平　湖北职业技术学院

钟富良　安徽桐乡卫校

黄拥军　清远职业技术学院

U0279357

华中科技大学出版社
http://www.hustp.com
中国·武汉

内 容 简 介

本教材是全国卫生职业教育康复治疗类应用技能型人才培养"十三五"规划教材。

本教材共十三章。内容包括绪论、细胞和组织、运动系统、消化系统、呼吸系统、泌尿系统、生殖系统、腹膜、脉管系统、感觉器官、神经系统、内分泌系统、人体胚胎学概要。

本教材可供高职高专康复治疗技术、护理、药学、医学检验技术及其他相关医学类专业使用。

图书在版编目(CIP)数据

人体形态学/张烨，陈红平，黄拥军主编.—武汉:华中科技大学出版社，2022.8
ISBN 978-7-5680-8712-4

Ⅰ.①人… Ⅱ.①张… ②陈… ③黄… Ⅲ.①人体形态学 Ⅳ.①R32

中国版本图书馆 CIP 数据核字(2022)第 161911 号

人体形态学
Renti Xingtaixue

张　烨　陈红平　黄拥军　主编

策划编辑：史燕丽
责任编辑：张　琴
封面设计：原色设计
责任校对：王亚钦
责任监印：周治超
出版发行：华中科技大学出版社(中国·武汉)　　电话：(027)81321913
　　　　　武汉市东湖新技术开发区华工科技园　　邮编：430223
录　　排：华中科技大学惠友文印中心
印　　刷：武汉市籍缘印刷厂
开　　本：880 mm×1230 mm　1/16
印　　张：22
字　　数：631 千字
版　　次：2022 年 8 月第 1 版第 1 次印刷
定　　价：69.90 元

全国卫生职业教育康复治疗类
应用技能型人才培养"十三五"规划教材

编委会

网络增值服务使用说明

欢迎使用华中科技大学出版社医学资源网yixue.hustp.com

1.教师使用流程

（1）登录网址：http://yixue.hustp.com （注册时请选择教师用户）

注册 → 登录 → 完善个人信息 → 等待审核

（2）审核通过后，您可以在网站使用以下功能：

2.学员使用流程

建议学员在PC端完成注册、登录、完善个人信息的操作。

（1）PC端学员操作步骤

①登录网址：http://yixue.hustp.com （注册时请选择普通用户）

注册 → 登录 → 完善个人信息

② 查看课程资源

如有学习码，请在个人中心-学习码验证中先验证，再进行操作。

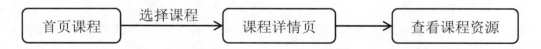

（2）手机端扫码操作步骤

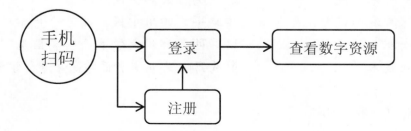

随着我国经济的持续发展和教育体系、结构的重大调整，职业教育办学思想、培养目标随之发生了重大变化，人们对职业教育的认识也发生了本质性的转变。我国已将发展职业教育作为重要的国家战略之一，高等职业教育成为高等教育的重要组成部分。作为高等职业教育重要组成部分的高等卫生职业教育也取得了长足的发展，为国家输送了大批高素质技能型、应用型医疗卫生人才。

康复医学现已与保健医学、预防医学、临床医学并列成为现代医学的四大分支之一。现代康复医学在我国已有 30 多年的发展历史，是一个年轻但涉及众多专业的医学学科，在我国虽然起步较晚，但发展很快，势头良好，在维护人民群众身体健康、提高生存质量等方面起到了不可替代的作用。

2017 年国务院办公厅发布的《关于深化医教协同进一步推进医学教育改革与发展的意见》中明确指出"以基层为重点，以岗位胜任能力为核心，围绕各类人才职业发展需求，分层分类制订医学教育指南，遴选开发优质教材"。高等卫生职业教育发展的新形势使得目前使用的教材与新形势下的教学要求不相适应的矛盾日益突出，加强高职高专医学教材建设成为各院校的迫切要求，新一轮教材建设迫在眉睫。

为了更好地顺应我国高等卫生职业教育教学与医疗卫生事业的新形势和新要求，贯彻落实《国家中长期教育改革和发展规划纲要（2010—2020 年）》中"以服务为宗旨，以就业为导向"的思想精神，以及国家《职业教育与继续教育 2017 年工作要点》的要求，充分发挥教材建设在提高人才培养质量中的基础性作用，同时，也为了配合教育部"十三五"规划教材建设，进一步提高教材质量，在认真、细致调研的基础上，在全国卫生职业教育教学指导委员会专家和部分高职高专示范院校领导的指导下，我们组织了全国近 40 所高职高专医药院校的近 200 位老师编写了这套以医教协同为特点的全国卫生职业教育康复治疗类应用技能型人才培养"十三五"规划教材，并得到了参编院校的大力支持。

本套教材充分体现新一轮教学计划的特色，强调以就业为导向、以能力为本位、以岗位需求为标准的原则，按照技能型、服务型高素质劳动者的培养目标，坚持"五性"（思想性、科学性、先进性、启发性、适用性）和"三基"（基本理论、基本知识、基本技能）要求，着重突出以下编写特点：

（1）紧扣最新专业目录、教学计划和教学大纲，科学、规范，具有鲜明的高等卫生职业教育特色。

（2）密切结合最新高等职业教育康复治疗技术专业教育基本标准，紧密围绕执业资格标准和工作岗位需要，与康复治疗士/师资格考试相衔接。

（3）突出体现"医教协同"的人才培养模式，以及课程建设与教学改革的最新成果。

（4）基础课教材以"必需、够用"为原则，专业课程重点强调"针对性"和"适用性"。

（5）内容体系整体优化，注重相关教材内容的联系和衔接，避免遗漏和不必要的重复。

（6）探索案例式教学方法，倡导主动学习，科学设置章节（学习情境），努力提高教材的趣味性、可读性和简约性。

（7）采用"互联网＋"思维的教材编写理念，增加大量数字资源，构建信息量丰富、学习手段灵活、学习方式多元的立体化教材，实现纸媒教材与富媒体资源的融合。

这套规划教材得到了各参编院校的大力支持和高度关注，它将为新时期高等卫生职业教育的发展做出贡献。我们衷心希望这套教材能在相关课程的教学中发挥积极作用，并得到读者的青睐。我们也相信这套教材在使用过程中，通过教学实践的检验和实际问题的解决，能不断得到改进、完善和提高。

全国卫生职业教育康复治疗类应用技能型人才培养
"十三五"规划教材编写委员会

2016年10月,中共中央、国务院印发了《"健康中国2030"规划纲要》,要求深入实施健康中国战略。2019年1月,国务院印发了《国家职业教育改革实施方案》,要求"课程内容与职业标准对接""专业教材随信息技术发展和产业升级情况及时动态更新""运用现代信息技术改进教学方式方法"。在全国卫生职业教育教学指导委员会专家和部分高职高专示范院校领导的指导下,编写组按照国家相关文件精神和全国卫生职业教育康复治疗类应用技能型人才培养"十三五"规划教材编写指导方针,组织编写了本教材。

人体形态学起源于人体解剖学,在我国,该学科发展相对成熟。同时,《人体解剖学》作为医学类专业通用的基础课程,相关教材及参考文献比较多见。本教材从康复医学的实际出发,以适应康复治疗技术职业岗位能力需求为目标,坚持"必需、够用"原则,序化教学内容,突出学生职业能力、综合素质与创新能力的培养。兼顾"三基五性"的编写原则,使学生扎实掌握"基本理论、基本知识、基本技能",体现"思想性、科学性、先进性、启发性、适用性",突出教材的专业特色。

本教材包括组织细胞学、系统解剖学、胚胎学三大部分内容,共分为十三章。其中第一章绪论由张烨编写,第二章细胞和组织由丛培丰编写,第三章运动系统由张海兵、黄拥军、汪玉娇编写,第四章消化系统由李春梅编写,第五章呼吸系统由刘向东编写,第六章泌尿系统由钟富良编写,第七章生殖系统由吴小芳编写,第八章腹膜由黄拥军编写,第九章脉管系统由陈红平编写,第十章感觉器官由王海霞编写,第十一章神经系统由李泽良编写,第十二章内分泌系统由丛培丰编写,第十三章人体胚胎学概要由黄拥军编写,全书统稿和参考文献、中英文对照部分的整理由汪玉娇完成,数字资源内容由华中科技大学出版社编辑完成。

本教材主要呈现以下特点:一是形式上探索并采用了"互联网＋"思维的教材编写理念,增加了部分数字资源内容;二是内容上注重知识体系的完整性、严谨性,在传统解剖学的基础上补充了细胞组织学和胚胎学内容,以适应专业课程知识的需要;三是注重"课证融通",即编写内容和考点检测与康复治疗师/士资格考试相衔接。

　　由于学科发展渊源深厚，内容取舍理解有别，加上编写团队经验有限，书中难免有不足之处，竭诚欢迎使用本教材的教师、学生和从事康复治疗技术专业的人员提出宝贵意见，以便修订完善，在此我们表示诚挚的谢意！

编　者

目　录

MULU

第一章 绪 论

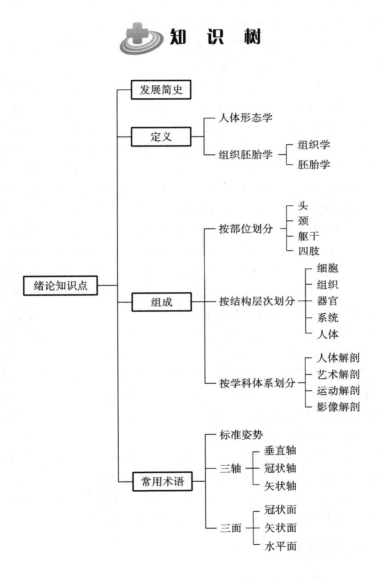

知 识 树

第一节 人体形态学的发展概述

　　人体形态学在人体解剖学的基础上发展而来。人体解剖学和其他自然科学一样,是前人在漫长的历史过程中通过不断探索、实践和积累知识而发展起来的。解剖学的知识可以从中国、印度和埃及的一些古书籍中找到。原始的人体结构知识仅仅是在祭祀、狩猎屠宰和战争负伤时偶

Note

1

然获得的,主要用于研究如何治疗人体疾病,后来才慢慢积累并发展成为一门学科。

一、西方解剖学的发展

西方医学对解剖学的较早记载,是从古希腊名医希波克拉底(Hippocrates,公元前460—公元前377年)开始的。他对头骨做了正确的叙述,却把神经和肌腱混淆在一起。希腊的另一位学者亚里士多德(Aristotle,公元前384—公元前322年)是动物学的创始人,他把神经和肌腱区别开来,指出心是血液循环的中枢,血液自心流入血管,但他把动物解剖所得的结果移用于人体。

第一部比较完整的解剖学著作当推盖伦(Galen,130—201年)的《医经》,该书对血液运行、神经分布及诸多脏器做了较详细而具体的记叙,但由于当时西欧正处于宗教统治的黑暗时期,禁止解剖人体,该书主要资料来自动物解剖观察所得,错误甚多。一千多年的宗教统治严重地阻碍了科学文化的进步,也严重束缚了医学的发展。

文艺复兴是欧洲历史上一场伟大的革命,其间,资本主义萌芽,教会黑暗统治的桎梏开始被摧毁。恩格斯曾说,这是一个产生学问上、精神上和性格上的巨人的时代。人民的智慧在科学和艺术的创作中得到较充分的体现。达·芬奇(Leonardo da Vinci)堪称这一时代的代表人物,他不仅以不朽的绘画流传后世,而且所绘的解剖学图谱,其精确细致即使今日也令人叹为观止。同时,也涌现出一位解剖学巨匠——维扎里(Andress Vesalius,1514—1564年),他从学生时代,就冒着被宗教迫害的危险,执著地从事人体解剖试验,终于完成了《人体构造》这本巨著。全书共七册,不仅较系统完善地叙述了人体各器官系统的形态和构造,还纠正了盖伦许多错误的论点,使维扎里成为现代人体解剖学的奠基人。与维扎里同时代的一批解剖学者,如欧斯达丘司(Eustachius)、习尔维(Sylvius)、瓦罗留(Varolio)、阿兰契(Aranti)、保塔罗(Botallo)等,发现了一些人体的结构,以他们名字命名的结构至今仍保留在解剖学的教科书中。后来,英国学者哈维(William Harvey,1578—1657年)提出,心血管系统是封闭的管道系统,创建了血流循环学说,从而使生理学从解剖学中分立出去。继显微镜的发明之后,意大利人马尔比基(1628—1694年)用之观察了动、植物的微细构造,开拓了组织学分支。18世纪末,研究个体发生的胚胎学开始起步。19世纪,意大利学者高尔基(Camello Golgi,1843—1926年)首创镀银浸染神经元技术,西班牙人卡哈(1852—1934年)建立了镀银浸染神经原纤维法,成为神经解剖学公认的两位创始人。19世纪达尔文(C. Darwin,1809—1882年)的《物种起源》和《人类起源和性的选择》,为探索人体形态结构的发展规律提供了理论基础。扎果尔斯基(1764—1846年)提出功能决定器官形态的见解。他们对解剖学的发展均做出了卓越的贡献。

十九世纪末叶和二十世纪初,由于唯心主义和形而上学思想的影响,人体解剖学走上了繁琐地孤立静止地描述人体形态结构的境地,使部分学者感到彷徨和失望,认为解剖学已经成为"化石",到了山穷水尽的地步,完全看不到发展的前景。而另一部分学者从辩证的自然观出发,开始从功能解剖学、进化形态学和实验形态学等方面,寻求开拓的路径。

二、我国解剖学的发展

我国文化历史悠久,《黄帝内经》中就有关于人体形态的记载。秦汉时期,《汉书·王莽传》中有对死囚的尸体进行实地解剖的记录。三国时期名医华佗不但擅长医术,而且对人体结构的知识有较深的了解,能用麻醉剂实施外科手术。晋代针灸大为发展,王叔和所著《脉经》和皇甫谧所著《针灸甲乙经》有许多内脏度量衡的记载。宋代王唯一所铸铜人,分脏腑十三经和旁注腧穴,是人体模型的创始。宋代宋慈所著《洗冤录》,对人体骨骼及胚胎等有较详细的记载,并附有检骨图。清代王清任著有《医林改错》一书,对古医书中错误进行订正,尤其对内脏的记载甚详。但是,由于封建社会制度和儒家思想的长期束缚,我国解剖学的研究未能得到较快的发展,人体解剖学在近代大大落后于欧美。我国湖南长沙马王堆三号汉墓出土的《导引图》，共绘有 44 幅彩色人形图，是迄今为止发现的最早的医学美术作品。甲午战争后，我国开始建立医学院校和医院，设立解剖学课程，并逐步建立起一支解剖学工作者队伍。1950 年，刘承钊出版《华西两栖类》一书，这是针对动物学的解剖学著作。但直至 1949 年，我国的解剖学发展仍颇为缓慢。

自然科学向微观和宏观两个方面发展，科学分化越来越细，解剖学的发展也必然如此。19 世纪末至 20 世纪初，解剖学形成了一些新的分科，例如外科解剖学、体表解剖学、X 线解剖学和临床应用解剖学等。在这些学科有较大发展的基础上，逐步形成了解剖学、神经解剖学、组织学、胚胎学等独立的形态科学。近数十年来，随着科学技术的突飞猛进，医学的发展促进了解剖学研究的深入。在应用透射电镜、扫描电镜、同位素标记、免疫组织化学技术、CT 和核磁共振等新技术及新仪器的基础上，显微外科的开展对器官内血管等管道的形态构筑提出新要求，随之建立起显微外科解剖学。电子计算机 X 线断层图（CT）和超声断层图促进了断面解剖学研究的深入。随着其他学科新理论、新技术的发展，神经生物学也在不断地开拓新的研究领域，形成新的学科。目前，显微外科解剖学在现代临床应用解剖学领域发展最快、成效最为显著。

随着技术革命浪潮的涌动，近二十年来，生物力学、免疫学、组织化学、分子生物学等向解剖学渗透，一些新兴技术如示踪技术、免疫组织化学技术、细胞培养技术和原位分子杂交技术等在形态学研究中被广泛采用，使这个古老的学科焕发出青春的异彩，尤其是神经解剖学有了突飞猛进的发展。

三、我国解剖学名称的演变

在我国，缘于医学教育的层次立体化，由解放初期的中专，到改革开放后大力发展的高等医学教育，再到近二十年来的高等职业教育，目前已经呈现出普通本科教育、高等职业教育、中等职业教育多样化的发展格局，培养的人才学历层次也呈立体化。根据各学历层次培养目标的不断演变，解剖学的课程名称也在不断发生变化，本科院校常见的有"解剖学""人体解剖学""系统解剖学""局部解剖学""组织和胚胎学"等；高等职业教育为了适应职业教育的培养目标，对课程结构和名称在不断进行改革和研究，常见的有"人体解剖学""人体结构学""正常人体结构""人体形态学""结构学"等。除本科院校人体解剖学课程知识相对独立成体系之外，高职和中专层次的该课程内容一般包含了人体解剖学、组织学和胚胎学三方面的知识，并以人体解剖学知识为主，名称上虽不同，但实质上都是以研究正常人体的结构形态为主，病理状态下的人体结构则不在其中。

第二节　人体形态学的定义及组成

人体形态学是学习医学及相关专业的一门重要基础课程，也是一门形态特征较明显的课程。该学科体系比较古老，主要包括宏观人体结构、微细组织结构和胚胎发育结构等，本教材主要从系统、器官角度认识宏观人体结构，从细胞角度认识微细组织结构，从发展的角度认识人体胚胎发育结构。在学习过程中，我们需要做到将人体形态结构的整体把握与局部形态结构的认知、宏观与微观结构、实践认知与理论分析理解、知识掌握与能力素质培养等相统一。学好人体形态学，将为后续职业基础、职业技术课程以及临床工作中的实际应用奠定良好基础，并可根据个人的职业发展方向、终身学习的需要而不断深入。

一、定义

人体形态学是研究正常人体的形态结构、位置和毗邻关系及微观组织结构、胚胎发育规律等的科学,包括传统意义上的人体解剖学、组织学和胚胎发育学等内容。

组织学是借用显微镜等技术研究正常人体的细胞、组织和器官微细结构的科学。随着电子显微镜、放射自显影等先进技术的发展,研究也不断深入,人类的研究水平已从原来的细胞水平发展到亚细胞和分子水平,同时促进了分子生物学、遗传学等科学的发展。

胚胎发育学是研究人体在胚胎时期的发生、发育及发展变化规律的科学,主要研究从受精卵形成到胎儿娩出这一阶段的胚胎发育规律。

细胞是组成人体结构和功能的基本单位。其基本结构包括细胞膜、细胞质和细胞核。

组织(tissue)是由多个形态相似、功能相近的细胞借细胞间质结合起来形成的结构,主要包括上皮组织、结缔组织、肌组织和神经组织四种。

器官(organ)是由不同的组织构成的具有一定形态、承担一定生理功能的结构,如心、肺、肝、胃等,其形态结构和生理功能相对独立。

系统(system)是由若干功能相关的器官结合起来,构成的能相对独立完成某一方面连续性生理功能的结构,包括运动系统、消化系统、呼吸系统、泌尿系统、生殖系统、脉管系统、神经系统、感觉器、内分泌系统九大系统。其中,消化、呼吸、泌尿和生殖系统总称为内脏(viscera),缘于构成这四大系统的大部分器官位于胸、腹、盆腔内,并借一定的管道直接或间接与体外相通。人体由各器官为主构成的九大系统,在神经调节、体液调节等的作用下,能够各自发挥相对独立的功能,同时也能彼此联系、相互协调,共同构成一个完整的人体,见图 1-1。

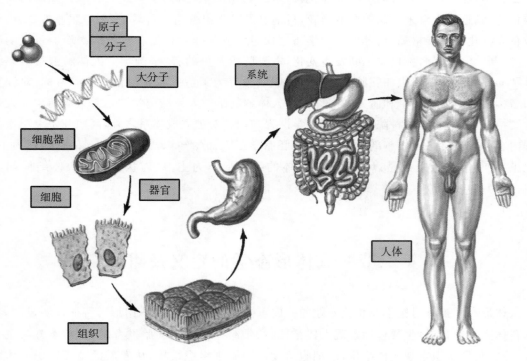

图 1-1　人体的组成

二、组成

人体形态的组成可以从多个维度来理解,主要沿用了传统人体解剖学的知识架构。

1. 按部位划分 人体可分为头、颈、躯干、四肢等。其中头可分为颅和面,颈分前面的颈和后面的项,躯干分脊柱、胸、背、腹、腰、盆部和会阴,四肢分为上肢和下肢。

2. 按结构层次划分 按照构成人体结构的层次,可分为细胞、组织、器官、系统等,全身九大系统共同组成一个完整的人体。在胚胎时期,将体现各个胚胎时期、胚层分化、发育变化的规律。

3. 按学科体系划分 从学科体系和应用领域来讲,解剖学体系又可以划分出人体解剖学、艺术解剖学、运动解剖学、影像解剖学等门类。随着电子计算机先进技术的应用及临床细分科学的需要,又可以衍生出断层解剖学、X 射线解剖学、外科解剖学等科学。

第三节 人体形态学的常用术语

在人体形态学的学习过程中,为了能够正确地描述各器官的形态和位置,也为了在临床实践、学科交流上统一规范,避免误解,人体形态学在学习中规定了一些常用术语,作为医学学习、临床实践和学术交流的行为规范,主要包括标准姿势、方位、轴和面等。见图 1-2。

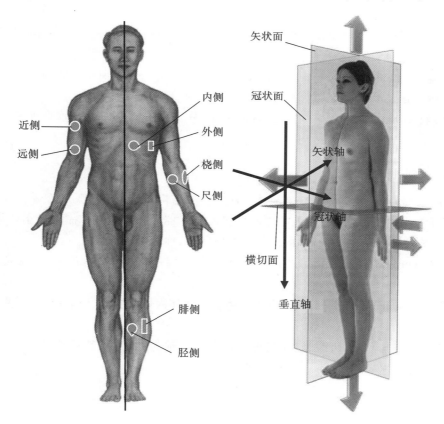

图 1-2 人体的标准姿势、方位和轴、面示意图

一、标准姿势

标准姿势又称解剖学姿势(anatomical position)。身体直立,两眼向正前方平视,上肢自然下垂于躯干两侧,掌心向前;双下肢并拢,足尖向前。在描述人体结构或者临床实践中,无论我们所要描述的对象处于何种位置和状态,均应以标准姿势为依据。

二、方位

按照解剖学标准姿势,规定以下常用的方位术语。

1.上(upper)和下(lower) 近头者为上,近足者为下。对于胚胎、婴幼儿,则分别表示为头(侧)和尾(侧)。

2.前(anterior)和后(posterior) 近腹面者为前或腹侧,近背面者为后或背侧。

3.内侧(medial)和外侧(lateral) 距正中矢状面近者为内侧,距正中矢状面远者为外侧。在四肢,前臂的内侧又称为尺侧,外侧又称为桡侧;小腿的内侧又称为胫侧,外侧又称为腓侧。

4.内(interior)和外(exterior) 主要用于对体腔或空腔脏器的位置关系的描述。近内腔者为内,远内腔者为外。

5.浅(superficial)和深(deep,profunda) 以体表为参照,近体表者为浅,远体表者为深;也可用于对特定脏器壁内位置点的关系描述。

6.近(侧)(proximal)和远(侧)(distal) 多用于四肢。相对于四肢与躯干附着点或根部而言,距离近者为近(侧),远者为远(侧)。

三、轴

在康复评定、治疗甚至在临床医疗工作中,经常会涉及分析关节运动。在标准姿势条件下,人为设置三种相互垂直的轴。

1.垂直轴(vertical axis) 上下方向,与人体长轴平行并与水平面垂直的轴。

2.矢状轴(sagittal axis) 前后方向的水平轴,与垂直轴相垂直。

3.冠状轴(coronal axis) 左右方向的水平轴,分别在不同平面上与垂直轴和矢状轴均垂直,又称额状轴。

四、面

在三轴的基础上,为了进一步准确描述人体器官的结构和位置,规定了以下三面。

1.矢状面(sagittal plane) 沿前后方向纵切人体,并将人体分成左、右两部分的纵切面。通过人体正中并将人体分成左、右相等的两部分的矢状面,称为正中矢状面。

2.冠状面(coronal plane) 沿左右方向纵切人体,并将人体分成前、后两部分的纵切面。又称额状面。

3.水平面(honrizontal plane) 垂直于人体长轴横切人体,并将人体分成上、下两部分的面,又称横切面。

在单独描述某一器官的切面时,我们可以器官的长轴为准,将与其长轴平行的面称为纵切面,与长轴垂直的面称为横切面。

第四节 人体形态学的学习方法

人体形态学和其他自然科学一样,注重实践和研究,同时由于该学科表现了"形态结构"的明显特征,所以在这门课程的学习过程中,掌握一定的原则性学习方法是十分重要的。

一、理论和实践相结合

人体形态学是一门注重研究形态结构特征的科学,是医学生包括康复医学专业学生的入门课程,学习过程中会涉及专业适应性、知识体系的思维逻辑性、复杂的结构名词、偏多的生僻字等,而且部分知识结构是人体胚胎发育过程中形成的,是真实客观存在的,各知识点之间不一定有很强的联系性。所以我们一定要做到理论和实践相结合,将书本的理论知识和实体标本、模型、图片等实践性载体相结合,对照比较分析,形成感性认识,再反复实践,加强对知识的记忆和理解,以期达到理想的学习效果。

二、局部和整体相统一

人体的形态结构有宏观和微观结构,对于宏观结构,肉眼可以观察或者感知,但微观结构多要借助显微镜等仪器设备观察,不易辨识;从结构层次来看,我们会认识细胞、组织、器官、系统、人体等;但就一个器官的知识结构讲,又会涉及位置、形态、毗邻、组织结构等方面,所以我们在学习某一个局部结构或者某一个知识点时,要善于将局部的知识结构和相对整体的知识统一起来认识。如学习单层柱状上皮的知识时,要联系到胃肠道内壁的组织结构;学习胃的知识时,要放在消化系统的整体中来理解;学习完消化系统的形态结构后,要联系到整个人体的功能调节和机体环境稳态等。单纯地对知识点进行拼凑或者零散性的学习,容易使知识结构出现混乱。

三、结构和功能相结合

一定的形态结构必然具有对应的功能,人体形态结构与人体生理功能紧密联系,学习过程中,我们要将人体形态结构和相关的生理功能相结合。人体的组织结构、器官、系统等不同,其生理功能特征也有差别,如骨骼有承重、传导线性压力、保持体形等作用,牙具有咀嚼、帮助物理消化等作用。正确认识结构和功能之间的联系与区别,有助于加深对相关知识结构的理解。

四、坚持进化和发展的观点

我们要以进化和发展的观点看待人体正常形态结构的演变。人类是从低级动物经过长期进化发展而来的,人类个体自身从胚胎发育到分化成熟直至衰老等阶段,也在不断地发生变化。同时,我们还需要正确认识人体受遗传基因、环境等因素影响而出现的个体变异。因此,我们在学习正常人体形态结构时,会发现人体结构遗留有进化发展变化的印记,如脊柱椎体自下而上形态逐渐变小、脑的形态自下而上不断分化,等等。

五、课程与专业相结合

学习该门课程时,我们要与自己所学的专业相关要求相结合,注重与后续课程有关知识更好地衔接,准确把握好知识的侧重点。比如对于康复治疗技术专业学生来说,结合专业要求和发展趋势,学习重点依次是运动系统、神经系统、脉管系统、呼吸系统、内分泌系统及其他,性康复领域也值得关注。

六、善于总结归纳个性学习法

在理解、记忆学习的过程中,可以结合自己的学习习惯和特点,及时总结、归纳并摸索出各种学习方法,善于将有关知识进行整合联系,以帮助记忆;同时,尽量把在实践中形成的直观影像储存在大脑中,结合理论知识不断加深记忆和理解。如编故事、编口诀、联想、对比、列表、结合临床思考分析,等等。

总之,只要我们把人体形态学当作一门自然科学,遵循自然科学的学习规律,潜心钻研,注重实践,反复练习,就一定能够达到满意的学习效果。

知 识 回 顾

本章主要介绍了人体形态学的中外发展简史,使学习者了解学科体系发展的基本历程。介绍了人体形态学涉及的主要概念,包括人体形态学、组织学、胚胎发育学、组织、器官、系统等;介绍了人体形态学的基本组成,并按照不同角度进行了体系划分;为了更好地学习研究和进行临床实践工作,对相关的专业术语进行了明确和规范,包括标准姿势、方位、三轴、三面等;最后向学习者推荐了较好的学习方法,以期达到理想的学习效果。

考 点 检 测

A 型题(以下每一道考题有 A、B、C、D、E 五个备选答案。请从中选择一个最佳答案)

1. 西方第一部完整的解剖学著作的作者是(　　)。

A. 希波克拉底　　B. 亚里士多德　　C. 盖伦　　　　　D. 维扎里　　　　E. 达·芬奇

2. 我国最早的人体解剖美术作品是(　　)。

A.《黄帝内经》　　　　　　B.《医林改错》　　　　　　C.《洗冤录》

D.《华西两栖类》　　　　　E.《导引图》

3. 由多个形态相似、功能相近的细胞借细胞间质结合起来形成的结构是(　　)。

A. 细胞　　　　B. 组织　　　　C. 器官　　　　D. 系统　　　　E. 人体

4. 按部位划分,人体可分为(　　)。

A. 头、颈、躯干、四肢　　　　B. 头、颈、腹、四肢　　　　C. 脑、颈、躯干、四肢

D. 头、颈、腰、四肢　　　　E. 脑、颈、腹、四肢

5. 在人体方位描述中,距正中矢状面近者为(　　)。

A. 内　　　　B. 内侧　　　　C. 近　　　　D. 近侧　　　　E. 外

6. 沿人体左右方向的水平轴称为(　　)。

A. 矢状轴　　　　B. 垂直轴　　　　C. 冠状轴　　　　D. 水平轴　　　　E. 横轴

7. 沿前后方向纵切人体,并将人体分成左、右两部分的纵切面称为(　　)。

A. 冠状面　　　　B. 矢状面　　　　C. 水平面　　　　D. 横切面　　　　E. 额状面

8. 关于人体形态学的学习方法,你认为不正确的是(　　)。

A. 理论联系实际　　　　B. 结构和功能相结合　　　　C. 死记硬背

D. 坚持进化和发展的观点　　　　E. 局部和整体相统一

(张 烨)

Note

第二章　细胞和组织

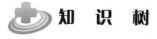 知 识 树

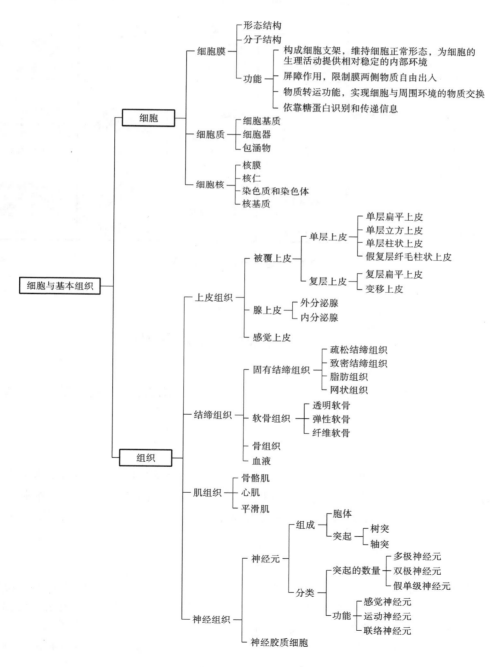

- 细胞与基本组织
  - 细胞
    - 细胞膜
      - 形态结构
      - 分子结构
      - 功能
        - 构成细胞支架，维持细胞正常形态，为细胞的生理活动提供相对稳定的内部环境
        - 屏障作用，限制膜两侧物质自由出入
        - 物质转运功能，实现细胞与周围环境的物质交换
        - 依靠糖蛋白识别和传递信息
    - 细胞质
      - 细胞基质
      - 细胞器
      - 包涵物
    - 细胞核
      - 核膜
      - 核仁
      - 染色质和染色体
      - 核基质
  - 组织
    - 上皮组织
      - 被覆上皮
        - 单层上皮
          - 单层扁平上皮
          - 单层立方上皮
          - 单层柱状上皮
          - 假复层纤毛柱状上皮
        - 复层上皮
          - 复层扁平上皮
          - 变移上皮
      - 腺上皮
        - 外分泌腺
        - 内分泌腺
      - 感觉上皮
    - 结缔组织
      - 固有结缔组织
        - 疏松结缔组织
        - 致密结缔组织
        - 脂肪组织
        - 网状组织
      - 软骨组织
        - 透明软骨
        - 弹性软骨
        - 纤维软骨
      - 骨组织
      - 血液
    - 肌组织
      - 骨骼肌
      - 心肌
      - 平滑肌
    - 神经组织
      - 神经元
        - 组成
          - 胞体
          - 突起
            - 树突
            - 轴突
        - 分类
          - 突起的数量
            - 多极神经元
            - 双极神经元
            - 假单级神经元
          - 功能
            - 感觉神经元
            - 运动神经元
            - 联络神经元
      - 神经胶质细胞

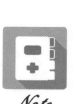

Note

人体是由 200 余种细胞构成的。细胞是组成人体结构与功能的基本单位,人体的一切生理活动都是在细胞的基础上进行的。只有了解细胞的结构与功能,才能对人体及其组成部分的功能有所认识。

细胞(cell)是生物体形态结构、功能活动及生长发育的基本单位。组成人体的细胞形态各异,大小不一,功能不同(图 2-1)。细胞的平均直径在 $10\sim20$ μm 之间,最大的是成熟的卵细胞,直径在 0.1 mm 以上,最小的是血小板,直径只有 2 μm。人体细胞是真核细胞,一般由细胞膜、细胞质和细胞核三部分构成。只有少数细胞例外,如成熟的红细胞、角化的上皮细胞等没有细胞核。细胞的形态与各种结构的存在主要与功能相适应,功能决定了细胞形态和结构存在的方式(图 2-1)。细胞内生命物质统称为原生质,原生质分化产生细胞膜、细胞质、细胞核。

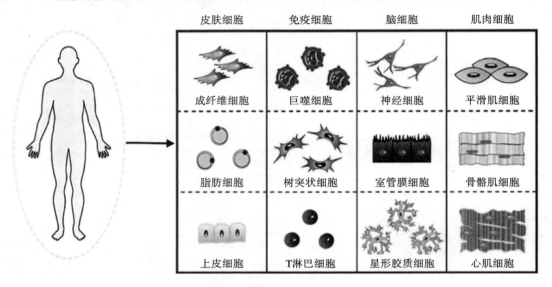

图 2-1　细胞的形态分类模式图

第一节　细胞的基本结构

在光学显微镜(以下简称光镜)下,细胞可分为细胞膜、细胞质和细胞核三部分(图 2-2),在电子显微镜下则分为膜相、非膜相结构。

一、细胞膜

细胞膜是人体细胞的最外层结构,厚度 $7\sim8$ nm,在电子显微镜下观察,细胞膜可以分为 3 层结构,即内、外两层的亲水极与中间的疏水极,一般把这 3 层结构称为单位膜。细胞膜结构不仅存在于细胞表面,还存在于细胞内,如某些细胞器表面的膜和细胞核的核膜,都属于膜相结构,统称为生物膜。

(一) 细胞膜的结构

细胞膜主要由脂质、蛋白质、糖类、水、无机盐和金属离子等构成,其中脂质和蛋白质是主要成分,一般两者比例是 $1:1$,但不同部位不一致,功能复杂的生物膜如线粒体内膜中蛋白质含量比较多,类型也较多。细胞膜的结构形式,目前比较公认的是 1972 年 Singer 和 Nicolson 提出的液态镶嵌模型。该模型的要点如下:类脂双分子层构成生物膜的连续主体,既具有固体分子排列

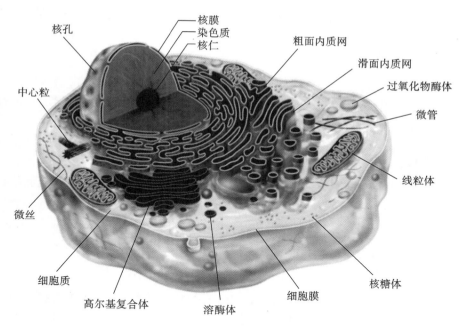

图 2-2 细胞的结构模式图

的有序性,又具有流动性特点,蛋白质分子则以各种方式与脂质分子相结合。

1. 膜脂 生物膜上的脂类统称膜脂,主要包括磷脂、糖脂和胆固醇。磷脂是最重要的脂类,几乎存在于所有的质膜中。

2. 膜蛋白 膜的各种功能主要由膜蛋白来完成。膜蛋白可分为嵌入蛋白和表在蛋白。嵌入膜内或贯穿膜全层的膜蛋白称为嵌入蛋白,占膜蛋白的 70%～80%;附着在膜的内、外表面的膜蛋白称表面蛋白,占膜蛋白的 20%～30%。这些蛋白质可以发挥物质转运、信息识别和传递等功能。

3. 膜糖 膜糖含量较少,主要是一些多糖,常与蛋白质或脂类结合成糖蛋白或糖脂,主要分布于质膜外表面形成细胞衣,又称为糖衣。糖衣有多种功能,除了作为细胞质膜的保护层外,尚与细胞粘连、细胞间的识别、细胞信息交换等有密切关系。

关于细胞膜的分子结构,目前普遍采用液态镶嵌模型学说,以解释细胞膜中所发生的生理现象(图 2-3)。

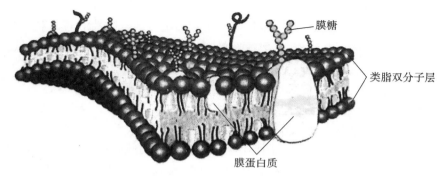

图 2-3 细胞膜液态镶嵌模型

该模型主要是把生物膜看成是一种类脂双分子层与球形蛋白质二维排列的液态膜。膜中的类脂双分子层,既有类似固体分子排列的有序性,又具有液态的流动性,膜中球形蛋白质则以各种镶嵌形式与类脂双分子层相结合。由于类脂双分子层在正常情况下处于液态,所以膜蛋白在其内可以绕本身的分子轴转动或沿膜的表面做横向移动,这对膜蛋白执行其生理功能是十分有利的。关于膜脂与膜蛋白的关系,有的学者曾比喻为"海洋"与"海岛"的关系,蛋白质似一群岛屿,无规则地分散于脂类的海洋中。

(二)细胞膜的功能

细胞膜可维持细胞的一定形态,阻挡外界有害物质的入侵,防止细胞内物质的外流;具有物质运输选择性通透作用,还具有细胞识别和防御功能。细胞膜的通透性、流动性、抗原性、接触抑制和黏着性等特性的改变和异常,都可引起细胞功能紊乱及病理变化。

二、细胞质

细胞质简称胞质,是指细胞膜与细胞核之间的部分,由细胞基质、细胞器和包涵物组成。

(一)细胞基质

细胞基质是细胞内呈液态的部分,由水、无机盐、蛋白质、糖及脂肪等组成,是细胞进行物质代谢的场所,构成细胞的内环境。

(二)细胞器

细胞器是细胞质中具有一定化学组成、形态结构和特殊功能的结构,主要包括内质网、高尔基复合体、溶酶体、线粒体、核糖体、细胞骨架等。

1. 内质网 由单位膜构成的囊状或小管状结构,它们相互连接成网。根据内质网有无核糖体附着而分为粗面内质网和滑面内质网。

(1)粗面内质网:大多为扁平囊状,其表面附有大量核糖体。主要合成分泌性蛋白质,大多运输到高尔基复合体进一步加工。

(2)滑面内质网:滑面内质网表面光滑,无核糖体附着,主要功能是合成脂质和胆固醇等物质。

2. 高尔基复合体 位于细胞核附近。高尔基复合体包括扁平囊泡、大泡、小泡三部分,其壁均由一层单位膜构成。高尔基复合体主要功能是对内质网合成蛋白质进行加工、包装、运输,并将其分泌到细胞外。

3. 溶酶体 溶酶体是由一层单位膜包被的内含多种水解酶的小体,是高尔基复合体形成的一种特殊囊泡。溶酶体大小不一,多呈圆形,内含多种水解酶,具有极强的消化分解物质的能力。溶酶体可分为三种:初级溶酶体、次级溶酶体及残余体。

根据其融合物质来源的不同而分为异噬性溶酶体和自噬性溶酶体两种。异噬性溶酶体的作用底物包括外源性的异物、衰老的细胞等。自噬性溶酶体中被消化的底物是内源性的,内源性物质来源于衰老或崩解的细胞器或局部细胞质等。正常细胞中的自噬性溶酶体对细胞内结构的更新起着重要作用,当细胞受到药物作用、射线照射和机械损伤时,自噬性溶酶体数量增加明显,近来还发现肿瘤、休克、肝炎和硅沉着病等的发病机制也与溶酶体有关。在机体缺氧、中毒、创伤等情况下,溶酶体膜破裂,大量水解酶扩散到细胞质内,使整个细胞被消化、自溶。

4. 线粒体 光镜下呈线状、颗粒状或杆状,故称线粒体。电镜下线粒体呈长椭圆形,由内、外两层单位膜围成,外膜平整光滑,内膜向内折叠形成嵴,这是线粒体的标志性结构,使内膜的表面积扩增。线粒体是细胞内能量储存和供给的场所,是细胞的氧化中心和动力站,细胞生命活动中需要的能量约有95%来自线粒体。线粒体是一个敏感而多变的细胞器,在有害物质渗入、病毒入侵的情况下,线粒体可发生肿胀甚至破裂,是分子细胞病理学检查的重要依据。

5. 核糖体 核糖体是细胞质中的一种非膜性结构,是细胞内蛋白质合成的场所。电镜下的核糖体呈颗粒状,直径为 $15\sim25$ nm,主要由核糖核酸和蛋白质组成。核糖体有两种,游离在细胞质中的称为游离核糖体;附着在内质网外表面的称为附着核糖体。

6. 细胞骨架 细胞骨架是指细胞内的结构网架。它包括微丝、微管及中间丝。它们对于细胞的形状和运动、细胞内物质的运输以及细胞分裂等起着重要作用。

（三）包涵物

包涵物是细胞质内有一定形态的代谢产物，如糖原、脂滴、色素颗粒、蛋白质等。

三、细胞核

细胞核是细胞遗传、代谢、生长及繁殖的控制中心，在细胞生命活动中起着决定性的作用。细胞核的形状多种多样，一般与细胞的形态与功能相适应。每个细胞通常只有一个核，但也有多核的细胞，如肝细胞或心肌细胞有双核，而破骨细胞的核可达数百个。细胞核由核膜、染色质、核仁及核基质四部分组成。

1. 核膜　核膜由两层单位膜构成，两层膜间的腔隙为核周隙，外层核膜与内质网膜彼此相连，表面附有大量的核糖体，与粗面内质网的形态极为相似。核膜有直径为 $30\sim100$ nm 的核孔，核孔被一层厚 $4\sim5$ nm 的薄膜覆盖。核孔是细胞核与细胞质间进行物质交换的通道，并对物质交换具有调控作用。核膜使细胞遗传物质集中于核内，有利于细胞核更好地发挥其生理功能。

2. 染色质与染色体　染色质是指细胞核内易被碱性染料着色的物质。在光镜下较稀疏、染色较浅的部分为常染色质；较浓缩、染色较深的部分为异染色质。染色质在细胞有丝分裂过程中高度螺旋化并折叠形成染色体；在细胞分裂间期，染色体又解螺旋形成疏松的染色质。所以，染色质和染色体是同一物质在细胞不同时期的两种表现。

染色质的基本结构单位是核小体。核小体是 DNA 和组蛋白组成的复合物。DNA 带有决定遗传基因的密码子，能自我复制。

正常人体成熟的生殖细胞有 23 条染色体，为单倍体。人体的体细胞染色体数目为 46 条，共 23 对，为双倍体。其中 44 条为常染色体，2 条为性染色体。常染色体男女相同，性染色体中，男性为 XY，女性为 XX。染色体的数目和形状是相对稳定的，如果染色体数目或结构有变异，将导致遗传性疾病。

3. 核仁　光镜下的核仁是细胞间期核中最明显的结构，核仁的数目和大小依细胞的种类和生理状态的不同而有很大的变化，一般有 $1\sim2$ 个核仁，没有膜包裹。核仁的化学成分主要为蛋白质、DNA 和 RNA。核仁是合成核糖体的主要场所，对细胞的生命活动具有重要意义。

4. 核基质　核基质是充满细胞核内的一种黏稠液体，含有水、蛋白质和无机盐。核内有一种由酸性蛋白组成的骨架系统，对核孔、核仁及染色质起支架作用。

第二节　基本组织概述

组织是构成人体器官的基础，是由许多结构相似、功能相近的细胞群和细胞间质组成的。细胞间质位于细胞之间，主要有支持和营养细胞的作用。人体的组织可归纳为上皮组织、结缔组织、肌组织和神经组织四种类型。它们在发生、来源、细胞构成、形态特点及功能等方面，各具明显的特征，对机体起着保护、支持、免疫、损伤修复等重要作用。

一、上皮组织

上皮组织简称上皮，由密集排列的细胞和极少量的细胞间质构成。上皮组织按其分布和功能，可分为被覆上皮、腺上皮和特殊上皮三大类。上皮组织具有保护、吸收、分泌和排泄等功能。

（一）被覆上皮

被覆上皮的细胞呈膜状分布于体表或体内各种管、腔、囊的内表面。上皮细胞具有明显的极性,它们朝向体表和腔面的一面称游离面;与游离面相对,朝向深部结缔组织的一面称基底面。上皮基底面附着于基膜,通过基膜与深部组织相连。上皮不含血管,所需营养由深部结缔组织血液中的营养物质透过基膜供给。上皮组织中含有丰富的神经末梢,参与构成多种感受器,感受各种刺激。根据细胞的层数和细胞的形态,被覆上皮的分类和分布如表 2-1 所示。

表 2-1 被覆上皮的类型、主要分布及功能

细 胞 层 次	被覆上皮分类	分 布
单层上皮	单层扁平上皮	内皮:心、血管、淋巴管的腔面 间皮:胸膜、腹膜和心包膜等处
	单层立方上皮	小叶间胆管、肾小管等处
	单层柱状上皮	胃、肠和子宫等处
	假复层纤毛柱状上皮	呼吸道等处
复层上皮	复层扁平上皮	未角化的:口腔、食管和阴道 角化的:皮肤表皮
	变移上皮	肾盂、输尿管和膀胱等处

1. 单层扁平上皮 细胞扁平形,细胞核呈椭圆形,位于细胞中央。从游离面看,细胞为不规则的多边形;在垂直切面上,细胞为梭形(图 2-4)。按分布和功能的不同,单层扁平上皮分成两类:衬贴在心、血管和淋巴管腔面的单层扁平上皮称内皮;分布在胸膜、腹膜和心包膜表面的单层扁平上皮称间皮。单层扁平上皮的功能主要是保持器官表面光滑,利于血液或淋巴流动,减少器官间的摩擦,便于内脏运动。

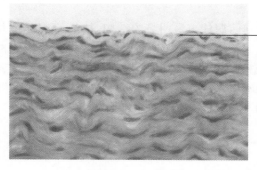

——单层扁平上皮

图 2-4 单层扁平上皮

2. 单层立方上皮 由一层近似立方形的细胞紧密排列组成,从游离面观察,细胞呈六角形或多角形;在垂直切面上,细胞呈立方形,细胞核圆形,位于细胞中央(图 2-5)。该上皮主要分布在甲状腺滤泡及肾小管等处,具有分泌和吸收功能。

3. 单层柱状上皮 由一层棱柱状细胞组成,从游离面观察,细胞呈六角形或多角形;在垂直切面上,细胞为柱状,核呈长椭圆形,靠近细胞基底部(图 2-6)。这类上皮主要分布在胃、肠、胆囊和子宫等器官,有吸收和分泌功能。在小肠和大肠的单层柱状上皮中,还有散在分布的形似高脚杯的杯状细胞,细胞基底部较狭窄,顶部膨大,细胞核染色较深。杯状细胞主要分泌黏液,具有润滑和保护上皮的功能。

4. 假复层纤毛柱状上皮 典型的假复层纤毛柱状上皮由柱状细胞、梭形细胞、锥形细胞和杯状细胞组成,其中以柱状细胞为主,游离面有大量纤毛。这些细胞形态不同、高矮不一,核的位置不在同一水平上,但基底部均附着于基膜,因此在垂直切面上观察貌似复层,而实为单层。这

Note

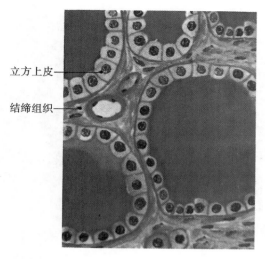

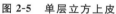

图 2-5　单层立方上皮

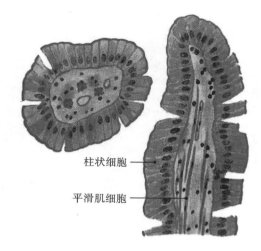

图 2-6　单层柱状上皮

类上皮主要分布在呼吸道内表面,具有保护、分泌、排出尘粒等功能(图 2-7)。

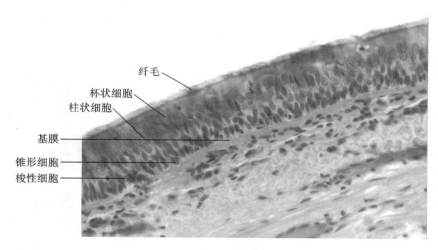

图 2-7　假复层纤毛柱状上皮

5. 复层扁平上皮　又称复层鳞状上皮,由多层细胞紧密排列而成(图 2-8)。附于基膜的基底层为一层立方或矮柱状细胞,该层细胞较幼稚,具有旺盛的分裂能力,新生的细胞不断地向浅层推移,补充衰老脱落的浅层细胞。中间为数层体积较大的多边形细胞,表层为数层扁平形细胞。

复层扁平上皮较厚,分布于皮肤的表面、口腔、食管和阴道等处,具有较强的机械保护作用,耐摩擦,并可阻止一些外界微生物的侵入。上皮受损后,修复能力很强。分布于皮肤表面的复层扁平上皮,表皮细胞经过角化作用形成角质层,称为角化复层扁平上皮;分布于口腔、食管、阴道等处的复层扁平上皮,表皮细胞未角化,被称为未角化复层扁平上皮。

6. 变移上皮　变移上皮又名移行上皮。其特点是上皮的形态及层数可随器官的收缩与扩张状态而改变。这种上皮主要分布于肾盂、肾盏、输尿管和膀胱等腔面。当膀胱排空时,上皮细胞层数可达 6～7 层,表层是大的立方形细胞(又称盖细胞),中间层为多边形细胞,基底层为矮柱状细胞。当膀胱充盈时,上皮变薄,细胞层数减少,仅有 2～3 层,表皮细胞随之变为扁平细胞。

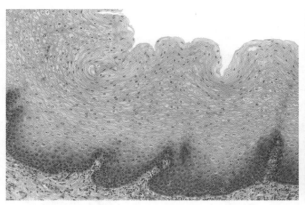
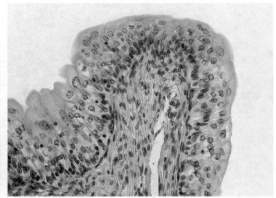

图 2-8　复层扁平上皮

（二）腺上皮和腺

以分泌功能为主的上皮称腺上皮。以腺上皮为主构成的器官称腺。腺可分为外分泌腺和内分泌腺。

外分泌腺也称有管腺，是上皮下陷到结缔组织内分化而成的。腺的分泌物经导管排至体表及器官腔内，如腮腺、汗腺等。内分泌腺又称无管腺，其分泌物直接经血管或淋巴管输送，例如甲状腺、肾上腺等（图 2-9）。

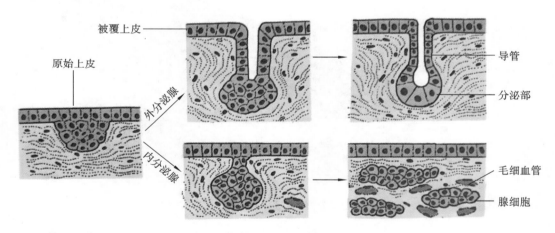

图 2-9　内、外分泌腺的结构模式图

外分泌腺一般可分为分泌部和导管两部分（图 2-10）。

1. 分泌部　一般由一层细胞围成，中央有腔，可呈管状、泡状或管泡状。外分泌腺分为管状腺、泡状腺和管泡状腺，泡状腺和管泡状腺的分泌部常称腺泡。根据产生分泌物的性质，外分泌腺又可分浆液性腺、黏液性腺和混合性腺。浆液性腺细胞顶部含有嗜酸性的分泌颗粒，称酶原颗粒；黏液性腺细胞中含有粗大的黏液颗粒。

2. 导管　主要由上皮细胞构成，可有分支。导管的一端与腺腔相通，另一端开口于有关器官的管腔或体表。

（三）上皮组织的特化结构

由于上皮细胞呈极性分布，为了适应其功能，上皮细胞的游离面、基底面和侧面常特化形成一些结构。

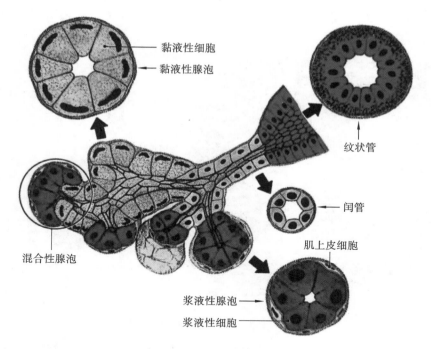

图 2-10　腺泡及导管模式图

1. 上皮细胞的游离面

（1）微绒毛：即由上皮细胞的细胞膜和细胞质向游离面伸出的细小指状突起。存在于小肠和肾小管上皮游离面的微绒毛，光镜下称纹状缘或刷状缘。微绒毛可显著扩大细胞表面积，增强其吸收能力。

（2）纤毛：纤毛是上皮细胞的细胞膜和细胞质向游离面伸出的较粗而长的突起，具有节律性定向摆动的功能。分布于呼吸道的假复层纤毛柱状上皮，以此运动，可将上皮表面黏附的灰尘和细菌排出（图 2-11）。

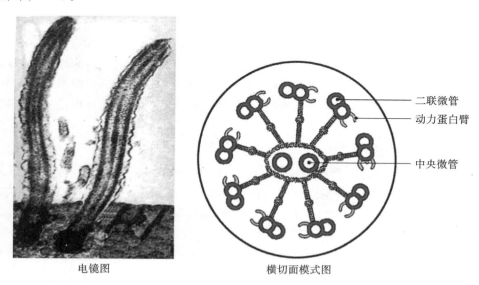

图 2-11　纤毛超微结构

2. 上皮细胞的基底面

上皮细胞的基底面主要结构为基膜。基膜是上皮细胞基底面与深部结缔组织之间共同形成的薄膜，是一种半透膜，可进行物质交换，还具有支持和连接的作用，还能影响上皮细胞的移动、细胞的增殖和分化。

3. 上皮细胞的侧面　　在电镜下可观察到上皮细胞相邻面存在特化结构的细胞连接(图2-12)。

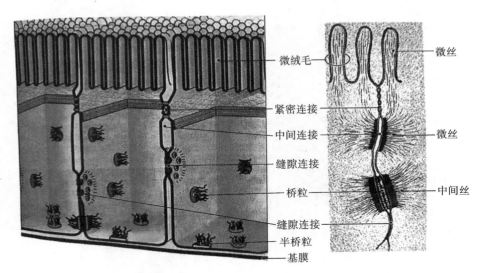

图 2-12　上皮细胞的游离面和侧面

（1）紧密连接：位于相邻细胞侧面的顶端。其细胞膜外层呈嵴状部分融合，封闭了细胞间隙，可阻挡细胞外大分子物质穿过细胞间隙，具有屏障作用。

（2）中间连接：位于紧密连接的深面。此处相邻细胞之间，有宽 15～20 nm 的间隙，间隙中有较致密的丝状物连接相邻的细胞膜，可增强细胞的黏着作用。

（3）桥粒：位于中间连接的深部。相邻细胞间有 5～30 nm 宽的间隙，其中有一纵行的致密线，与间隙相应处细胞膜的胞质面有呈斑状的致密板，微丝附着于该板上。桥粒是一种极牢固的细胞连接。

（4）缝隙连接：相邻细胞的细胞膜呈间断融合，形成许多规则的小管，有利于细胞间物质交换及信息的传递。

二、结缔组织

结缔组织由细胞和大量细胞间质组成。与上皮组织比较，结缔组织细胞少，种类多，细胞排列分散，无极性；细胞间质多，可分为无定形的基质和细丝状的纤维。结缔组织是体内分布最广泛、形式最多样的组织，包括固有结缔组织、软骨组织、骨组织和血液，在体内主要起连接、营养、支持和保护作用。

（一）固有结缔组织

1. 疏松结缔组织　　疏松结缔组织结构疏松，又称蜂窝组织。疏松结缔组织在体内分布最广泛，位于器官之间、组织之间以及细胞之间。其细胞种类多而分散，纤维呈稀疏网状排列，基质丰富(图2-13)。疏松结缔组织主要起连接、支持、营养、防御、保护和修复等作用。

1）细胞

（1）成纤维细胞：成纤维细胞是疏松结缔组织中主要的细胞。在光镜下观察，细胞扁平，多突起，体积较大，常附着在胶原纤维上，细胞核较大，椭圆形，核仁明显，细胞质弱嗜碱性。成纤维细胞的功能是合成纤维和基质。在成纤维细胞合成胶原纤维的过程中，需要维生素 C，机体严重缺乏维生素 C 时，胶原纤维的合成发生障碍。

（2）巨噬细胞：巨噬细胞形态多样，随功能状态的改变而改变。功能活跃者，常伸出较长的伪足而呈不规则形或卵圆形，胞核较小，呈卵圆形或肾形，染色深，胞质嗜酸性。电镜下，胞质内

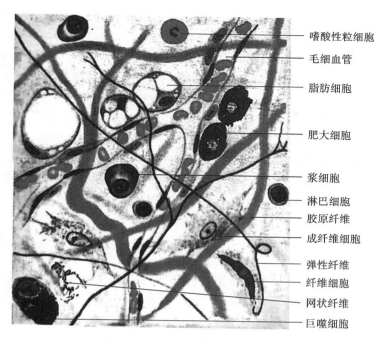

图 2-13 疏松结缔组织铺片模式图

（图中标注，自上而下）嗜酸性粒细胞、毛细血管、脂肪细胞、肥大细胞、浆细胞、淋巴细胞、胶原纤维、成纤维细胞、弹性纤维、纤维细胞、网状纤维、巨噬细胞

有大量溶酶体和吞噬体等。巨噬细胞来自血液的单核细胞,又称组织细胞。

巨噬细胞的主要功能如下:①变形运动:当机体某些部位发生炎症病变时,巨噬细胞受病变组织及病菌产生的趋化因子的影响做定向变形运动,聚集于病变部位,这种现象有利于巨噬细胞发挥防御作用。②吞噬功能:巨噬细胞首先借其膜受体识别相应的抗原物质,如体内急剧变化的细胞、肿瘤细胞及异物等,把它们吸附到细胞膜上,随即吞入胞体形成吞噬体或吞饮小泡,与初级溶酶体融合,形成次级溶酶体,异物颗粒被酶消化分解后,成为残余体。③分泌功能:巨噬细胞能产生和分泌数十种生物活性物质,如溶菌酶、干扰素、补体。溶菌酶能分解细菌的细胞壁,以杀灭细菌;干扰素是一种抗病毒因子;补体参与炎症反应,参与机体的防御功能。④参与免疫应答的调节:巨噬细胞还是一类重要的抗原呈递细胞,外来的抗原经巨噬细胞吞噬处理后,其最具特征性的分子基团被保留,然后被传递给淋巴细胞引起免疫应答反应。

（3）浆细胞:胞体呈圆形或卵圆形,核圆,常偏于一侧,核染色质附于核膜边缘,呈车轮状排列,胞质嗜碱性,较丰富,核旁有一浅染区。电镜下,胞质内含有大量平行排列的粗面内质网和游离核糖体,以及发达的高尔基复合体。浆细胞由 B 淋巴细胞分化而成,在呼吸道和消化管的黏膜中及慢性炎症的部位较多见。浆细胞能合成和分泌免疫球蛋白即抗体,参与体液免疫应答。抗体能特异性中和及消除抗原。

（4）肥大细胞:常成群分布于小血管周围。细胞较大,呈圆形或卵圆形。胞核小而圆,多位于细胞中央。胞质内充满了粗大的异染性颗粒,易溶于水,故切片上较难辨认。颗粒内含肝素、组胺、白三烯和嗜酸性粒细胞趋化因子等。

当机体受抗原刺激时,肥大细胞出现脱颗粒现象,即分泌肝素、组胺、白三烯和嗜酸性粒细胞趋化因子等物质。肝素有抗凝血作用。组胺和白三烯可使皮肤微静脉和毛细血管扩张,通透性增加,血浆蛋白和液体渗出,导致局部组织水肿,形成荨麻疹;可引起呼吸道黏膜水肿,支气管平滑肌痉挛,通气不畅,发生哮喘;可使全身小动脉扩张,血压急剧下降,引起休克,这些病症称为过敏反应。嗜酸性粒细胞趋化因子可吸引嗜酸性粒细胞定向聚集于病变部位,从而减轻过敏反应。

（5）脂肪细胞:脂肪细胞单个或成群存在,常沿小血管分布。呈圆球形或相互挤压成多边形,细胞体积较大。细胞质内充满脂滴,常将细胞核挤到一侧,核呈扁圆形。HE 染色片上,脂滴

Note

被溶剂溶解,使细胞呈空泡状。脂肪细胞能合成并储存脂肪,维持体温,缓冲机械性外力,参与脂类代谢。

(6)未分化的间充质细胞:未分化的间充质细胞是结缔组织内一些未分化的较原始的细胞,保留向多种细胞分化的潜能。细胞形态与成纤维细胞形态相似,不易鉴别。

2)纤维

(1)胶原纤维:胶原纤维数量最多,新鲜时白色有光泽,故又称白纤维。纤维粗细不等,呈波浪状,相互交织分布,HE染色片中呈粉红色。胶原纤维的成分是胶原蛋白,韧性大,抗拉力强。

(2)弹性纤维:弹性纤维较细,新鲜状态下呈黄色,又名黄纤维,一般较胶原纤维细。有分支,交织成网,HE染色片上着色浅红,不易与胶原纤维区分。弹性纤维由弹性蛋白组成,使组织具有较好的弹性。强烈的日光照射可使皮肤的弹性纤维断裂,皮肤失去弹性而产生皱纹。

(3)网状纤维:纤维细短,分支较多,HE染色片上不易辨认。网状纤维可以被银盐染为黑色,又名嗜银纤维。

3)基质

疏松结缔组织基质较多。基质为无定形的胶状物质,有一定的黏稠性。构成基质的化学成分包括蛋白多糖和水。蛋白多糖是蛋白质和多糖结合而成的大分子复合物,又称为黏多糖,其中多糖的成分主要是透明质酸、硫酸软骨素和硫酸角质素等。蛋白多糖构成了具有很多微孔的结构,称分子筛,小于孔隙的水和溶于水的营养物质、代谢产物、激素和气体分子等可以通过,便于血液与细胞之间进行物质交换。大于孔隙的大分子物质,如细菌和肿瘤细胞等不能通过,使基质成为限制细菌扩散的防御屏障。但是溶血性链球菌和癌细胞能产生透明质酸酶,破坏基质的防御作用,致使感染扩散和肿瘤浸润。

2. 致密结缔组织 致密结缔组织细胞和基质少,而纤维粗大,排列致密,主要分布于肌腱、韧带和真皮等处(图2-14)。

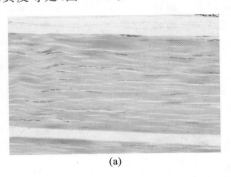
(a)

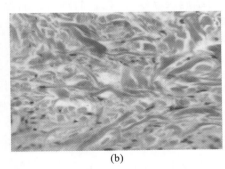
(b)

图2-14 致密结缔组织

3. 脂肪组织 脂肪组织是含有大量脂肪细胞的疏松结缔组织,由疏松结缔组织分隔成脂肪小叶(图2-15)。脂肪组织主要分布于皮下、网膜和肠系膜等处,具有储存脂肪和保持体温的作用。

4. 网状组织 网状组织由网状细胞、网状纤维和基质组成。网状细胞呈星形,多突起,彼此相互连接成网;网状纤维沿网状细胞分布(图2-16)。网状组织主要分布在骨髓、淋巴结、脾等器官。

(二)软骨组织与软骨

软骨由软骨组织及其周围的软骨膜构成。软骨膜是包绕在软骨表面的纤维结缔组织膜,内含较多的血管和细胞。成软骨细胞可增殖为软骨细胞,对软骨的生长、发育有重要作用。软骨组织(图2-17)由软骨细胞、基质和纤维构成。根据软骨组织所含的纤维不同,软骨可分为透明软

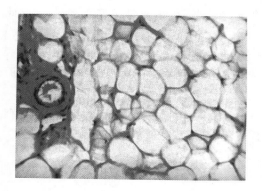

图 2-15　脂肪组织

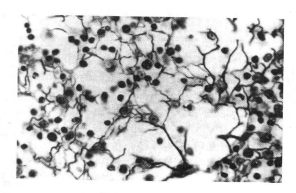

图 2-16　网状组织

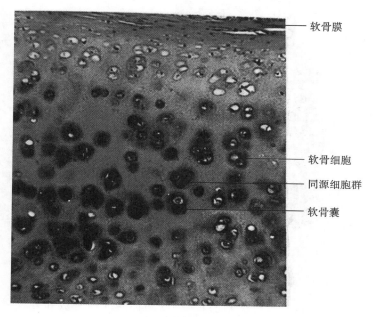

软骨膜

软骨细胞

同源细胞群

软骨囊

图 2-17　软骨组织模式图

骨、弹性软骨和纤维软骨三种。

1. 透明软骨　透明软骨包括肋软骨、关节软骨和呼吸道的软骨等,新鲜时呈半透明状,基质中含有胶原纤维。由于胶原纤维很细,且折光率与基质相同,故 HE 染色切片上不能分辨,所以称为透明软骨。

2. 弹性软骨　弹性软骨分布于耳廓及会厌等处,结构与透明软骨相似,基质内为大量交织成网的弹性纤维。

3. 纤维软骨　纤维软骨分布于椎间盘、关节盘及耻骨联合等处。特点为细胞间质中有大量呈平行或交错排列的胶原纤维束,软骨细胞小而少,常成行分布于纤维束之间。

（三）骨组织和骨

骨组织是一种坚硬的结缔组织。骨组织由骨细胞和细胞间质构成;细胞间质又叫骨基质,由基质和纤维组成。

1. 骨组织的结构

（1）骨基质:由无定形的基质和埋藏其内的大量胶原纤维组成。胶原纤维是骨基质的有机成分,占 $30\%\sim40\%$,一般排列成板层结构;骨盐是骨基质的无机成分,占 $60\%\sim70\%$,主要以羟基磷灰石结晶的形式沉积于胶原纤维之间,形成坚硬的骨板。骨板内或骨板之间由基质形成的

Note

21

小腔,称骨陷窝。骨陷窝周围呈放射状排列的细小管道称骨小管,相邻骨陷窝的骨小管彼此连通。

（2）骨细胞:骨细胞位于骨陷窝内,为扁卵圆形多突起的细胞,细胞的突起伸入骨小管内。骨陷窝和骨小管内含有组织液,可营养骨细胞和输送代谢产物。骨细胞的主要作用是合成胶原纤维和基质,并促进骨的钙化。

2. 骨的结构　骨按骨板的排列形式和空间结构分为骨密质和骨松质。骨密质内骨板排列很有规律。以长骨骨干为例,骨板的排列结构可分为环骨板、骨单位和间骨板(图2-18)。

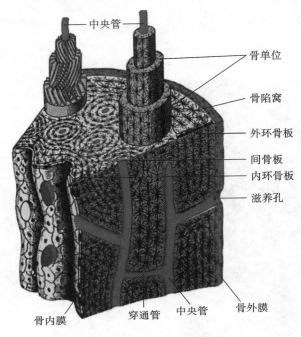

中央管
骨单位
骨陷窝
外环骨板
间骨板
内环骨板
滋养孔
骨内膜　穿通管　中央管　骨外膜

图 2-18　骨结构模式图

（1）环骨板:环绕骨干内、外表层排列的骨板,分别称为内环骨板和外环骨板。外环骨板位于浅部,有数层到十几层环绕骨干平行排列;内环骨板位于骨髓腔面,为几层排列不规则的骨板。

（2）骨单位:又称哈弗斯系统,是骨结构的基本单位。在内、外环骨板之间,有大量的骨单位存在。每个骨单位由10～20层同心圆排列的筒状骨板构成,骨陷窝和骨小管广泛地分布其内。骨单位的中央是一条中央管,管内有血管和神经通行。此外,内环骨板及外环骨板均有横向穿越的小管,统称穿通管。穿通管与中央管相通连。

（3）间骨板:位于骨单位之间的一些不规则的平行骨板,是骨改建过程中,旧骨单位残留的遗迹。

三、肌组织

肌组织主要由肌细胞和少量的结缔组织构成。肌细胞又称肌纤维,细胞膜称肌膜,细胞质称肌质,胞质内的滑面内质网称肌质网。肌组织分骨骼肌、心肌和平滑肌三种(图2-19)。

(一) 骨骼肌

骨骼肌纤维的一般结构:骨骼肌纤维长短不一,长的可达数厘米,短的仅数毫米,直径为10～100 μm。肌纤维呈长圆柱状,为多核细胞,一条肌纤维内可含几十个甚至几百个核。核呈扁椭圆形,位于肌膜的内面。肌质内含有许多与细胞长轴平行排列的肌原纤维。每条肌原纤维上都有明暗相间的横纹。横纹由明带和暗带组成。在普通染色的标本上,明带色浅,又称Ⅰ带;暗带

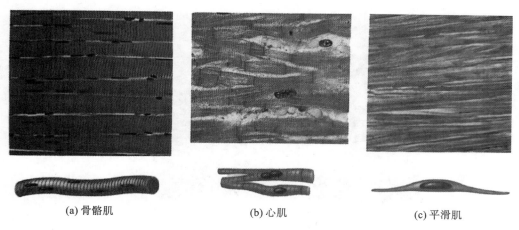

(a) 骨骼肌　　　　　　(b) 心肌　　　　　　(c) 平滑肌

图 2-19　三种肌纤维模式图

色深,又称 A 带。在暗带中央有一浅染的窄带称 H 带,H 带中央还有一条较深的线,为 M 线。在明带的中央有一条较深的细线,为 Z 线。相邻两条 Z 线之间的一段肌原纤维称为肌节。每个肌节包括 1/2 I 带+A 带+1/2 I 带。肌节是骨骼肌纤维结构和功能的基本单位(图 2-20)。

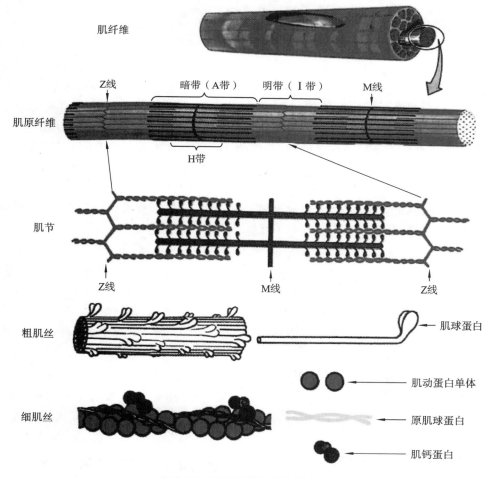

图 2-20　骨骼肌纤维结构模式图

(二) 心肌

心肌分布于心壁及其邻近大血管的壁上,主要由心肌纤维构成(图 2-21)。

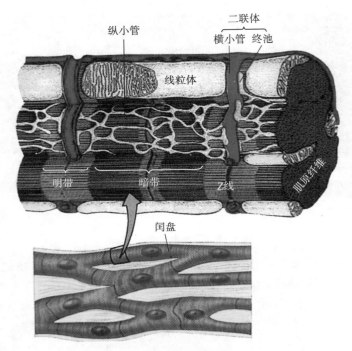

图 2-21　心肌纤维结构模式图

1. 心肌纤维的一般结构　心肌纤维呈短圆柱状,有横纹,有分支,互相连接成网。心肌相连接处有闰盘,呈现与心肌纤维长轴相垂直的横线或阶梯状。细胞核呈卵圆形,多为一个,居中。

2. 心肌纤维的超微结构　电镜下,心肌纤维与骨骼肌纤维结构相似,也含有粗、细两种肌丝,具有横小管和肌质网。其主要特点如下。

(1) 相邻心肌纤维的连接处形成闰盘,此处的心肌纤维伸出指状突起,相互嵌合连在一起,闰盘中可见中间连接、桥粒和缝隙连接,缝隙连接能传递冲动,使心肌产生同步收缩。

(2) 横小管位于 Z 线水平,管径较粗。

(3) 肌质网稀疏,终池较小而少,多靠近横小管一侧,与横小管紧贴形成二联体,因此,心肌纤维储 Ca^{2+} 能力较差,须不断从细胞外液中摄取 Ca^{2+}。

（三）平滑肌

平滑肌纤维呈梭形,其中央有一个椭圆形的细胞核。不同器官的肌纤维长短不一,从 20 μm 到 500 μm 不等。肌纤维常平行成层排列,分布于内脏和血管的管壁中。平滑肌是不随意肌,收缩缓慢而持久。

四、神经组织

神经组织由神经细胞和神经胶质细胞构成,是神经系统中最重要的组成成分。神经细胞约有 10^{11} 个,是神经组织的结构和功能单位,也称神经元,具有感受刺激、整合信息和传导冲动的功能;神经胶质细胞的数量为神经元的 10～50 倍,对神经元起着支持、保护、营养和绝缘等作用。

（一）神经元

神经元的形态不一,由胞体和突起两部分构成。胞体包括细胞膜、细胞质和细胞核三部分,突起分树突和轴突(图 2-22)。

1. 胞体　胞体是神经元的营养和代谢中心,形态多种多样。细胞核位于胞体中央,大而圆,核仁大而清晰。细胞质除含一般细胞器外,还有尼氏体和神经原纤维两种特征性结构:尼氏体又称嗜染质,光镜下呈颗粒状或小块状;电镜下由发达的粗面内质网和游离核糖体构成。神经原纤维在镀

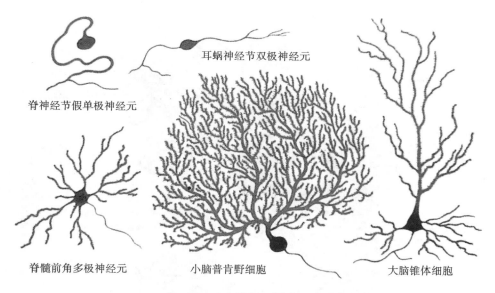

脊神经节假单极神经元 耳蜗神经节双极神经元

脊髓前角多极神经元 小脑普肯野细胞 大脑锥体细胞

图 2-22 神经元模式图

银染色切片中被染成棕黑色,呈细丝状,在胞体内相互交织成网,并伸入树突和轴突内(图 2-23)。

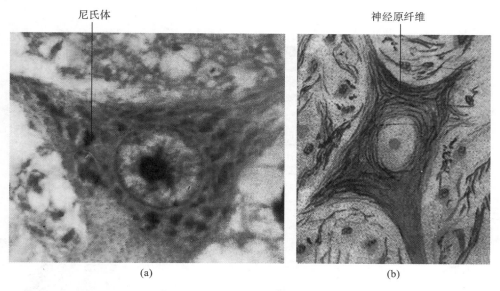

尼氏体 神经原纤维

(a) (b)

图 2-23 尼氏体、神经原纤维光镜图

2. 突起 突起由神经元的细胞膜和细胞质突出形成,分为树突和轴突。树突短粗呈树枝状,主要功能是接受刺激。轴突只有 1 个且细而长,主要功能是传递神经冲动。

3. 神经元的分类

(1)按神经元突起数量分为假单极神经元、双极神经元和多极神经元。

(2)按神经元功能分为感觉神经元(传入神经元)、联络神经元(中间神经元)、运动神经元(传出神经元)。

(3)按神经元释放的递质分为肾上腺素能神经元、胆碱能神经元、肽能神经元。

(二)神经胶质细胞

神经胶质细胞广泛分布于中枢神经系统和周围神经系统,数量多,形态多样,也有突起。由细胞体和突起构成,但不具神经元的功能,对神经元具有支持、营养、保护功能。神经胶质细胞包括星形胶质细胞、少突胶质细胞、小胶质细胞、室管膜细胞、施万细胞和卫星细胞。前四种在中枢

Note

神经系统内(图 2-24),后两种在周围神经系统内(图 2-25)。

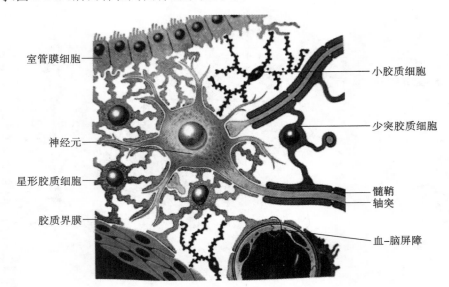

图 2-24　中枢神经系统神经胶质细胞模式图

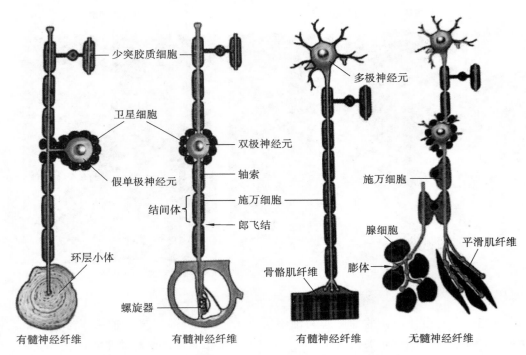

图 2-25　周围神经系统神经胶质细胞模式图

（三）神经纤维和神经

1. 神经纤维　神经纤维由神经元的长轴突及包绕它的神经胶质细胞构成。神经纤维主要功能是传导兴奋,即传导动作电位或传导神经冲动。

2. 神经　许多神经纤维被结缔组织包裹形成神经束,许多神经束被结缔组织包裹构成神经干,即神经。每条神经纤维表面的结缔组织称神经内膜;神经束外包裹的结缔组织称神经束膜;包在神经表面的结缔组织称神经外膜。

（四）神经末梢

神经末梢是周围神经纤维的终末部分,遍布全身。分为感觉神经末梢和运动神经末梢。

1. 感觉神经末梢　感觉神经末梢是由感觉神经元末端在组织器官内构成的末端装置,接受来自体内、外的各种刺激,并转化成神经冲动,传至中枢,产生感觉,有的神经纤维末端裸露于组织中,称游离神经末梢;有的神经纤维末端在组织中被周围组织包裹,称有被囊神经末梢。

（1）游离神经末梢:神经纤维的终末失去施万细胞后反复分支而成,裸露的细支广泛分布于表皮、黏膜、角膜和毛囊的上皮细胞之间及真皮等处,感受温度及疼痛的刺激（图 2-26）。

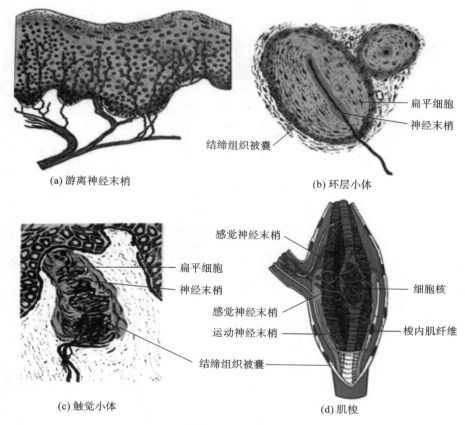

(a) 游离神经末梢　　(b) 环层小体

扁平细胞
神经末梢
结缔组织被囊

扁平细胞
神经末梢

感觉神经末梢
感觉神经末梢
运动神经末梢
结缔组织被囊

细胞核
梭内肌纤维

(c) 触觉小体　　(d) 肌梭

图 2-26　感觉神经末梢模式图

（2）有被囊神经末梢:神经纤维末端外面有结缔组织被囊包裹,如触觉小体（感受触觉）、环层小体（感受压觉和振动觉）、肌梭（感受肌纤维的伸、缩、牵引变化）。

2. 运动神经末梢　运动神经末梢是运动神经元的长轴突末端与肌组织、腺体形成的终末结构,支配肌的运动和调节腺体的分泌。分布于骨骼肌的运动神经末梢反复分支,形成葡萄状终末,与骨骼肌纤维建立突触联系,称运动终板或称神经-肌肉接头。

知识回顾

细胞是人体结构和功能的最基本单位,细胞的基本结构为细胞膜、细胞质和细胞核。形态相似、功能相同的细胞构成了组织,组织是由细胞和细胞外基质（细胞间质）组成的群体结构,是构成机体器官的基本成分。人体的基本组织可分为四类:上皮组织、结缔组织、肌组织和神经组织。

Note

扫码看答案

考点检测

1. 被覆上皮的分类依据是（　　　）。
A. 细胞形态与数量　　　　　　　　B. 细胞层次与功能
C. 细胞层次与形态　　　　　　　　D. 细胞形态与功能
E. 细胞分布与功能

2. 复层扁平上皮分布于（　　　）。
A. 血管　　　　　B. 食管　　　　　C. 气管　　　　　D. 膀胱　　　　　E. 胃

3. 变移上皮分布于（　　　）。
A. 血管　　　　　B. 食管　　　　　C. 气管　　　　　D. 膀胱　　　　　E. 胃

4. 呼吸道腔面的上皮是（　　　）。
A. 单层扁平上皮　　　　　　　　　B. 单层柱状上皮
C. 假复层纤毛柱状上皮　　　　　　D. 复层扁平上皮
E. 变移上皮

5. 皮肤表皮的上皮是（　　　）。
A. 单层扁平上皮　　　　　　　　　B. 单层柱状上皮
C. 假复层纤毛柱状上皮　　　　　　D. 复层扁平上皮
E. 变移上皮

6. 关于被覆上皮的特点,哪项错误?（　　　）
A. 上皮与结缔组织之间有基膜
B. 细胞排列紧密,细胞间质少
C. 分布于体表和有腔器官的内表面
D. 上皮细胞有明显极性
E. 血管丰富

7. 关于复层鳞状上皮的分布,哪项错误?（　　　）
A. 口腔的腔面　　B. 食管的腔面　　C. 胆囊的腔面　　D. 阴道的腔面　　E. 皮肤表面

8. 下列哪一种不属于单层上皮?（　　　）。
A. 间皮　　　　　　　　　　　　　B. 变移上皮
C. 假复层纤毛柱状上皮　　　　　　D. 单层柱状上皮
E. 单层立方上皮

9. 分布于呼吸道内表面的上皮是（　　　）。
A. 单层扁平上皮　　　　　　　　　B. 单层柱状上皮
C. 单层立方上皮　　　　　　　　　D. 复层扁平上皮
E. 假复层纤毛柱状上皮

10. 分布于胃肠道内表面的上皮是（　　　）。
A. 单层扁平上皮　　　　　　　　　B. 单层立方上皮
C. 单层柱状上皮　　　　　　　　　D. 复层扁平上皮
E. 假复层纤毛柱状上皮

11. 变移上皮属于（　　　）。
A. 腺上皮　　　　B. 感觉上皮　　　C. 内皮　　　　　D. 复层上皮　　　E. 单层上皮

12. 在上皮细胞质膜内褶处常见下列哪种结构?（　　　）
A. 粗面内质网　　B. 滑面内质网　　C. 线粒体　　　　D. 分泌颗粒　　　E. 微丝

13. 能产生抗体的细胞是（　　）。

A. 肥大细胞　　　B. 浆细胞　　　　C. 巨噬细胞　　　D. 网状细胞　　　E. 脂肪细胞

14. 分布于关节面的结构是（　　）。

A. 致密结缔组织　B. 透明软骨　　　C. 弹性软骨　　　D. 纤维软骨　　　E. 疏松结缔组织

15. 以下哪一项不是单核细胞的特点？（　　）

A. 血液中体积最大的细胞

B. 占白细胞总数的 20%～30%

C. 有吞噬作用，属单核吞噬细胞系统

D. 细胞核形态多样，呈卵圆形、肾形、不规则形或马蹄形

E. 细胞质丰富，呈弱嗜碱性

16. 结缔组织中能产生肝素的细胞是（　　）。

A. 成纤维细胞　B. 浆细胞　　　　C. 肥大细胞　　　D. 巨噬细胞　　　E. 间充质细胞

17. 既是随意肌，又有横纹的肌是（　　）。

A. 骨骼肌　　　　　　　　B. 平滑肌　　　　　　　　C. 心肌

D. 心肌和平滑肌　　　　　E. 心肌和骨骼肌

18. 关于心肌纤维的叙述，下列哪项错误？（　　）

A. 含有肌丝　　　　　　　B. 有横纹

C. 有二联体　　　　　　　D. 肌纤维分支相吻合

E. 有多个核且位于肌膜下方

19. 骨骼肌纤维收缩时，肌节内缩短的结构是（　　）。

A. I 带和 H 带　　B. A 带　　　　C. I 带和 A 带　　D. 细肌丝　　　E. 粗肌丝

20. 心肌纤维能成为一个同步舒缩的功能整体，主要依赖于（　　）。

A. 横小管　　　　　　　　B. 肌质网

C. 闰盘中的缝隙连接　　　D. 闰盘中桥粒

E. 闰盘中的中间连接

21. 骨骼肌纤维的横小管由（　　）。

A. 滑面内质网形成　　　　B. 肌膜向肌质内凹陷形成

C. 粗面内质网形成　　　　D. 高尔基复合体形成

E. 以上均不是

22. 心肌纤维的横小管位于（　　）。

A. Z 线水平　　　　　　　B. A 带与 I 带交界处水平

C. A 带水平　　　　　　　D. H 带水平

E. M 线水平

23. 神经组织的基本组成是（　　）。

A. 神经元和尼氏体　　　　B. 神经元和神经纤维

C. 神经元和树突、轴突　　D. 神经元和神经胶质细胞

E. 神经元和神经末梢

24. 下列关于神经元结构的描述，哪一项错误？（　　）

A. 神经元为多突起细胞

B. 突起分树突和轴突

C. 除一般细胞器外还有尼氏体和神经原纤维

D. 尼氏体和神经原纤维分布于胞体和突起内

E. 根据突起多少将神经元分为三类

Note

25. 尼氏体在电镜下的组成是（　　）。

A．高尔基复合体和游离核糖体　　　B．线粒体和游离核糖体

C．溶酶体和游离核糖体　　　　　　D．粗面内质网和游离核糖体

E．滑面内质网和游离核糖体

26. 下列关于突触的描述，哪一项错误？（　　）

A．突触是神经元与神经元之间的特化的细胞连接

B．突触分电突触和化学性突触两类

C．突触前膜和突触后膜上均具有神经递质的受体

D．化学性突触由突触前成分、突触间隙和突触后成分组成

E．突触也指神经元与肌细胞、腺细胞等之间的特化的细胞连接

27. 下列哪一项不属于感觉神经末梢？（　　）

A．运动终板　　　B．肌梭　　　C．环层小体　　　D．触觉小体　　　E．游离神经末梢

28. 关于小胶质细胞功能的叙述，下列哪一项正确？（　　）

A．与物质交换有关　　　　　　B．有吞噬功能

C．形成神经纤维　　　　　　　D．形成髓鞘

E．感受刺激

29. 形成中枢神经系统有髓神经纤维髓鞘的细胞是（　　）。

A．星形胶质细胞　　　　　　B．施万细胞

C．小胶质细胞　　　　　　　D．少突胶质细胞

E．室管膜细胞

30. 形成周围神经系统有髓神经纤维髓鞘的细胞是（　　）。

A．星形胶质细胞　　　　　　B．小胶质细胞

C．少突胶质细胞　　　　　　D．施万细胞

E．卫星细胞

（丛培丰）

第三章 运动系统

知 识 树

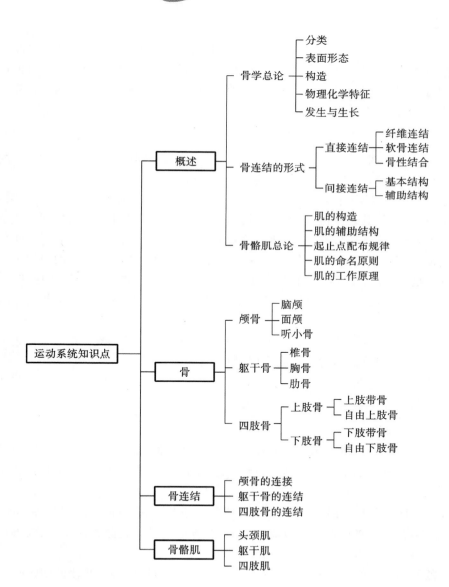

骨学总论 ┬ 分类
├ 表面形态
├ 构造
├ 物理化学特征
└ 发生与生长

概述 ┬ 骨学总论
├ 骨连结的形式 ┬ 直接连结 ┬ 纤维连结
│ │ ├ 软骨连结
│ │ └ 骨性结合
│ └ 间接连结 ┬ 基本结构
│ └ 辅助结构
└ 骨骼肌总论 ┬ 肌的构造
├ 肌的辅助结构
├ 起止点配布规律
├ 肌的命名原则
└ 肌的工作原理

运动系统知识点

骨 ┬ 颅骨 ┬ 脑颅
│ ├ 面颅
│ └ 听小骨
├ 躯干骨 ┬ 椎骨
│ ├ 胸骨
│ └ 肋骨
└ 四肢骨 ┬ 上肢骨 ┬ 上肢带骨
│ └ 自由上肢骨
└ 下肢骨 ┬ 下肢带骨
└ 自由下肢骨

骨连结 ┬ 颅骨的连接
├ 躯干骨的连结
└ 四肢骨的连结

骨骼肌 ┬ 头颈肌
├ 躯干肌
└ 四肢肌

Note

第一节　概　述

　　运动系统由骨、骨连结和骨骼肌 3 部分组成,占成人体重的 60%～70%。全身骨借助骨连结形成骨骼,构成人体的基本轮廓,对人体起支持、保护作用。骨骼肌附着于骨表面,在神经系统的调节下进行收缩与舒张运动,牵引骨改变初始位置与角度,产生运动动作。在运动过程中,骨起杠杆作用,关节作为运动的枢纽,而骨骼肌则是动力器官。因此,骨骼肌是运动系统的主动部分,骨与骨连结是运动系统的被动部分。

一、骨学总论

　　骨是一种重要的器官,主要由骨细胞和骨基质构成,骨外覆骨膜,内容骨髓,含有丰富的神经、血管和淋巴管,能够不断进行新陈代谢,具有修复、再生和改造的能力。运动可以促进骨的良好发育,长期废用则可能引起骨质疏松。骨基质中除胶原纤维外,含有大量的钙、磷等无机盐成分,参与体内钙、磷代谢和电解质平衡。

(一) 骨的分类

　　成人有 206 块骨(图 3-1),按部位分为颅骨、躯干骨和四肢骨 3 部分,前二者合称为中轴骨。不同部位的骨形态各异,一般可分为长骨、短骨、扁骨和不规则骨 4 类(图 3-2)。

　　1. 长骨　呈长管状,分布于四肢,分为一体两端。体是指骨体或骨干,内有骨髓腔,容纳骨髓;两端膨大称为骨骺,其表面覆盖薄的透明软骨,称为关节面,相邻关节面之间构成关节。骨干与骨骺相邻的部分称为干骺端,幼年时期为软骨成分,称为骺软骨,骺软骨细胞不断分裂增殖和骨化,使骨不断加长。成年以后,骺软骨完全骨化,骨干与骨骺融为一体,中间只留下一骺线。

　　2. 短骨　呈立方形,多成群分布于受力较大、连结牢固且较灵活的部位,如腕骨和跗骨。

　　3. 扁骨　呈板状,主要构成颅腔、胸腔和盆腔的壁,对腔内的器官起保护作用,如顶骨、肩胛骨等。

　　4. 不规则骨　形状不规则,主要分布于躯干、颅底和面部,如椎骨、颞骨。有些不规则骨内有空腔,称为含气骨,发音时可起共鸣的作用,如上颌骨。

　　此外,还有位于某些肌腱内的小骨块,称为籽骨。人体中最大的籽骨是髌骨,其他籽骨的出现与否因人而异,而且不包括在 206 块骨之内。

(二) 骨的表面形态

　　骨的表面由于肌肉、肌腱的牵拉和韧带的附着,血管、神经通过等因素的影响,形成了各种形态的标志,有些可以从体表清楚地看到或摸到,成为临床诊断和治疗中判断人体结构位置的重要依据。

　　1. 骨面的突起　明显突出于骨面的叫突,末端尖锐的叫棘;基底部较广的突起叫隆起,粗糙不平的隆起称粗隆;圆形的隆起叫结节或小结节,有方向扭转的粗隆称转子;长线形的高隆起叫嵴,低而粗涩的叫线。

　　2. 骨面的凹陷　大的凹陷叫窝,略小的叫凹或小凹;长的凹陷叫沟;浅的凹陷叫压迹。

　　3. 骨内的空腔　较大的空间称为腔、窦或房,小者称小房;长的骨性通道叫管或道;腔或管的开口称为口或孔,边缘不整齐的孔叫裂孔。

　　4. 骨端的膨大　圆形的膨大称头或小头,头下方较狭细处叫颈;椭圆形的膨大叫髁;髁的最突出部分叫上髁。

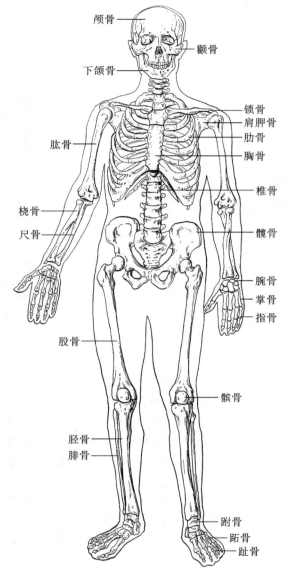

颅骨
颧骨
下颌骨
锁骨
肩胛骨
肋骨
胸骨
肱骨
椎骨
髋骨
桡骨
尺骨
腕骨
掌骨
指骨
股骨
髌骨
胫骨
腓骨
跗骨
距骨
趾骨

图 3-1 全身骨骼分布

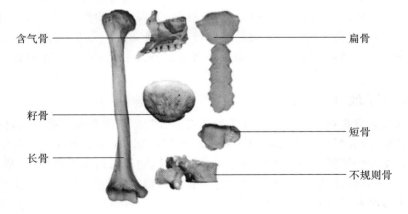

含气骨
扁骨
籽骨
短骨
长骨
不规则骨

图 3-2 骨的基本形态

Note

33

此外，较平滑的骨面称为面，是肌肉的附着处；骨的边缘称缘，缘的缺口或凹入都叫切迹。

（三）骨的构造

新鲜骨的构造包括骨膜、骨质、骨髓以及神经、血管和淋巴管等部分（图 3-3）。

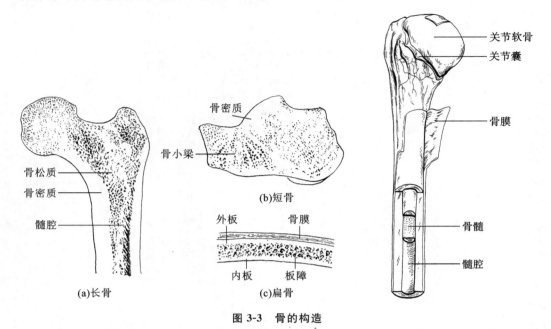

图 3-3　骨的构造

1. 骨膜　由致密结缔组织构成，分为内、外两层，含有丰富的神经、血管和淋巴管，对骨的感觉、营养和再生有重要的作用。骨外膜附着于除关节面之外的骨表面，骨内膜分布于骨髓腔内表面和骨松质腔隙内。膜内均含成骨细胞和破骨细胞，分别具有产生新骨和破坏旧骨质的功能，幼年时功能十分活跃，成年时转为相对静止状态。但是出现骨损伤后，骨膜功能又重新恢复，促进骨折端的愈合。

2. 骨质　由骨组织构成，分为骨密质和骨松质。骨密质质地坚硬，抗压、抗扭曲力强，分布于骨的外表面，临床又称骨皮质。骨松质分布于骺及其他类型骨的内部，呈海绵状，由大量相互交错排列的骨小梁构成，骨小梁的排列与骨所承受的压力与张力方向一致。颅骨的骨松质称为板障，内有板障静脉通过。

3. 骨髓　充填于骨髓腔和骨松质的间隙内的一种柔软组织，分为红骨髓和黄骨髓两种。红骨髓具有造血功能，内含大量不同发育阶段的血细胞。胎儿及幼儿的骨内都是红骨髓，约自 5 岁后，随年龄的增长，长骨内的红骨髓逐渐转化为黄骨髓，失去造血功能。但是，在人体长期慢性失血或是重度贫血时，黄骨髓又可以转化为红骨髓，恢复造血功能。另外，在成人长骨的骺、短骨和扁骨的骨松质中终生保留红骨髓。因此，临床怀疑造血功能有问题时，常在髂骨、胸骨等处进行骨髓穿刺取样。

（四）骨的化学成分与物理性质

骨的化学成分为有机物和无机物。有机物主要为骨胶原纤维和黏多糖蛋白，构成骨的支架，使骨具有韧性和弹性；无机物主要是磷酸钙和碳酸钙等，使骨具有坚硬度。两者结合，使骨既有一定的韧性又能承受一定的外力。人的一生中，骨的有机物和无机物不断变化，婴幼儿期有机物比例较高，成年后两者的比例最为合适，年龄越大者无机物的比例越高。因此，在外力作用下，婴幼儿因骨硬度不够易发生变形，老年人因骨韧性不足易发生骨折。

（五）骨的发生及生长

1. 骨的发生　骨的发生有膜内成骨和软骨内成骨两种。膜内成骨是指在结缔组织膜的基础上经过骨化形成骨，如顶骨；软骨内成骨是指在软骨的基础上经过骨化成骨，如肱骨。

2. 骨的生长　骨的生长是破坏和建造两个过程对立统一的结果，生长过程中建造占优势。骨发生的两种方式在生长发育中均有体现。

（1）加长：在儿童青少年时期，长骨的骨干与骨骺之间存在骺软骨，随着年龄的增长，骺软骨不断增生并不断骨化，骨的长度不断增加。12～18 岁时骺软骨再生能力较强，18 岁后其再生能力不断减弱。一般女性在 22 岁、男性在 25 岁之后，骺软骨全部骨化，骨干与骨骺融为一个整体，骨的长度不再增加，身高停止增长。另外，骨的生长还受到遗传、生长激素、维生素、运动等因素的影响。

（2）增粗：儿童青少年时期骨膜较厚，骨外膜内的成骨细胞不断分泌骨质，使骨增粗。同时骨内膜内的破骨细胞不断破坏与吸收骨质，使骨髓腔扩大。成年后，这种活动逐渐减弱，在经常性运动负荷作用下，这种生长方式也可以得到一定程度的激活。

二、骨连结的形式

骨与骨之间借纤维结缔组织、软骨或骨组织相连，构成骨连结。按照骨连结的不同方式，可以分为直接连结和间接连结。

（一）直接连结

直接连结是指骨与骨之间借纤维结缔组织、软骨或骨直接相连，这类连结牢固，不能活动或活动较少，依连结的组织不同可分为 3 类。

1. 纤维连结（图 3-4）　骨与骨之间借致密结缔组织相连，多呈膜状、扁带状或束状。如果两骨间距较宽，连结两骨的结缔组织比较长，称韧带连结，如椎骨棘突间的棘间韧带等。如果两骨间距很窄，借少量结缔组织相连，则称缝，如颅骨之间的冠状缝、矢状缝等。一般的韧带连结允许两骨间有较小的活动，而缝则几乎不活动。

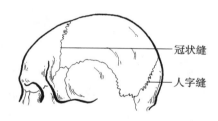

(a) 缝

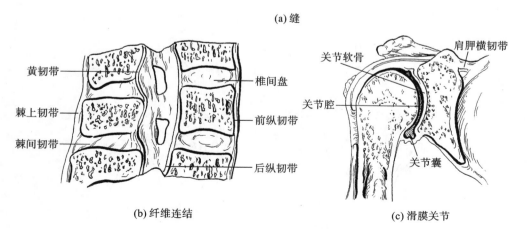

(b) 纤维连结　　　　　(c) 滑膜关节

图 3-4　骨的纤维连结

2. 软骨连结（图 3-5）　骨与骨之间以软骨组织直接相连，其间没有腔隙，称软骨连结。由于软骨具有一定弹性,所以能做微小的活动。软骨连结少部分是永久性的,大部分在发育中发生骨化融成一体,转变成骨性结合,如髂骨、坐骨与耻骨之间的连结,在幼儿时期为软骨连结,约 16 岁左右融合成一块髋骨。

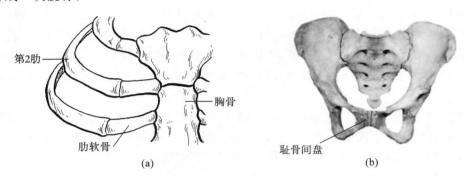

图 3-5　骨的软骨连结

3. 骨性结合(图 3-6)　两骨之间以骨组织相连结,一般由暂时性的软骨连结或缝经骨化演变而成,如骶骨、髋骨等,通过骨性结合融为一体。

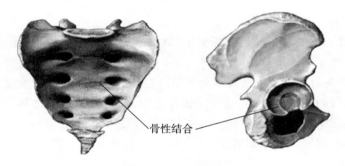

图 3-6　骨性结合

（二）间接连结

骨与骨之间通过结缔组织膜囊相连,相对的骨面之间具有腔隙,称间接连结,又称滑膜关节或关节。这类连结可进行各种运动,是人体骨连结的主要形式。

1. 关节的基本结构　人体各部关节的构造虽不尽相同,但每个关节都具有关节面、关节囊和关节腔,被称为关节的三要素(图 3-7)。

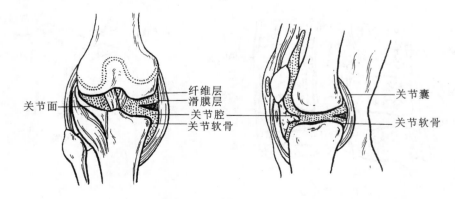

图 3-7　关节的基本结构

（1）关节面:组成关节各骨间相互接触的面,关节面的形态常为一凸一凹,分别称为关节头和关节窝。关节面上覆盖一层薄而光滑的透明软骨,关节软骨使关节头和关节窝的形态更为适应,其表面光滑,摩擦系数小于冰面,故使关节运动更加灵活,且由于软骨具有弹性,因而可承受负荷和减缓震荡。

（2）关节囊:包在关节周围的结缔组织膜囊,分内、外两层。外层为纤维层,由致密结缔组织构成,并与骨膜相续,有丰富的神经、血管和淋巴管分布。其厚薄、松紧随关节的部位和运动的情况而不同,在某些部位增厚形成韧带,以加强关节的牢固性和限制关节的过度运动。内层为滑膜层,衬于纤维层内面,由薄而光滑、柔软的疏松结缔组织构成,周缘与关节软骨相连续。滑膜能产生滑液,滑液是透明蛋清样液体,略呈碱性,含透明质酸,除具润滑作用外,还是关节面和关节软骨等进行物质交换的媒介。

（3）关节腔:关节囊滑膜层和关节软骨所围成的密闭性腔隙,内含少量滑液,腔内呈负压,有助于关节的稳固性,这种结构也体现了关节运动灵活性与稳固性的统一。

2. 关节的辅助结构　关节除上述必备的基本结构外,还有韧带、关节内软骨、关节唇等辅助结构,它们可增加关节的稳固性或增加关节的灵活性(图 3-8)。

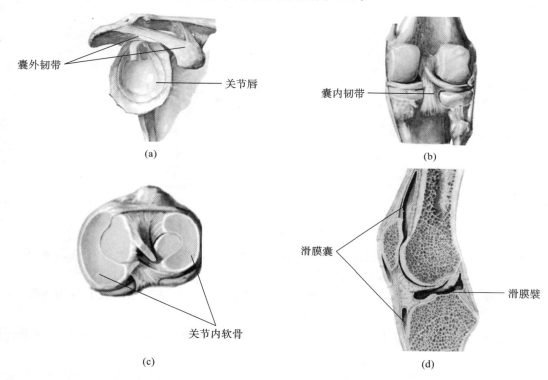

图 3-8　关节的辅助结构

（1）韧带:连结关节各骨间的致密结缔组织,呈扁带状、束状或膜状,分为囊外韧带和囊内韧带两种。囊外韧带多为关节囊纤维层的增厚部分,如肘关节两侧的副韧带。囊内韧带位于关节囊内,被滑膜包绕,如膝关节的交叉韧带。韧带的主要功能是限制关节的运动幅度,增强关节的稳固性,其次是为肌肉或肌腱提供附着点。有的韧带本身就是由肌腱延续而成的,如膝关节的髌韧带。

（2）关节内软骨:位于关节面之间的纤维软骨板,中间薄,周缘厚,周缘附着于关节囊,分为关节盘和半月板。关节盘将关节腔分隔为上、下两部,以使关节面更加适应,从而增加了运动的灵活性和多样化。半月板呈新月形,位于膝关节内,其功能与关节盘相似,此外还具有增强关节稳定性、缓冲震荡的作用。

（3）关节唇:附着在关节窝周缘的纤维软骨环,可增大关节面,加深关节窝,增强关节的稳定性。

（4）滑膜囊和滑膜襞:某些关节的滑膜层折叠突入关节腔形成的结构称为滑膜襞,滑膜层呈囊状膨出形成的结构称为滑膜囊,起充填和减少摩擦的作用。

3. 关节的运动 关节的运动是指人体的运动环节围绕关节的运动轴而进行的活动。根据运动轴的方向不同,关节的运动形式可分为以下四种(图 3-9)。

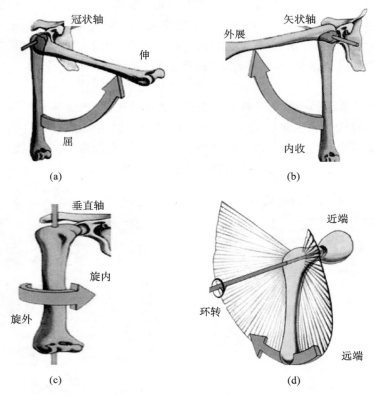

图 3-9 关节的运动形式

(1)屈和伸:运动环节在矢状面围绕冠状轴的运动。运动时两骨间夹角变小称为屈,反之为伸。踝关节的屈、伸运动称为跖屈和背伸。

(2)内收和外展:运动环节在冠状面围绕矢状轴的运动。骨向正中矢状面靠拢为内收,反之为外展。

(3)旋转:运动环节围绕垂直轴的运动。骨的前面转向内侧为旋内,反之为旋外。在前臂则称旋前和旋后。

(4)环转:运动环节围绕冠状轴和矢状轴的复合运动。运动时,骨的近端在原位转动,远端围绕近端做圆周运动。

4. 关节的分类 根据运动轴的多少,关节可以分为以下三类(图 3-10)。

(1)单轴关节:只有一个运动轴,只能做一组运动。包括屈戌关节和车轴关节。

(2)双轴关节:有两个相互垂直的运动轴,能做两组运动。包括椭圆关节和鞍状关节。

(3)多轴关节:有三个互相垂直的运动轴,可做各种方向的运动。包括球窝关节和平面关节。

5. 关节活动度及其影响因素 关节活动度是指关节活动时所能达到的最大范围或是极限角度,与关节的灵活性和稳固性有关,受到以下因素的影响。

(1)关节面的面积差:面积差大,灵活性大,稳定性差;面积差小,灵活性小,稳定性好。

(2)关节囊的厚薄及松紧度:关节囊厚而紧张的,灵活性小,稳定性好;关节囊薄而松弛的,灵活性大,稳定性差。

(3)关节韧带的多少与强弱:关节韧带多而强,灵活性小,稳定性好;关节韧带少而弱,灵活

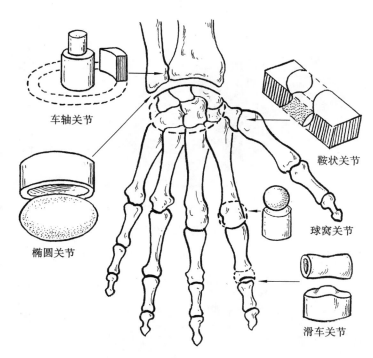

图 3-10　关节的分类

性大,稳定性差。

（4）关节周围的肌肉：关节周围的肌肉力量强,灵活性小,稳定性好；关节周围的肌肉力量弱,灵活性大,稳定性差。

（5）关节周围的骨突：关节周围的骨突过大会影响关节的活动。

另外,关节活动度的大小还与年龄、性别、体育锻炼有关。特别是经常参加体育运动者,关节的灵活性得到提高,同时关节的稳定性也得到增强。

三、骨骼肌总论

肌根据构造不同可分为平滑肌、心肌和骨骼肌 3 类。平滑肌主要分布于内脏的中空性器官及血管壁,心肌是心壁的主要组成部分,骨骼肌分布于颅骨、躯干骨和四肢骨的表面。平滑肌和心肌均属于不随意肌,不受人的意识支配；骨骼肌为随意肌,直接受人的意识支配。人体骨骼肌共有 600 多块,每块肌均为一个器官,有一定的形态结构和辅助装置,具有丰富的神经、血管和淋巴管分布。

（一）肌的构造和形态

1. 肌的构造　骨骼肌一般由中部的肌腹和两端的肌腱构成,阔肌的肌腱呈膜状,称为腱膜（图 3-11）。

（1）肌腹：由许多肌纤维（即肌细胞）构成,主要包括红肌纤维和白肌纤维两种。肌纤维最短仅 1 mm,最长可达 30 cm,其表面包裹着富含毛细血管网的结缔组织膜（即肌内膜）。上百条肌纤维集合起来,由结缔组织薄膜（即肌束膜）包裹构成肌束,若干条肌束集合起来,由结缔组织薄膜（即肌外膜）包裹构成整块肌肉的肌腹。

（2）肌腱：由许多胶原纤维构成,缺乏收缩性,彼此之间交织成辫状,与肌腹相连附着于骨或筋膜上,可抵抗较大的张力。

2. 肌的形态　骨骼肌的形态多样,按其外形大致可分为长肌、短肌、扁肌和轮匝肌 4 种（图 3-12）。

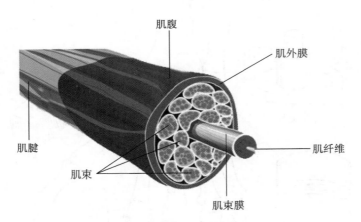

图 3-11　骨骼肌的构造

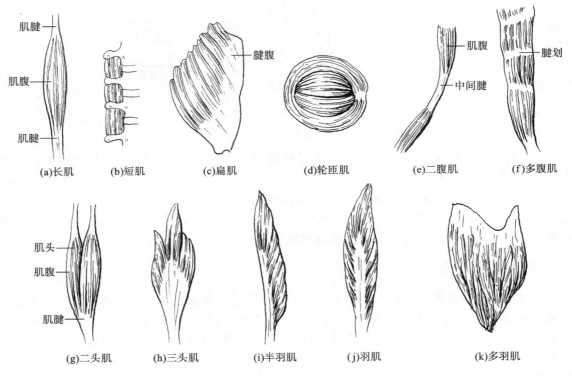

图 3-12　骨骼肌的形态

（1）长肌：肌纤维的方向与肌长轴平行，主要分布于四肢，收缩时肌显著缩短，可引起大幅度的运动。某些长肌的起端有两个以上的头，则称为二头肌、三头肌或四头肌，某些肌有两个或多个肌腹，可称为二腹肌或多腹肌。

（2）短肌：肌肉小而短，具有明显的节段性，主要分布于躯干深部，收缩时产生的运动幅度较小，但能持久收缩，并发出较大的力量。

（3）扁肌：亦称阔肌，宽扁成薄片状，主要分布于胸腹壁，除运动功能外还兼有保护内脏的作用。

（4）轮匝肌：由环形的肌纤维构成，主要位于孔裂的周围，收缩时可以关闭孔裂。

（二）肌的辅助装置

肌的辅助装置包括筋膜、滑膜囊和腱鞘，具有维持肌的位置、减少摩擦和保护肌的作用（图3-13）。

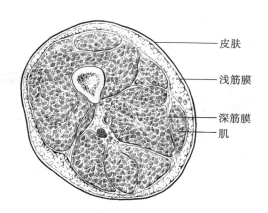

皮肤

浅筋膜

深筋膜

肌

图 3-13 肌的辅助装置

1. 筋膜 分为浅、深两层,浅筋膜位于真皮之下,由疏松结缔组织构成,富含脂肪;深筋膜由致密结缔组织构成,位于浅筋膜的深面,包被在肌的表面,随肌的分层而分层,在四肢可附着于骨,形成肌间隔。

2. 滑膜囊 为封闭的结缔组织小囊,位于肌腱与骨面接触处,可减少两者之间的摩擦力。

3. 腱鞘 指包围在肌腱外面的鞘管,存在于腕、踝、手指和足趾等活动性较大的部位。腱鞘分为纤维层和滑膜层:纤维层位于外层,为深筋膜增厚形成的骨性纤维性管道,起着约束肌腱的作用;滑膜层位于纤维层内,是由滑膜构成的双层圆筒形结构,分为脏层和壁层,脏层包在肌腱的表面,壁层贴在纤维层内面和骨面,两层之间含有少量滑液,便于肌腱在鞘内滑动。

(三)肌的起止点与配布规律

肌的两端一般附在两块或两块以上的骨面上,中间可跨过一个或多个关节。通常把接近身体正中或四肢根部的附着点看作肌肉的起点,把另一端看作止点。肌肉收缩时骨之间产生运动,其中必定有一骨的位置相对固定,而另一骨相对运动。一般把相对固定骨的肌肉附着点称为定点,另一点称为动点。一般来说,肌肉起止点的位置相对固定,定点和动点的位置在不同的运动中可以互相转换。

肌在关节周围的配置取决于关节的运动方式,关节有多少运动轴就有多少相对应的肌肉存在。一般单轴关节通常配备两组肌,如膝关节,前方有伸肌,后方有屈肌,可以完成屈伸运动;双轴关节有四组肌,如腕关节,除了屈肌和伸肌外,还有收肌和展肌;三轴关节有六组肌,如肩关节,还增加了旋前肌和旋后肌。

(四)肌的命名原则

肌一般按形状、大小、位置、起止点、作用等命名。如菱形肌、梨状肌等是按肌的形状进行命名的;肩胛下肌、胫骨前肌是按位置命名的;肱三头肌、股二头肌是按肌的部位和形态结构综合命名的;胸小肌、腰大肌等是以大小和位置综合命名的;喙肱肌、肱桡肌等是以起止点命名的;旋前圆肌和旋前方肌是以形状和作用命名的;腹外斜肌和腹内斜肌是以位置和肌束的方向命名的。

(五)肌的工作原理

骨骼肌牵引骨骼产生运动,其原理与杠杆相似,具有 3 种基本方式(图 3-14):第一种为平衡杠杆运动,支点在动力点与阻力点之间,如仰头、抬头动作中寰枕关节的运动;第二种为省力杠杆运动,阻力点位于动力点与支点之间,如起跑时踝关节的跖屈动作;第三种为速度杠杆运动,动力点位于支点与阻力点之间,如负重屈肘时肘关节的运动。

Note

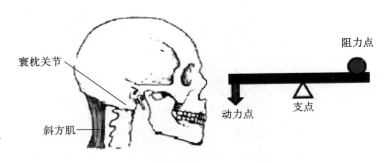

(a) 平衡杠杆

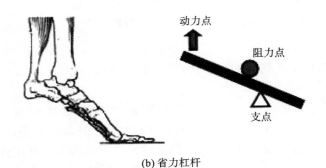

(b) 省力杠杆

(c) 速度杠杆

图 3-14　肌的工作方式

第二节　骨

全身骨约占体重的 20％,按部位可分为颅骨、躯干骨和四肢骨 3 部分,不同部位骨的数量、形态具有较大的差异性。

一、颅骨

颅位于脊柱的上方,借寰枕关节与脊柱相连。颅骨共 29 块,可划分为脑颅骨、面颅骨和听小骨 3 部分(图 3-15)。

(一)脑颅骨

脑颅骨共 8 块(图 3-16),其中不成对的有额骨、筛骨、蝶骨和枕骨;成对的有颞骨和顶骨。它们共同围成颅腔,支持和保护脑组织。

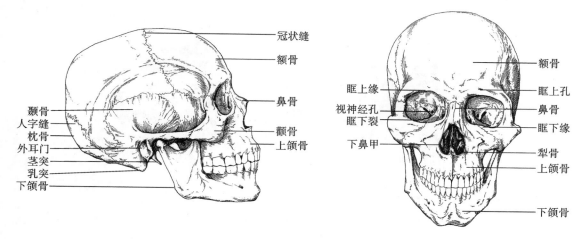

图 3-15 颅骨整体

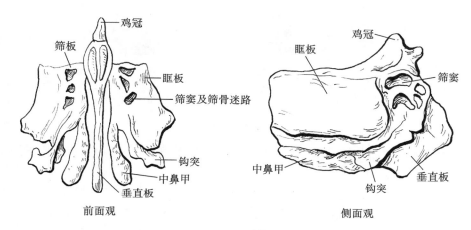

图 3-16 筛骨

1. 额骨 位于颅骨前上方,分为额鳞、眶部和鼻部。

2. 筛骨 位于鼻腔上方,呈"巾"字形,两眶之间,是一块脆弱的含气骨,分为 3 部分。①筛板:多孔的水平骨板,构成鼻腔的顶。②垂直板:筛骨正中向下伸出的骨板,构成鼻中隔的前上部。③筛骨迷路:位于垂直板的两侧,迷路的内侧壁上有上、下两个向下卷曲的薄骨片,即上鼻甲和中鼻甲。迷路的外侧壁为眶的内侧壁,迷路内部有许多含气的空腔,称筛窦。

3. 蝶骨 位于颅底中央,形似展翅的蝴蝶,可分为蝶骨体、小翼、大翼、翼突 4 部分。蝶骨体位于中央,体内有一对空腔,为蝶窦,自体伸出三对突起,前上方一对称小翼,两侧的一对为大翼,在体和大翼结合处向下伸出一对翼突。

4. 枕骨 位于颅的后下方,呈勺状。前下部有枕骨大孔,孔前为基底部,后为枕鳞,两边为侧部。侧部下方有椭圆形关节面,称枕髁。

5. 颞骨 位于颅的侧面,形状不规则。颞骨外面的下部有一圆形的孔,称外耳门。以外耳门为中心,前上方鳞状的骨片为鳞部;下后方环形的薄骨片为鼓部;颞骨的内面,伸向前内方的三棱形突起称岩部。岩部的后下部为乳突,内含许多大小不等的腔隙,称乳突小房。

6. 顶骨 位于颅顶中部,左、右各一,外隆内凹,呈四边形。

（二）面颅骨

面颅骨有 15 块,其中成对的有上颌骨、鼻骨、颧骨、泪骨、腭骨和下鼻甲骨;不成对的有犁骨、下颌骨和舌骨。面颅骨围成眶、骨性鼻腔和骨性口腔。面颅骨的主要结构如下(图 3-17)。

Note

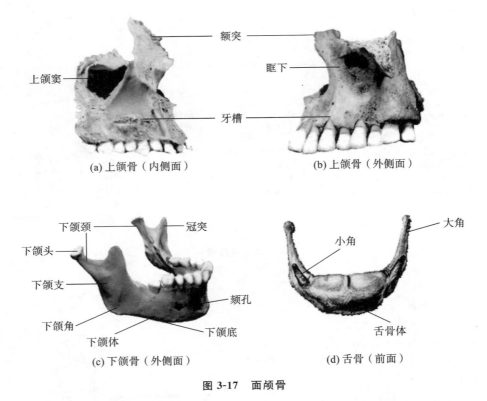

(a) 上颌骨（内侧面）   (b) 上颌骨（外侧面）

(c) 下颌骨（外侧面）   (d) 舌骨（前面）

图 3-17　面颅骨

1. 上颌骨　上颌骨参与构成颜面部、口腔顶、鼻腔底及侧壁，还参与构成眼眶的下部。内有上颌窦，是鼻旁窦中最大的一对。

2. 下颌骨　分为一体二支，其中间部为下颌体，两侧为下颌支，二者相交处为下颌角，下颌角外面有咬肌粗隆，内面有翼肌粗隆。下颌支向上有两个突起，前方尖锐，称冠突，后方宽大称髁突。髁突上端有膨大的下颌头，下端较细的为下颌颈。下颌支内面中央有一开口向后上方的下颌孔，此孔经下颌管通颏孔。

3. 舌骨　位于下颌骨下后方，中部较宽厚，为舌骨体，自体向后伸出一对大角，体和大角结合处向后上伸出一对小角。舌骨体和大角都可在体表摸到。

（三）听小骨

听小骨共 6 块，位于中耳颞骨岩部内，左右对称，每侧 3 块，分别为锤骨、砧骨、镫骨。锤骨与鼓膜相连，镫骨与内耳相连，砧骨位于中间，彼此之间以小关节面形成听骨链。

二、躯干骨

成人躯干骨包括 24 块椎骨、1 块骶骨、1 块尾骨、1 块胸骨和 12 对肋。它们分别参与脊柱、骨性胸廓和骨盆的构成。

（一）椎骨

椎骨幼年时为 32 或 33 块，分别为颈椎 7 块，胸椎 12 块，腰椎 5 块，骶椎 5 块，尾椎 3～4 块。成年后 5 节骶椎融为 1 块骶骨，3～4 块尾椎合成 1 块尾骨，共计 26 块椎骨。

1. 椎骨的一般形态　椎骨由椎体和椎弓两部分构成，椎弓上有 7 个突起（图 3-18）。椎体位于椎骨的前部，呈短圆柱形。椎弓是附在椎体后方的弓状骨板，椎体和椎弓围成椎孔，所有椎骨的椎孔相连形成椎管，容纳脊髓。椎弓与椎体相接的部分较细，称椎弓根，其上缘有较浅的椎上切迹，下缘有较深的椎下切迹，相邻椎骨的上、下切迹围成椎间孔，孔内有脊神经和血管通过。椎弓的后部较宽扁,称椎弓板。自椎弓板发出 7 个突起:即正中向后或后下方伸出的突起称棘突,向两侧伸出的称横突,伸向上方和下方的各一对突起分别称上关节突和下关节突。

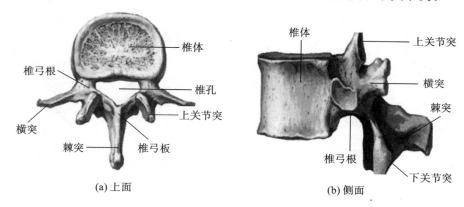

(a) 上面　　　　　　　　　(b) 侧面

图 3-18　椎骨形态

2. 各部椎骨的主要特征

（1）颈椎（图 3-19）:椎体横断面呈椭圆形,椎孔大,呈三角形。横突根部有横突孔,内有椎动脉和椎静脉通过。第 2～6 颈椎棘突短,末端分叉。此外,成人第 3～7 颈椎椎体上面两侧有向上的突起,称椎体钩,常与上位颈椎相应处形成钩椎关节。若椎体钩骨质增生使椎间孔缩小,易压迫脊神经,产生相应的临床症状,导致颈椎病。

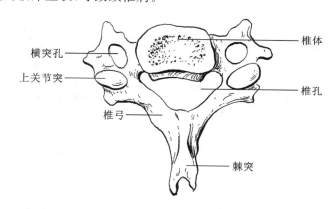

图 3-19　颈椎形态(上面)

第 1 颈椎又称寰椎（图 3-20）,呈环状,无椎体、棘突和关节突。由前弓、后弓和两个侧块组成。前弓短,其后面正中部有一小关节面,称齿突凹。侧块上、下各有一关节面,上关节面较大,与枕髁形成寰枕关节。

第 2 颈椎又称枢椎（图 3-21）,在椎体上方伸出一个突起称齿突,与寰椎齿突凹构成寰枢关节。

第 7 颈椎又称隆椎（图 3-22）,隆椎棘突较长,末端不分叉,低头时,在颈后正中线上易于看到和摸到,常作为计数椎骨序数的骨性标志。

（2）胸椎（图 3-23）:椎体横断面呈心形,从上向下逐渐增大,椎孔较小。胸椎两侧与肋骨相接,在椎体两侧的上、下缘各有一小的关节凹,分别称上肋凹和下肋凹,横突末端有横突肋凹。胸椎棘突长,伸向后下方,呈叠瓦状排列。

（3）腰椎（图 3-24）:椎体横断面呈肾形,比较粗大,椎弓发达,椎孔大,呈三角形。棘突呈板状平伸向后,棘突间隙较宽,临床腰椎穿刺即从棘突间隙进行。

（4）骶骨（图 3-25）:由 5 块骶椎融合而成,呈三角形,骶骨底向上,与第 5 腰椎体相接,底的

Note

45

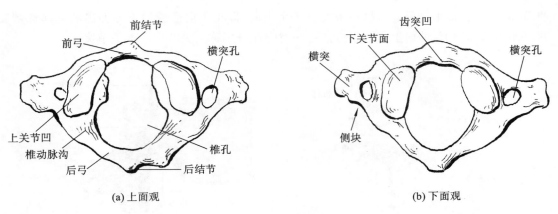

(a) 上面观   (b) 下面观

图 3-20　寰椎（上面）

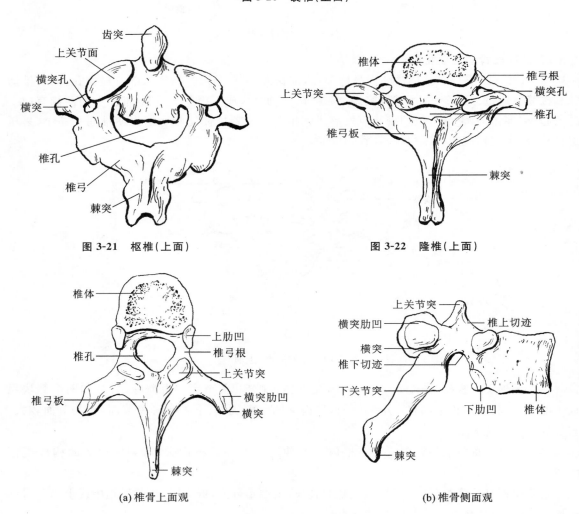

图 3-21　枢椎（上面）

图 3-22　隆椎（上面）

(a) 椎骨上面观   (b) 椎骨侧面观

图 3-23　胸椎

前缘中部向前突出，称岬。骶骨尖向下，接尾骨。骶骨前面（盆面）光滑，有 4 对骶前孔。背面粗糙隆凸，沿中线有棘突融合而成的骶正中嵴，其外侧有 4 对骶后孔。骶前、后孔分别有骶神经的前支和后支通过。

骶正中嵴下端有形状不整齐的开口，称骶管裂孔，此孔向上通骶管，其两侧有明显的突起，称骶角，可作为骶管裂孔的定位标志，临床上经此孔进行骶管麻醉。骶骨的侧面上有耳状面，与髂

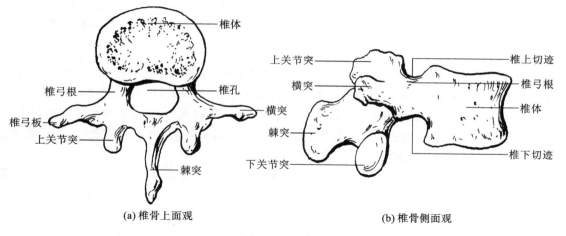

图 3-24 腰椎

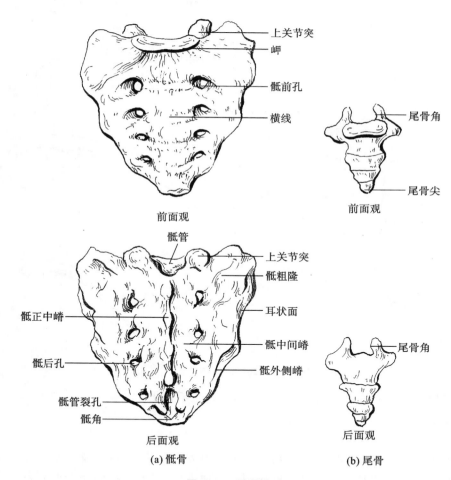

图 3-25 骶尾椎

骨的耳状面构成骶髂关节。

（5）尾骨（图 3-25）：由 3～4 块退化的尾椎融合而成，上接骶骨，下端游离为尾骨尖。

（二）胸骨

胸骨（图 3-26）位于胸前壁正中，前凸后凹，从上而下分为胸骨柄、胸骨体和剑突 3 部分。胸骨柄上宽下窄，上缘中部有颈静脉切迹，两侧有锁切迹，与锁骨相关节。胸骨柄与体连接处微向

47

前突,称胸骨角,两侧接第 2 肋软骨。胸骨角在活体可触及,是临床确定第 2 肋的重要标志。胸骨体为长方形的骨板,外侧有与第 2～7 肋软骨相接触的肋切迹。剑突窄而薄,末端游离。

(三)肋

肋由肋骨和肋软骨构成,共 12 对。肋骨前端接肋软骨,第 1～7 肋的前端与胸骨相连接,称真肋;第 8～10 肋前端与上位肋软骨相连接,称假肋;第 11、12 肋前端游离,称浮肋。

1. 肋骨(图 3-26) 细长呈弯弓形的扁骨,分为前端、后端和体 3 部分。肋骨后端由肋头、肋颈和肋结节构成。肋体扁而长,分为内、外两面和上、下两缘,内面近下缘处有肋沟,内有肋间血管和神经走行,肋骨体后面急转处为肋角。

第一肋骨形状稍异,扁平而宽,分为上、下面和内、外缘,上面内缘前部有一结节,称前斜角肌结节,其前后分别有锁骨下静脉和锁骨下动脉经过的沟。

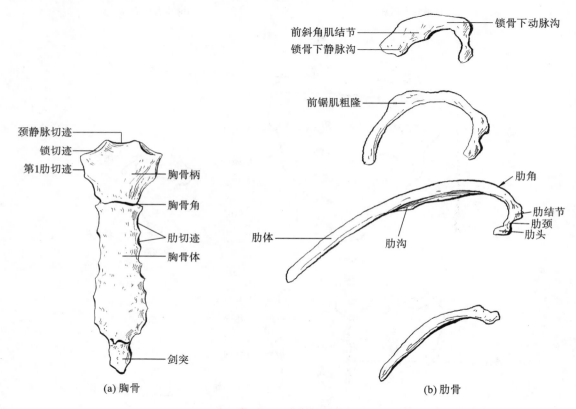

图 3-26 胸骨与肋骨

2. 肋软骨 由透明软骨构成,连于肋骨前端,终生不骨化。

三、四肢骨

人类由于直立行走和劳动,四肢的功能发生了很大的分化,上肢从支持功能中解放出来,成为劳动器官,下肢起着支持和移动身体的作用。因而上肢骨轻巧灵活,下肢骨粗壮坚实。上、下肢骨的数目和排列方式比较接近,并且都由肢带骨和自由肢骨 2 部分组成。

(一)上肢骨

1. 上肢带骨 包括锁骨和肩胛骨。

(1)锁骨(图 3-27):位于颈部和胸部之间,全长均可在体表摸到,是重要的骨性标志。锁骨呈"～"形,上面平滑,下面粗糙,分两端一体。内侧端粗大,称胸骨端,与胸骨柄相连形成胸锁关节。外侧端扁平,称肩峰端,与肩峰相连形成肩锁关节。锁骨体有两个弯曲,内侧 2/3 凸向前方,外侧 1/3 凸向后。锁骨的外、中 1/3 交界处较为缩细,骨折易发生在此处。锁骨可固定上肢,支持肩胛骨,便于上肢灵活运动。

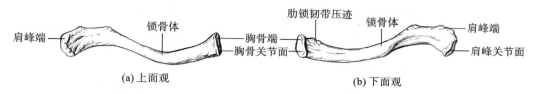

(a) 上面观　　　　　　　　　　　　　(b) 下面观

图 3-27　锁骨

(2) 肩胛骨(图 3-28):位于胸廓后外侧上方,为三角形的扁骨,可分两个面、三个缘和三个角。肩胛骨的前面(肋面)为一大而浅的窝,称肩胛下窝。后面上方有一斜向外上方的骨嵴,称肩胛冈,冈的外侧端扁平,称肩峰,是肩部的最高点。肩胛冈的上、下各有一浅窝,分别称冈上窝和冈下窝。肩胛骨上缘短而薄,近外侧有一小切迹,称肩胛切迹,切迹外侧有一向前凸出的指状突起,称喙突;外侧缘较厚,邻近腋窝,又名腋缘;内侧缘薄而长,对向脊柱,又名脊柱缘,肩胛骨的上角和下角分别平对第 2 肋和第 7 肋,易于摸到,是确定肋骨序数的重要体表标志;外侧角膨大,有一梨形的关节面,称关节盂,盂的上、下各有一小突起,分别称盂上结节和盂下结节。

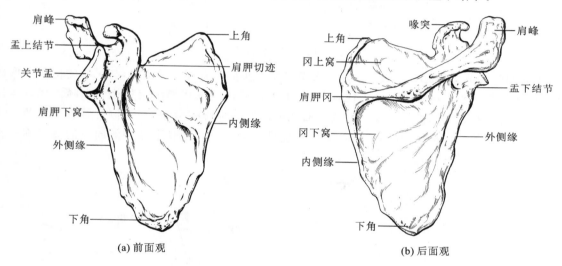

(a) 前面观　　　　　　　　　　　　　(b) 后面观

图 3-28　肩胛骨

2. 自由上肢骨　包括肱骨、桡骨、尺骨和手骨。

(1) 肱骨(图 3-29):典型的长骨,分为一体两端。肱骨上端膨大,内侧有半球形的肱骨头,与肩胛骨的关节盂构成肩关节。肱骨头周围有环形窄沟,称解剖颈,其外侧和前方各有一隆起,分别称为肱骨大结节和肱骨小结节,两结节向下延伸的骨嵴,分别称大结节嵴和小结节嵴,两者之间的纵沟为结节间沟,内有肱二头肌长头肌腱通过。肱骨上端与肱骨体交界处称外科颈,此处易发生骨折,因而得名。

肱骨体外侧面中部有一"V"形的粗糙隆起,称三角肌粗隆,是三角肌的附着处。在粗隆的后内侧有一螺旋状浅沟,称桡神经沟,桡神经紧贴沟中经过,此段骨折时易损伤桡神经。

肱骨下端宽扁,略向前弯曲。末端有两个关节面,内侧称肱骨滑车,外侧有呈半球形的肱骨小头。滑车与小头前上方各有一窝,分别称冠突窝和桡窝,肱骨滑车后面上方有一个深窝,称鹰嘴窝。肱骨下端两侧各有一突起,分别称内上髁和外上髁,二者是上肢重要的骨性标志。内上髁后面为尺神经沟,其中有尺神经经过,肱骨内上髁骨折时易损伤尺神经。

(2) 桡骨(图 3-30):位于前臂的外侧,上端小,下端膨大,中部为桡骨体。上端膨大为桡骨

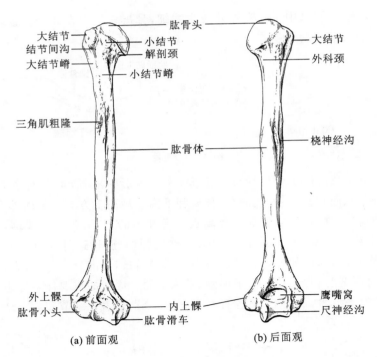

大结节　　　　　肱骨头　　　　　大结节
结节间沟　　　　小结节
大结节嵴　　　　解剖颈　　　　　外科颈
　　　　　　　　小结节嵴

三角肌粗隆　　　　　　　　　　　桡神经沟
　　　　　　　　肱骨体

外上髁　　　　　　　　　　　　　鹰嘴窝
肱骨小头　　　　内上髁　　　　　尺神经沟
　　　　　　　　肱骨滑车

(a) 前面观　　　　　　　　　(b) 后面观

图 3-29　肱骨

头,头的凹陷关节面与肱骨小头形成肱桡关节。桡骨头周缘有环状关节面,与尺骨的桡切迹形成桡尺近侧关节。头下略细的部分为桡骨颈,颈下方向前内侧的粗糙隆起称桡骨粗隆。桡骨体呈三棱柱状,内侧缘锐利,称骨间缘。下端下面光滑的凹陷为腕关节面,与近侧列腕骨相关节。下端内侧凹形的关节面称尺切迹,与尺骨头形成桡尺远侧关节。桡骨下端外侧向下的突起称桡骨茎突,是重要的骨性标志。

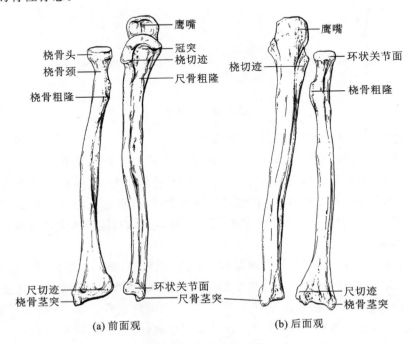

　　　　　　　　　　鹰嘴　　　　　　　　鹰嘴
桡骨头　　　　　　　冠突
桡骨颈　　　　　　　桡切迹　　桡切迹　　环状关节面
　　　　　　　　　　尺骨粗隆
桡骨粗隆　　　　　　　　　　　　　　　　桡骨粗隆

尺切迹　　　　　　环状关节面　　　　　　尺切迹
桡骨茎突　　　　　尺骨茎突　　　　　　　桡骨茎突

(a) 前面观　　　　　　　　　(b) 后面观

图 3-30　桡骨与尺骨

(3) 尺骨(图 3-30):位于前臂内侧,上端粗大、下端细小,中部为尺骨体。上端前面有一半月形关节面,称滑车切迹,与肱骨滑车相关节。滑车切迹后上方的突起称鹰嘴,前下方的突起为冠突,冠突的外侧面有一关节面,称桡切迹;冠突前下方的粗糙隆起称尺骨粗隆。尺骨体稍弯曲,呈三棱柱状,外侧缘薄而锐利,称骨间缘,与桡骨相对,为前臂骨间膜的附着处。下端为尺骨头,其前、后、外侧有环形关节面与桡骨的尺切迹相关节,下面光滑,借三角形的关节盘与腕骨隔开。尺骨头后内侧向下的突起称尺骨茎突,比桡骨茎突约高 1 cm。

(4) 手骨(图 3-31):由 8 块腕骨、5 块掌骨、14 块指骨组成。

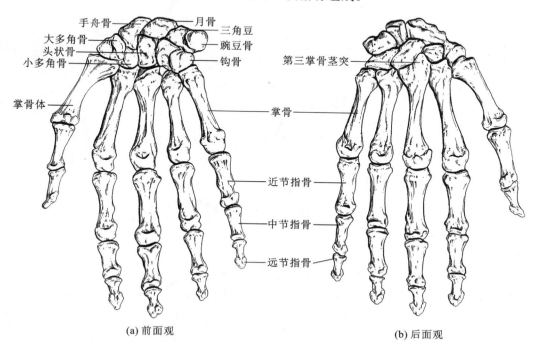

图 3-31　手骨

①腕骨:属于短骨,排成远、近两列,每列 4 块,均以其形状命名。近侧列由桡侧向尺侧依次为手舟骨、月骨、三角骨和豌豆骨;远侧列为大多角骨、小多角骨、头状骨和钩骨。近侧列腕骨(除豌豆骨外)共同形成一椭圆形的关节面,与桡骨的腕关节面相关节。8 块腕骨并列,构成后方凸、前方凹陷的腕骨沟。

②掌骨:属长骨,共 5 块。由桡侧向尺侧依次为第 1～5 掌骨。掌骨的近侧端为掌骨底,与远侧列腕骨相关节;中部稍向背侧弯曲,为掌骨体;远侧端呈球形,为掌骨头,与指骨相关节。

③指骨:为小型长骨,共 14 块。拇指 2 节,其余各指为 3 节,由近侧向远侧依次为近节、中节和远节指骨。每节指骨均分为指骨底、指骨体和指骨滑车,远节指骨末端掌面膨大且粗糙,称为远节指骨粗隆。

(二)下肢骨

1. 下肢带骨　由左、右两侧髋骨组成,每侧髋骨由髂骨、耻骨和坐骨组成(图 3-32)。16 岁前髂骨、耻骨和坐骨之间依靠软骨结合,成年后软骨骨化,三骨融为一体,形成髋骨。髋骨为不规则骨,上部扁阔,中部窄厚,其下外侧的深窝称髋臼,其下部有一大孔,称闭孔。髋臼底部中央粗糙,称为髋臼窝。窝的周围骨面光滑,呈半月形,称月状面,其前下缘缺如,称髋臼切迹。

(1)髂骨:位于髋骨的上部,分为体和翼两部分。髂骨体肥厚坚固,构成髋臼的后上部。髂骨翼在体的上方,为宽阔的骨板,上缘称髂嵴。髂嵴前、中 1/3 交界处向外侧凸出,称髂结节,临床上常在此处进行骨髓穿刺,抽取红骨髓检查其造血功能。两侧髂嵴最高点的连线约平对第 4 腰椎棘突,临床上腰椎穿刺或麻醉多用此法定位。髂嵴的前、后突起分别称为髂前上棘和髂后上

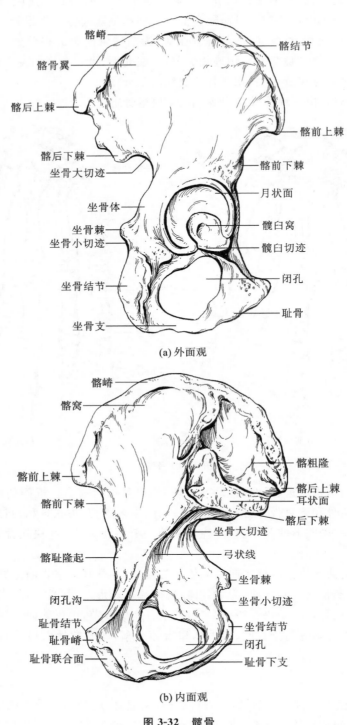

图 3-32　髋骨

棘,它们的下方各有一突起,分别称髂前下棘和髂后下棘。髂骨翼内面平滑微凹,称髂窝,窝的下界有弧形的骨嵴,称弓状线。窝的后部上方有粗糙隆起,称髂粗隆,下方为耳状面,与骶骨的耳状面构成骶髂关节。

（2）坐骨:位于髋骨的后下部,分为坐骨体和坐骨支两部分。坐骨体构成髋臼的后下 2/5 部,肥厚粗壮,体向后下延续为坐骨支,其后下为粗大的隆起,称坐骨结节。坐骨体的后缘有一向后的三角形突起,称坐骨棘,其上、下方各有一切迹,上方为坐骨大切迹,下方为坐骨小切迹。

(3)耻骨:位于髋骨前下部,分为体和上、下两支。耻骨体构成髋臼的前下 1/5,并向前内移行为耻骨上支,其末端急转向下外成为耻骨下支。两支转弯处内侧有一椭圆形的粗糙面,称耻骨联合面。耻骨上支的上缘有一锐利的骨嵴,称耻骨梳,其前下端终于耻骨结节。自结节向内侧延伸到耻骨联合面上缘的骨嵴称耻骨嵴,耻骨下支与坐骨支围成闭孔。

2. 自由下肢骨 包括股骨、髌骨、胫骨、腓骨和足骨。

(1)股骨(图 3-33):人体中最长、最坚固的长骨,其长度约占身长的 1/4,分为股骨体和上、下两端。上端朝向内上方,其末端膨大呈球形,称股骨头,与髋臼相关节。头的中央稍下方,有一小凹,称股骨头凹,为股骨头韧带的附着处。头的外下方较细,称股骨颈。颈与体之间形成的夹角称颈干角。颈与体交界处的外侧有两个隆起:上外侧粗大的方形隆起为大转子,是重要的骨性标志,内下方的圆锥形突起称小转子。大、小转子之间,前有转子间线,后有转子间嵴相连。

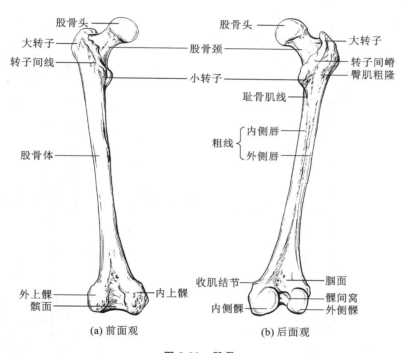

图 3-33 股骨

股骨体粗壮,微向前凸,体的前面光滑,后面有一纵行的骨嵴,称粗线,该线向上方延续为粗糙的隆起,称臀肌粗隆,向下逐渐分离,其间三角形的平面称腘面。

下端为两个膨大的突起,分别称内侧髁和外侧髁。髁的下面和后面都有关节面与胫骨上端相关节,前面的光滑关节面与髌骨相关节,称为髌面。两髁之间的深窝称髁间窝,两髁侧面最突起处,称为内上髁和外上髁,是重要的骨性标志。

(2)髌骨(图 3-34):全身最大的籽骨,位于股骨下端前面,股四头肌腱内。髌骨呈扁三角形,底朝上,尖向下,前面粗糙,后面为光滑的关节面,与股骨的髌面相对,参与膝关节的构成。

(3)胫骨(图 3-35):位于小腿内侧,为承重的粗大长骨,分为一体两端。上端膨大,向两侧突出,形成内侧髁和外侧髁,两髁之间向上的隆起称髁间隆起。外侧髁的后外侧有一关节面,称腓关节面,与腓骨相关节。胫骨上端前面有一粗糙的隆起,称胫骨粗隆。胫骨体呈三棱柱状,其前缘锐利,称前嵴,皮肤表面可以摸到。外侧缘叫骨间嵴,有小腿骨间膜附着。胫骨下端稍膨大,其

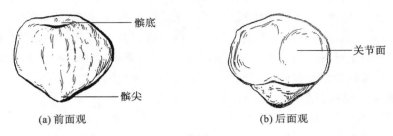

(a) 前面观　　　　　　　　　　(b) 后面观

图 3-34　髌骨

内侧伸向下的突起称内踝,其外侧有与腓骨相接的凹陷,称腓切迹。

(4) 腓骨(图 3-35):位于胫骨外后方,细而长,不参与支持体重,也分为一体两端。上端稍膨大,称腓骨头,其内侧关节面与胫骨的腓切迹相关节,头下方缩细为腓骨颈。腓骨体形状不规则,内侧缘锐利,称骨间嵴,与胫骨相对应。下端稍膨大,称外踝,其内侧有外踝关节面,和胫骨下端的关节面共同构成关节窝,与距骨相关节。

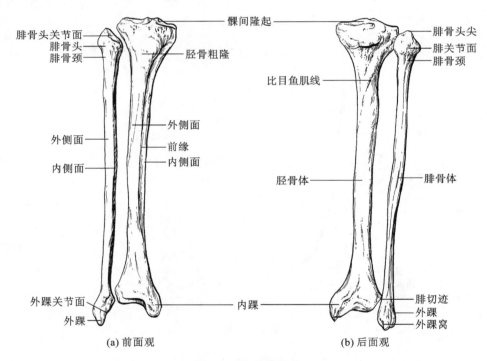

(a) 前面观　　　　　　　　　　(b) 后面观

图 3-35　胫骨与腓骨

(5) 足骨(图 3-36、图 3-37):由 7 块跗骨、5 块跖骨和 14 块趾骨组成。

①跗骨:属于短骨,分为前、中、后 3 列,共 7 块。后列包括上方的距骨和后下方的跟骨,跟骨后部的粗糙隆起称跟骨结节;中列位于距骨前方稍内侧,为足舟骨;前列包括内侧楔骨、中间楔骨、外侧楔骨,以及跟骨前方的骰骨。

②跖骨:属小型长骨,共 5 块,其形状大致与掌骨相当,但比掌骨长而粗壮。由内向外依次为第 1～5 跖骨。每一跖骨均分为后端的跖骨底、中部的跖骨体和前端的跖骨头 3 部分。第 5 跖骨底的外侧突向后,称第 5 跖骨粗隆,体表可以触及。

③趾骨:共 14 块,姆趾为 2 节,其余各趾为 3 节,其形状和排列与指骨相似,但都较短小。

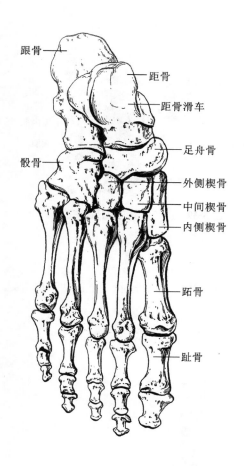

图 3-36 足骨(上面观)

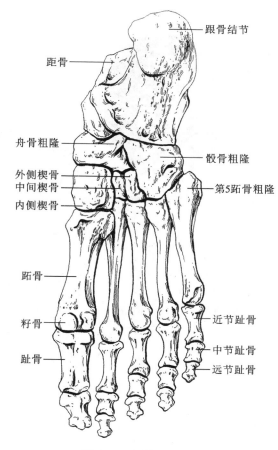

图 3-37 足骨(下面观)

第三节 骨 连 结

一、颅骨的连结

颅骨的连结包括直接连结和间接连结。

(一)颅骨的直接连结

颅骨间的连结多为直接连结,各骨间借缝、软骨或骨性结合相连,彼此结合牢固,对颅内的脑组织起保护作用(图 3-38)。

(二)颅骨的间接连结

颅骨的间接连结主要是颞下颌关节,亦称下颌关节,由颞骨的下颌窝、下颌头和关节结节构成(图 3-39)。关节囊较松弛,附着于下颌窝、下颌颈及关节结节周缘,囊的外侧有颞下颌韧带加强。关节腔内有关节盘,将关节腔分为上、下两部分。

颞下颌关节属于联合关节,两侧同时运动。下颌骨可做上提、下降和向前、后及两侧运动,以完成咀嚼功能。关节结节有限制下颌头过度前移作用,若张口过大,下颌头滑至关节结节的前方,进入颞下窝,造成颞下颌关节脱位。复位时应将下颌骨下压,使下颌头越过关节结节后恢复

Note

55

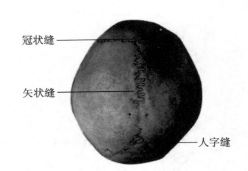

图 3-38 直接连结（颅骨缝连结）

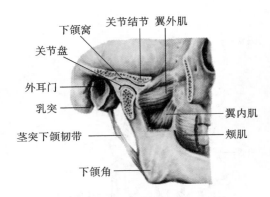

图 3-39 间接连结（颞下颌关节）

原位。

（三）颅的整体观

1. 颅的顶面观 颅顶有"工"字形的三条缝：额骨与两顶骨连接处为冠状缝；正中两顶骨之间的缝称矢状缝；后方顶骨与枕骨之间的缝称人字缝（图 3-38）。

2. 颅的前面观（图 3-40）

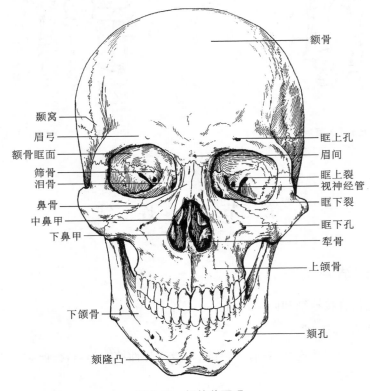

图 3-40 颅的前面观

（1）额区：为眶以上的部分，由额鳞组成。两侧可见隆起的额结节，结节下方与眶上缘平行的弓形隆起称为眉弓。

（2）眶：为一对四棱锥形深腔，底朝前外，尖向后内，容纳眼球及附属结构，可分为上、下、内侧、外侧四壁。

（3）骨性鼻腔：位于面颅中央，正中有骨性鼻中隔将鼻腔分为左、右两部分。前方的开口称梨状孔，后方借鼻后孔与咽相通。每侧鼻腔的外侧壁自上而下有三个突起，分别称上鼻甲、中鼻甲和下鼻甲。各自的下方为鼻道,分别称上鼻道、中鼻道和下鼻道。

(4)骨性口腔:由上颌骨、腭骨及下颌骨围成。顶为腭骨,前壁及外侧壁由上、下颌骨牙槽部及牙围成,向后通咽,底缺空,由软组织封闭。

(5)鼻旁窦:又称副鼻窦,包括上颌窦、额窦、筛窦和蝶窦,各窦是同名骨内与鼻腔相通的含气空腔。筛窦又分为前、中、后三群。其中上颌窦、额窦、筛窦的前、中群均开口于中鼻道,筛窦后群开口于上鼻道,蝶窦开口于蝶筛隐窝。鼻旁窦对减轻颅骨重量和发音共鸣起一定的作用。

3. 颅的侧面观(图 3-41) 　颅的侧面中部有外耳门,向内通外耳道,外耳门后方向下的突起称乳突。自外耳门向前有一骨梁,称颧弓,颧弓上方大而浅的凹陷为颞窝。额骨、顶骨、颞骨和蝶骨相交处呈"H"形的部位称翼点,此处骨质最薄,内有脑膜中动、静脉通过,此区的外伤或骨折,容易损伤该处血管,引起颅内血肿而危及生命。

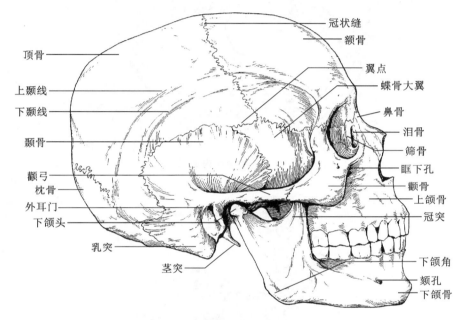

图 3-41　颅的侧面观

4. 颅底内外观

(1)颅底内面观(图 3-42):颅底内面由前向后分为三个窝。

①颅前窝:小而浅,容纳大脑额叶,其正中有一向上的突起,称鸡冠,其两侧的水平骨板为筛板,筛板有许多小孔,称筛孔。

②颅中窝:主要容纳大脑颞叶,窝中央蝶骨体上方呈马鞍形的结构为蝶鞍,正中有一凹陷,称垂体窝,容纳垂体,此窝前方有横行的前交叉沟,此沟向两侧通向视神经管。垂体窝两侧由前向后依次有眶上裂、圆孔、卵圆孔和棘孔。蝶骨体与颞骨岩部尖端之间有一破裂孔。在颅中窝外侧的鼓室上方有一层薄骨片,称鼓室盖。

③颅后窝:大而深,位置最低,容纳小脑和脑干。中央有枕骨大孔,孔前方的斜面称斜坡,孔后上方有十字形的隆起,称枕内隆凸,在其两侧连有横窦沟,横窦沟至颞骨则弯向前下呈"S"形,改称乙状窦沟,终于颈静脉孔。枕骨大孔前外侧缘上方有舌下神经管内口。颅后窝的前外侧有一较大的孔,称内耳门,由此向后外通入内耳道。

(2)颅底外面观(图 3-43):颅底外面的后部正中有一大孔,称枕骨大孔,其两侧有隆起的枕髁,枕髁的前外侧上方有舌下神经管外口。枕骨侧部和颞骨岩部之间有颈静脉孔,其前方有圆形的颈动脉管外口,其后外侧有伸向下的茎突,其根部与乳突之间有茎乳孔。茎突前外侧的关节窝称下颌窝,窝前的突起称关节结节。颅底外面后部正中的突起称枕外隆凸,可在体表触及,是重

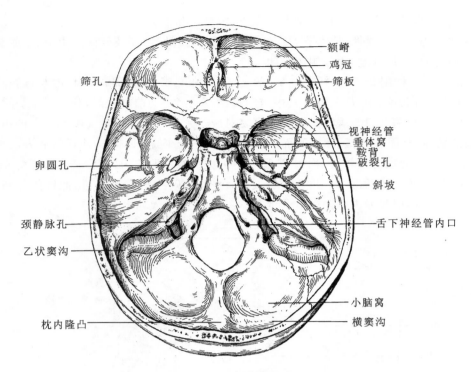

图 3-42　颅底内面观

筛孔

额嵴
鸡冠
筛板

视神经管
垂体窝
鞍背
破裂孔

卵圆孔

斜坡

颈静脉孔

舌下神经管内口

乙状窦沟

小脑窝
横窦沟

枕内隆凸

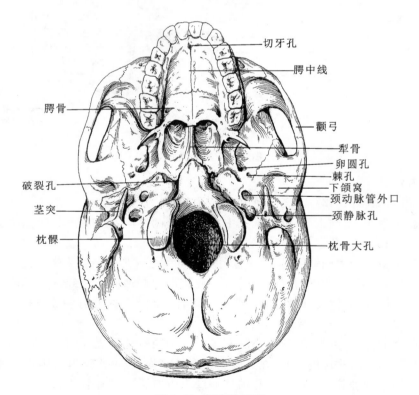

图 3-43　颅底外面观

切牙孔
腭中线

腭骨

颧弓
犁骨
卵圆孔
棘孔
下颌窝
颈动脉管外口
颈静脉孔

破裂孔

茎突

枕髁

枕骨大孔

要的骨性标志。枕外隆凸两侧横向突起，为上项线。

（四）新生儿颅的特征及生后变化（图 3-44）

胎儿时期由于脑及感觉器官发育早，而咀嚼和呼吸器官尤其是鼻旁窦尚未发育。因此，出生时面颅仅为脑颅的 1/8,而成人为 1/4。新生儿颅骨尚未发育完全,骨与骨之间的间隙较大,其中颅盖骨之间的间隙被结缔组织膜封闭,称为颅囟。较大的颅囟位于矢状缝前后,分别称前囟和后囟。前囟一般在 1～2 岁时闭合,后囟于出生后不久即闭合。前囟闭合的早晚可作为婴儿发育和颅内压力变化的测试指标。

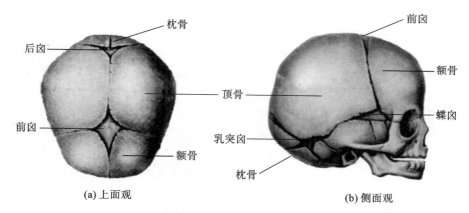

(a)上面观　　　　　　　　　　　　(b)侧面观

图 3-44　新生儿颅的变化

二、躯干骨的连结

躯干骨之间借助骨连结形成脊柱和胸廓。

(一)脊柱

1. 脊柱的连结　脊柱由 24 块椎骨、1 块骶骨和 1 块尾骨借骨连结形成。各椎骨之间借韧带、软骨和滑膜关节相连,可分为椎体间连结和椎弓间连结。

(1)椎体间的连结(图 3-45):相邻椎体之间借椎间盘、前纵韧带和后纵韧带相连。

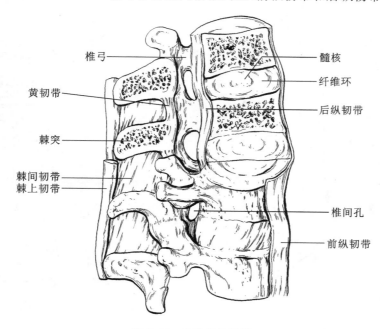

图 3-45　椎体间的连结

①椎间盘:连接相邻椎体的纤维软骨盘(第 1、2 颈椎之间除外),成人共有 23 个椎间盘,均由髓核和纤维环两部分组成。髓核位于椎间盘的中央部,为柔软而富有弹性的胶状物;纤维环环绕髓核周围,由多层同心圆排列的纤维软骨环构成,牢固连结上、下椎体,并限制髓核向外膨出。椎

Note

间盘既坚韧又富有弹性,受压时可以被压缩,压力消失后又可还原,可缓冲震荡,起"弹性垫"的作用,也可增加脊柱的活动幅度。脊柱各部椎间盘厚薄不一,腰部最厚,颈部次之,胸部最薄,故颈、腰部活动度较大。

当脊柱猛烈屈转或慢性劳损时,可引起纤维环破裂,导致髓核向后方或后外侧膨出,突入椎管或椎间孔,压迫相邻的脊髓或脊神经,引起放射性疼痛,临床上称椎间盘脱出症。由于脊柱腰部负重及活动度最大,椎间盘脱出症多发生在腰部。

②前纵韧带:位于椎体和椎间盘的前面,宽而坚韧,上自枕大孔前缘,下至第1或第2骶椎椎体。此韧带牢固地附着于椎体和椎间盘,可限制脊柱过度后伸,防止椎间盘向前脱出。

③后纵韧带:位于椎体和椎间盘的后面,窄而坚韧,上自第2颈椎,下至骶骨。此韧带与椎间盘和椎体上下缘连结紧密,与椎体的结合较为疏松,可限制脊柱过度前屈。

(2)椎弓间的连结(图3-46):椎弓之间借黄韧带、棘上韧带、棘间韧带和关节突关节等相连。

①黄韧带:位于椎管内,又称弓间韧带,连结相邻椎弓板之间的韧带,由黄色的弹性纤维构成,坚韧且富有弹性。黄韧带参与围成椎管,可限制脊柱过度前屈。因损伤引起黄韧带肥厚,可导致椎管狭窄,压迫脊髓。

②棘上韧带:位于棘突尖端的纵行韧带,可限制脊柱过度前屈。自第7颈椎棘突到枕外隆凸之间的韧带增宽加厚,形成项韧带。

③棘间韧带:位于相邻棘突间的短韧带,前接黄韧带,后接棘上韧带。进行腰椎穿刺时,针尖依次穿过棘上韧带、棘间韧带和黄韧带进入椎管。

④横突间韧带:位于相邻椎骨横突间的短韧带,部分与横突间肌混合。

⑤关节突关节:由相邻椎骨的上、下关节突构成关节突关节,属于微动关节。在脊柱整体运动时,这些小关节的运动可叠加起来而使运动幅度增大。此外,枕骨和寰椎之间构成的关节为寰枕关节;寰椎和枢椎构成的关节为寰枢关节,两关节协调运动可使头前屈、后伸、侧屈和旋转。

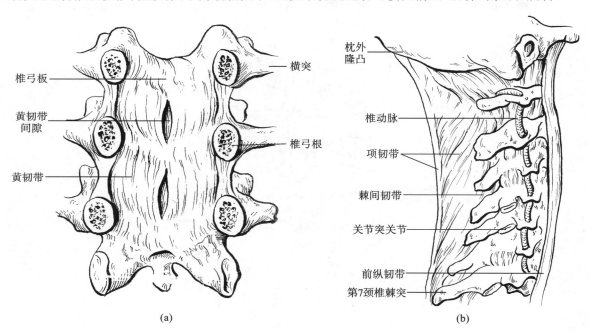

左图标注:
椎弓板
黄韧带间隙
黄韧带
横突
椎弓根
(a)

右图标注:
枕外隆凸
椎动脉
项韧带
棘间韧带
关节突关节
前纵韧带
第7颈椎棘突
(b)

图3-46 椎弓间的连结

2. 脊柱的整体观(图3-47) 脊柱因年龄、性别和发育不同而各有差异。成年男性脊柱长约70 cm,成年女性约60 cm。

(1)脊柱前面观:椎体自第2颈椎至第1骶椎逐渐增大,从第2骶椎至尾椎又逐渐缩小,椎体

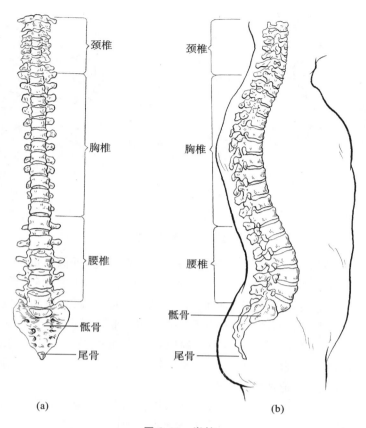

图 3-47　脊柱

的这种变化与脊柱的承重有关,因为自骶骨耳状面以下重力已从髂骨传到下肢骨,椎体已无承重的意义。

（2）脊柱后面观:可见所有椎骨棘突在后正中形成一条纵线。颈椎棘突较短,末端分叉,近水平位,第 7 颈椎棘突长而突出;胸椎棘突细长,斜向后下方,呈叠瓦状,棘突间隙较窄;腰椎棘突呈板状,水平向后伸出,棘突间隙较宽,第 4 腰椎棘突平髂嵴最高点,可作为定位标志。

（3）脊柱侧面观:可见脊柱有 4 个生理弯曲:颈曲、腰曲凸向前,胸曲、骶曲凸向后。这些弯曲增大了脊柱的弹性,在行走和跳跃时可缓冲震荡,保护中枢神经系统。同时又可以增加胸、腹、盆腔的容积,保护其内的脏器。脊柱的弯曲是在长期进化过程中形成的,对维持人体直立姿势也具有重要作用。

3. 脊柱的功能　脊柱是躯干的支柱,上端承载颅,下端连下肢带骨,具有支持体重、传递重力的作用;脊柱参与胸廓和骨盆的构成,保护体腔内的器官;脊柱内有椎管,容纳和保护脊髓;脊柱是躯干运动的中轴和枢纽,可做前屈、后伸、侧屈、旋转和环转等多种形式的运动。

（二）胸廓

1. 胸廓的连结　胸廓由 12 块胸椎、12 对肋、1 块胸骨和它们之间的连结构成。构成胸廓的主要关节有肋椎关节和胸肋关节。

（1）肋椎关节(图 3-48):肋的后端与胸椎间形成两个关节。肋头与胸椎肋凹构成肋头关节;肋结节与横突肋凹构成肋横突关节。两者合称肋椎关节,属联合关节,可提肋或降肋,以助呼吸。

（2）胸肋关节:肋的前端借助软骨与胸骨相连。第 1 肋与胸骨柄相连;第 2～7 肋分别与胸骨体各肋切迹构成胸肋关节;第 8～10 肋前端依次与上位肋软骨相连,其下缘共同形成肋弓;第 11、12 肋前端游离,称为浮肋。第 1～7 肋称为真肋,第 8～10 肋称为假肋。

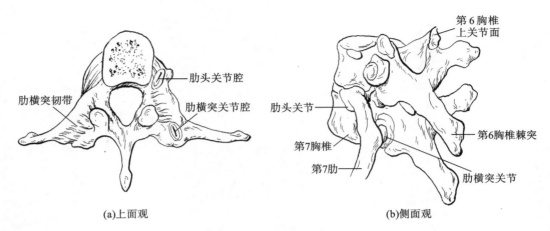

图 3-48　肋椎关节

2. 胸廓的整体观（图 3-49）　成人胸廓前后略扁,上窄下宽,近似圆锥形,容纳胸腔脏器。胸廓上口较小,由第 1 颈椎、第 1 肋和胸骨柄上缘围成,自后上向前下方倾斜,是颈部与胸腔之间的通道。胸廓下口较大但不整齐,由第 12 胸椎、第 11 及 12 肋前端、肋弓和剑突围成,膈肌封闭胸腔底。相邻两肋间的间隙称肋间隙。两侧肋弓间的夹角,称胸骨下角。

胸廓的形态和大小,与年龄、性别、体型及健康状况密切相关。新生儿胸廓横径与前后径近似,老年人胸廓则扁而长。佝偻病患儿的胸廓前后径大,胸骨向前突出,形成所谓"鸡胸"。肺气肿患者的胸廓各径线都增大,形成"桶状胸"。

胸廓构成了胸壁的支架,除对腔内的器官起保护作用外,主要参与呼吸运动。吸气时,在呼吸肌的作用下提肋,肋体向外扩展,使胸廓前后径和横径加大,扩大胸廓容积。呼气时降肋,在重力和呼吸肌作用下,胸廓做相反运动,使胸廓容积缩小。通过胸腔容积的变化,完成了肺的呼吸运动。

三、四肢骨的连结

（一）上肢骨的连结

上肢骨的连结包括上肢带骨的连结和自由上肢骨的连结。

1. 上肢带骨的连结

（1）胸锁关节（图 3-50）:上肢骨与躯干骨间唯一的关节,由锁骨胸骨端与胸骨柄的锁骨切迹及第 1 肋软骨的上面共同构成。关节囊厚而坚韧,囊内有关节盘,周围有锁间韧带、胸锁前韧带、胸锁后韧带、肋锁韧带等增强。胸锁关节可做上提、下降和前后运动,还能做轻微的旋转与环转运动。

（2）肩锁关节（图 3-51）:由肩胛骨肩峰和锁骨的肩峰端连结而成。关节囊坚韧,周围有肩锁韧带、喙锁韧带等加强,此关节仅能伴随肩关节做微小的运动。

2. 自由上肢骨的连结

（1）肩关节（图 3-52）:由肩胛骨的关节盂和肱骨头构成,亦称盂肱关节,属典型球窝关节。相邻两骨关节面相差较大,关节盂的面积仅为关节头的 1/3 或 1/4。关节窝周缘有关节唇加深,关节囊薄而松弛,关节囊内有肱二头肌长头腱通过,有加固肩关节的作用。肩关节周围的韧带少而弱,主要有喙肱韧带、喙肩韧带和盂肱韧带等加强。

肩关节为全身最灵活的关节,可做屈伸、内收与外展、旋内与旋外以及环转运动。关节周围有大量肌肉通过,对维护肩关节的稳固性具有重要意义,但关节的前下方肌肉较少,关节囊又最为松弛,是肩关节稳固性最差的薄弱点。当上肢处于外展、外旋位,向后跌倒时,手掌或肘部着地,在传导力作用下,肱骨头易向前下方脱位。

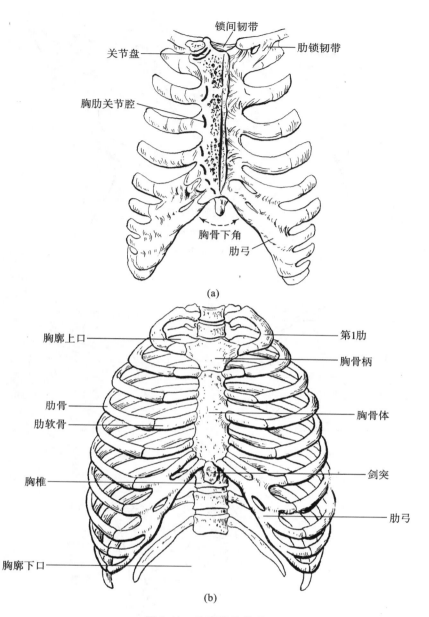

图 3-49 胸廓的整体观

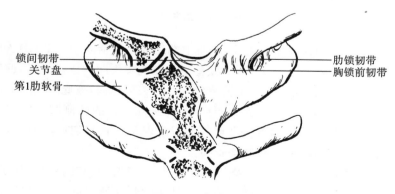

图 3-50 胸锁关节

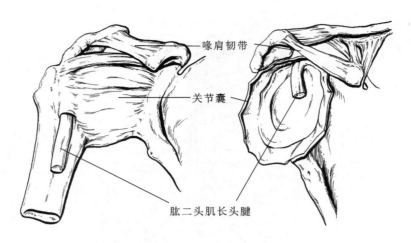

图 3-51　肩锁关节

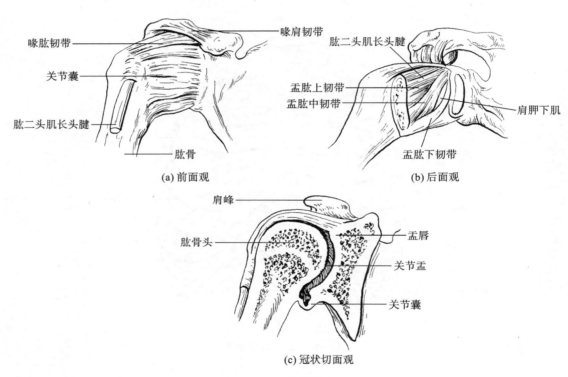

(a) 前面观

(b) 后面观

(c) 冠状切面观

图 3-52　肩关节

（2）肘关节（图 3-53）：由肱骨下端与尺、桡骨上端组成。包括三个关节：①肱尺关节，由肱骨滑车和尺骨的滑车切迹构成；②肱桡关节，由肱骨小头和桡骨头凹构成；③桡尺近侧关节，由桡骨头环状关节面与尺骨的桡切迹构成。三个关节包于一个关节囊内，彼此可独立运动，故称为复关节。关节囊的前后壁较薄而松弛，便于做大幅度屈、伸运动。囊的两侧壁增厚，分别有桡侧和尺侧副韧带加强。此外，在桡骨头周围有桡骨环状韧带附着于尺骨桡切迹的前、后缘，与尺骨的桡切迹共同形成上大下小的纤维环，内容纳桡骨头。

（3）前臂骨间的连结（图 3-54）：包括桡尺近侧关节、前臂骨间膜和桡尺远侧关节。前臂骨间膜为致密结缔组织构成的薄膜，连结于桡骨体和尺骨体的骨间嵴之间。桡尺近侧关节已在肘关节中叙述。桡尺远侧关节由桡骨的尺切迹与尺骨头的环状关节面构成。

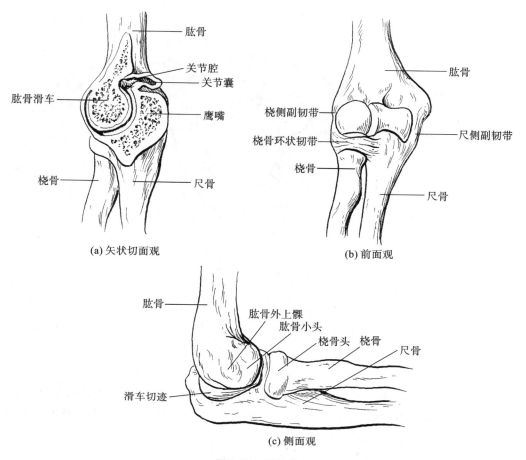

(a) 矢状切面观

(b) 前面观

(c) 侧面观

图 3-53　肘关节

桡尺近侧关节和桡尺远侧关节同时活动时,可使前臂做旋前、旋后运动。当前臂处于旋前或旋后位时,骨间膜松弛。前臂处于半旋前位时,骨间膜最紧张,骨间膜最宽。因此,前臂骨折时应将前臂固定于半旋前位,使骨间膜展开,防止骨间膜挛缩,以免愈合后影响前臂的旋转功能。

（4）手关节（图 3-55）:包括桡腕关节、腕骨间关节、腕掌关节、掌指关节和指骨间关节,各关节的名称与构成关节各骨的名称相应。

①桡腕关节:通常称腕关节,由桡骨下端的腕关节面和尺骨头下方的关节盘共同构成关节窝,与手舟骨、月骨、三角骨的近侧关节面共同组成的关节头构成,可做屈、伸、内收、外展和环转运动。其中,伸的幅度小于屈的幅度,是由于桡腕掌侧韧带较为坚韧,使后伸的运动受到限制。另外,桡骨茎突位置低,在外展时与大多角骨相抵接,外展的幅度小于内收。

②腕骨间关节:由相邻的各腕骨之间构成,分为近侧列腕骨间关节、远侧列腕骨间关节和两列腕骨之间的腕中关节。各腕骨之间借助韧带连接成一整体,各关节腔彼此相通,只能做轻微的滑动和转动,通常和腕关节一起运动,受相同肌肉支配。

③腕掌关节:由远侧列腕骨与 5 个掌骨底构成。除拇指和

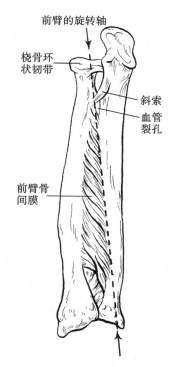

图 3-54　前臂骨间的连结

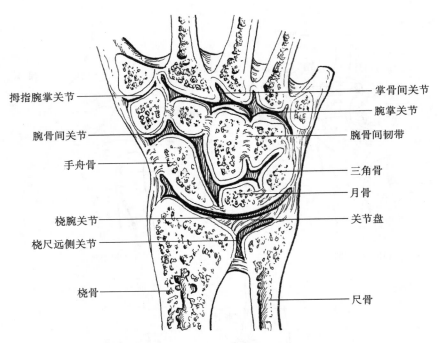

图 3-55 手关节

小指的腕掌关节外,其余各指的运动范围均较小。

④掌指关节:共 5 个,由掌骨头和近节指骨底构成。除第 1 掌指关节为鞍状关节外,其余均近似球窝关节。可做屈伸、内收、外展与环转运动,拇指还能做对掌运动,为人类和灵长类所特有,能够满足抓握和精细工作的需要。

⑤指骨间关节:共 9 个,均为滑车关节,只能做屈伸运动。

（二）下肢骨的连结

下肢骨的连结包括下肢带骨的连结和自由下肢骨的连结。

1. 下肢带骨的连结

（1）骶髂关节(图 3-56):由骶骨的耳状面与髂骨的耳状面构成,关节面凸凹不平,彼此之间的结合十分紧密。关节囊坚韧而紧张,囊外分别有骶髂前韧带和骶髂后韧带加强,关节后上方还有骶髂骨间韧带等附着。这些特殊的结构,大大增强了该关节的稳固性,在一定程度上限制了关节的活动,从而有利于重力通过该关节向下肢传递,以适应支撑人体重量的功能。

（2）耻骨联合(图 3-57):由两侧耻骨联合面借纤维软骨构成的耻骨间盘连接而成,盘内有一矢状位裂隙,称耻骨联合腔。耻骨联合的上、下及前、后均有韧带加强,上方为耻骨上韧带,下方为耻骨弓状韧带,前后分别为耻骨前后韧带。此联合牢固、结实,几乎不动。女性的耻骨联合只有在妊娠或分娩过程中,可出现轻度的分离,使骨盆发生暂时性的扩大,有助于胎儿顺利娩出。

（3）髂骨与坐骨的韧带连结:髂骨与坐骨间有两条韧带相连,一条称骶结节韧带,从坐骨结节连结骶骨和尾骨侧缘;另一条为骶棘韧带,从骶、尾骨侧缘连结坐骨棘。两条韧带与坐骨大、小切迹共同围成孔,分别称为坐骨大孔和坐骨小孔,是臀部与盆腔和会阴部之间的通道,有重要的肌肉、神经、血管等经过。

（4）骨盆的组成(图 3-58):由左右髋骨和骶骨、尾骨及其间的骨连结构成。从骶骨岬经两侧弓状线、耻骨梳、耻骨结节,耻骨嵴到耻骨联合上缘连成的环行线称骨盆界线。骨盆以此为界分为上部的大骨盆和下部的小骨盆两部分,大骨盆由髂骨翼和骶骨构成,临床上所说的骨盆通常是指小骨盆。小骨盆上口称骨盆上口,由界线围成;小骨盆下口称骨盆下口,由尾骨尖、骶结节韧

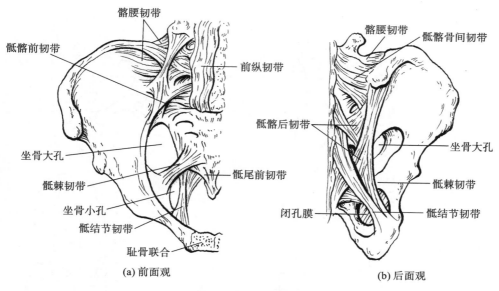

图 3-56 骶髂关节

(a) 前面观   (b) 后面观

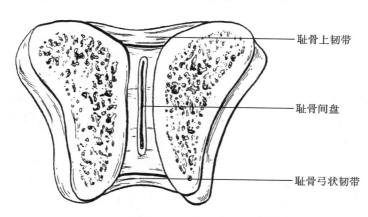

图 3-57 耻骨联合

带、坐骨结节、坐骨支、耻骨下支和耻骨联合下缘围成。骨盆上、下口间的小骨盆内腔,称骨盆腔。在耻骨联合的下方,左、右耻骨下支所形成的夹角,称耻骨下角。骨盆除具有承受、传递重力和保护盆腔内器官的作用外,在女性还是胎儿娩出的通道。成人男性、女性骨盆有明显的性别差异(表 3-1)。

表 3-1 骨盆的性别差异

比 较 项 目	男 性	女 性
骨盆外形	窄而长	宽而短
骨盆上口	近似心形	近似圆形
骨盆下口	较窄小	较宽大
骨盆内腔	漏斗形	圆桶形
骶骨岬	突出明显	突出不明显
耻骨下角	70°～75°	90°～100°

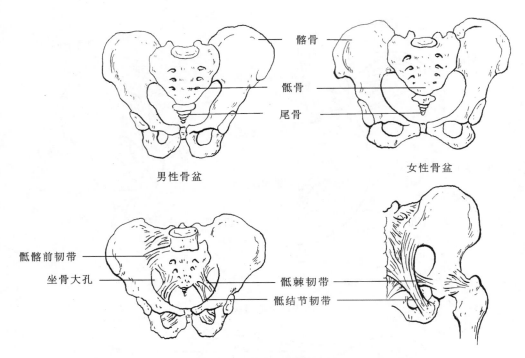

图 3-58　骨盆的性别差异

2. 自由下肢骨的连结

（1）髋关节（图 3-59）：由髋臼和股骨头组成，属多轴的球窝关节。髋臼的周缘有纤维软骨构成的关节唇，加深了髋臼的深度，股骨头全部纳入髋臼内。髋臼切迹被髋臼横韧带封闭，使半月形的髋臼关节面扩大为环形，可以紧紧包裹股骨头，提高关节的稳定性。

髋关节的关节囊厚而坚韧，上端附于髋臼的周缘和髋臼横韧带，下端附着股骨颈，前面达到转子间线，后面包绕股骨颈的内侧 2/3，附于转子间嵴的内侧。关节囊内有股骨头韧带，起于髋臼横韧带，止于股骨头凹，韧带为滑膜所包被，内有营养股骨头的股骨头动脉通过。一般认为该韧带对运动无限制作用，但可起到弹性垫的作用，可以保护内部的股骨头动脉。关节囊的表面还有多条韧带加强：位于前壁的为髂股韧带，起自髂前上棘，成"人"字形向下经囊的前方止于转子间线，限制大腿过度后伸，对维持人体直立具有重要作用；位于前下壁的有耻股韧带，连结耻骨上支与股骨体上端，并与髂股韧带深部融合，限制大腿外展外旋；关节囊后部有坐股韧带增强，有限制大腿内收、内旋的作用。

髋关节的运动形式与肩关节相同，可做屈伸、内收与外展、旋内与旋外以及环转运动。由于髋关节的结构比肩关节牢固，其灵活性和运动幅度均不如肩关节，但其稳定性较大，一般不易产生脱位。当髋关节屈曲、内收、旋内时，股骨头大部分脱离髋臼抵向关节囊的后下部，此时若外力从前方作用于膝关节，再沿股骨传到股骨头，易发生髋关节后脱位。

（2）膝关节（图 3-60）：由股骨下端、胫骨上端和髌骨构成，为人体构造最复杂的关节。髌骨与股骨的髌面相接，股骨的内、外侧髁与胫骨的内、外侧髁相对，日常承受的负荷较大，是损伤机会较多的部位。膝关节关节囊薄而松弛，内有韧带和软骨分布，关节外也有韧带加固。

关节前方为厚而强韧的髌韧带，是股四头肌腱的延续（内包髌骨），从髌骨下端延伸至胫骨粗隆，在髌韧带的两侧还有髌内、外侧支持带。此外，关节的内侧有胫侧副韧带，外侧有腓侧副韧带，后面有腘斜韧带加强。关节囊内有两条交叉韧带连结于股骨和胫骨关节面之间，分别为前、后交叉韧带。前交叉韧带起自胫骨髁间隆起的前方，止于股骨外侧髁的内侧面，有限制胫骨前移的作用。后交叉韧带起自胫骨髁间隆起的后方，止于股骨内侧髁的外侧面，具有限制胫骨后移的

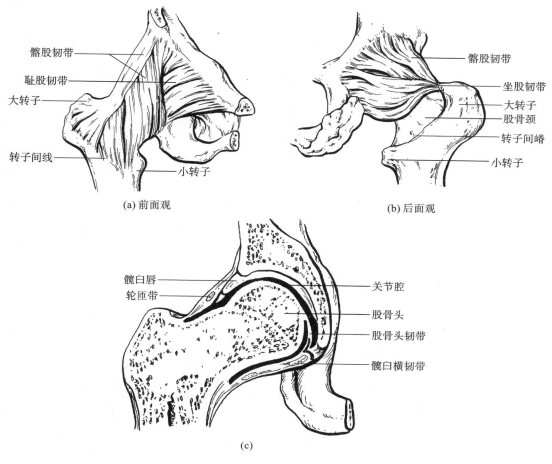

图 3-59 髋关节

作用。

（3）小腿骨的连结：胫骨与腓骨之间的连结。包括三个部分：上端由胫骨外侧髁与腓骨头构成微动的胫腓关节；两骨干之间有坚韧的小腿骨间膜相连；下端借胫腓前、后韧带构成韧带连结。胫、腓两骨间活动度很小，几乎不能运动。另外，腓骨不参加膝关节的组成，重力通过胫骨传递，当腓骨部分切除用于骨移植时，并不会影响下肢的正常活动。

（4）足关节（图 3-61）：包括踝关节、跗骨间关节、跗跖关节、跖趾关节和趾骨间关节，均与手的相应关节相当。

①踝关节：由胫骨、腓骨的下端与距骨构成，故又名距小腿关节。关节囊的前后部薄而松弛，两侧紧张并有韧带加强。其中内侧韧带为坚韧厚实的三角形韧带，且呈层分布，起自内踝，呈扇形向下止于距、跟、舟三骨，分别为胫距韧带、胫跟韧带、胫舟韧带。外侧韧带相对薄弱，呈扇形分布，比较分散，连结外踝与距、跟两骨，分别为跟腓前、后韧带和距腓韧带。当足过度内翻时，容易损伤比较薄弱的外侧韧带。

踝关节能做背屈和跖屈运动，与跗骨间关节协同作用时，可使足做内翻和外翻运动。由于距骨头关节面前宽后窄，当背屈时，较宽的滑车前部嵌入关节窝，踝关节较为稳定。当足跖屈时，较窄的滑车后部进入关节窝，关节稳定性下降，此时踝关节容易发生扭伤。

②跗骨间关节：跗骨之间的关节，主要包括距跟关节（或距下关节）、距跟舟关节、跟骰关节，以及后两者联合构成的跗横关节，可以协助完成内外翻运动。各骨之间借助许多坚强的韧带相连接，主要的韧带：一条为跟舟足底韧带（亦称跳跃韧带），连结跟骨与足舟骨，维持内侧纵弓；另

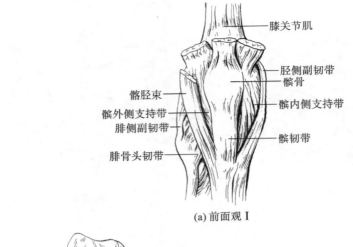

(a) 前面观 I

膝关节肌
胫侧副韧带
髌骨
髂胫束
髌外侧支持带
髌内侧支持带
腓侧副韧带
髌韧带
腓骨头韧带

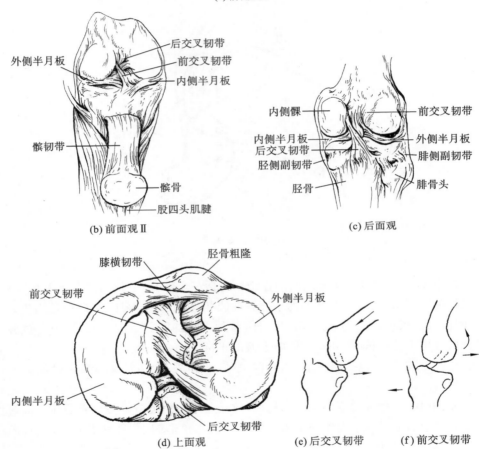

后交叉韧带
前交叉韧带
外侧半月板
内侧半月板
髌韧带
髌骨
股四头肌腱

(b) 前面观 II

内侧髁
前交叉韧带
内侧半月板
外侧半月板
后交叉韧带
腓侧副韧带
胫侧副韧带
胫骨
腓骨头

(c) 后面观

膝横韧带
胫骨粗隆
前交叉韧带
外侧半月板
内侧半月板
后交叉韧带

(d) 上面观

(e) 后交叉韧带

(f) 前交叉韧带

图 3-60 膝关节

一条为分歧韧带,为坚韧的"Y"字形韧带,起自跟骨前面背部,分为两股,分别止于足舟骨和骰骨。另外,足底还有一些其他的韧带连结其他各骨,对维持足弓均具有重要的意义。

③跗跖关节:由 3 块楔骨、骰骨前端和 5 块跖骨的底构成,属平面关节,可做轻度滑动。

④跖趾关节:由跖骨头与近节趾骨底构成,可做轻度的屈、伸、收、展运动。

⑤趾骨间关节:由各趾相邻两节趾骨底与滑车构成,可做屈伸运动。

(5)足弓(图 3-62):由跗骨和跖骨借其连结形成的拱形结构,称为足弓。足弓可分为前后方向的纵弓和左右方向的横弓,纵弓又可分为内侧纵弓和外侧纵弓。

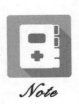

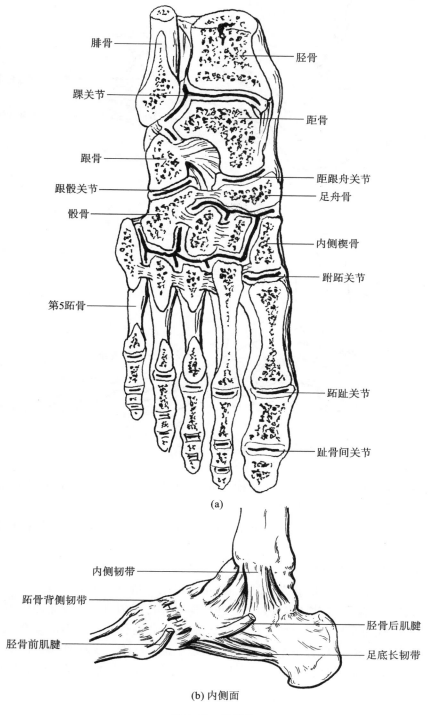

腓骨

胫骨

踝关节

距骨

跟骨

距跟舟关节

跟骰关节

足舟骨

骰骨

内侧楔骨

跗跖关节

第5跖骨

跖趾关节

趾骨间关节

(a)

内侧韧带

距骨背侧韧带

胫骨前肌腱

胫骨后肌腱

足底长韧带

(b) 内侧面

图 3-61 足关节

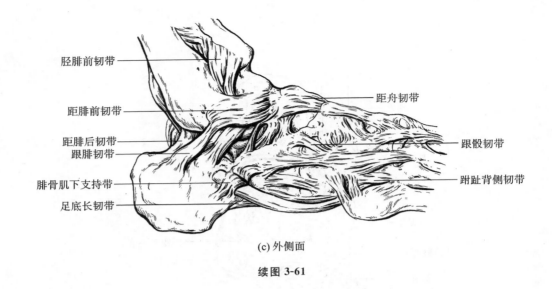

(c) 外侧面

续图 3-61

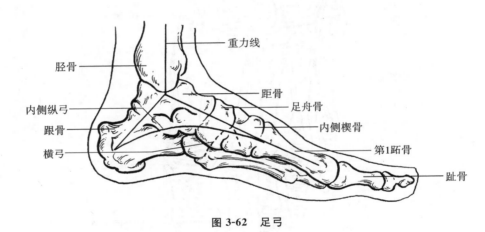

图 3-62 足弓

①内侧纵弓:由跟骨、距骨、舟骨、3 块楔骨和内侧的 3 块跖骨构成,此弓较高,有较大的弹性,有缓冲震荡的作用,又称为弹性足弓。

②外侧纵弓:由跟骨、骰骨和外侧 2 块跖骨构成,此弓较矮,弹性较差,与维持直立有关,又称为支撑足弓。

③横弓:由 3 块楔骨和骰骨组成。

足弓对人体具有十分重要的意义。站立时,足仅以跟骨结节及第 1、5 跖骨头三点着地,使足如同具有弹性的"三足架",这对身体重力下传和地面反弹力间的节奏有着缓冲作用,同时还有保持足底的血管和神经免受压迫等作用。足弓的维持:一是楔骨保证了拱形的砌合,二是韧带的弹性和肌肉收缩,使肌腱紧张,后者是维持足弓的能动因素。如韧带或肌肉(腱)损伤,遗传因素造成先天性软组织发育不良或足骨骨折等,均可导致足弓塌陷,形成扁平足,从而影响行走或跑跳运动。

第四节　骨　骼　肌

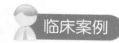

患者,男,60 岁。雨天走路时不慎跌倒而不能自行站立,被路人送往医院。入院检查发现其右腿呈外旋位,且比左侧稍短,右膝部皮外伤,右膝部内侧肿痛,右小腿外展时疼痛加剧,内收时不甚疼痛,X 光显示右侧股骨颈骨折。

思考问题:

1. 运动髋关节的肌肉有哪些?
2. 使膝关节屈、伸、旋内和旋外的肌肉各有哪些?
3. 右膝部考虑哪个韧带可能损伤?
4. 腘绳肌包括哪几块肌肉?

微课 3-1
骨骼肌纤
维类型

一、头肌及其体表标志

头肌分为面肌和咀嚼肌两部分。

知识拓展

表情肌的功能分析

人的面部与动物最明显的区别之一就是丰富多变的表情活动。这是由于附着于真皮的小肌肉复杂的排列,当它们收缩时,牵动面部皮肤,产生各种各样的表情,如高兴时的微笑、阴沉时的吊脸、疑惑时的皱眉、调情时的媚眼等。表情肌在非语言交流中是非常重要的,在语言交流中也可增加微妙的隐喻,因此被称为"表情语言"。

表情活动往往是表情肌不同肌群的组合运动,如笑是提上唇肌和口角肌群联合运动的结果,额肌和皱眉肌的联合运动产生眉梢上扬的动作,皱眉肌、蹙眉肌和鼻肌的联合运动表达愁闷和困惑。双侧表情肌的等张力状态对维持面部的静态平衡特别重要,双侧表情肌的同步运动或拮抗运动对表现面部的动态平衡具有同样重要的意义。

表情肌的静态和动态平衡是面部主要的运动形式。单侧面瘫时将破坏这两种平衡,造成面部歪斜。有的陈旧性面瘫患者表现得特别明显,甚至影响面部的发育,如出现鼻梁歪斜、患侧面部平坦而显得宽大、唇弓缘的物理长度不相等。在这种情况下,除了患面侧运动对健面侧失去拮抗外,可能还有健面侧在失衡后反射性张力增强的作用。故有人认为在单侧面瘫患者还存在健面侧失常的问题,因而在健面侧做选择性神经切断术、选择性表情肌切除术等平衡手术,企求在较低张力水平重建相对平衡。双侧周围性面瘫患者表现为低水平的张力平衡者,称为"面具脸"。

(一) 面肌

面肌属于皮肌,位置较浅,起自面颅骨或筋膜,止于皮肤,主要集中于面部的眼、耳、鼻、口周围。肌收缩时,牵拉面部皮肤,改变五官的外观形状,产生喜、怒、哀、乐等各种表情,故面肌也称为表情肌。位于睑裂周围的眼轮匝肌和位于唇裂周围的口轮匝肌具有闭合眼裂和口裂的作用。

Note

枕额肌覆盖于颅盖表面,阔而薄,由枕腹和额腹及其中间的帽状腱膜组成,它们与颅部的皮肤和皮下组织共同构成头皮(图 3-63)。

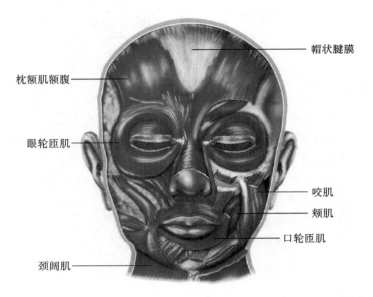

图 3-63 面肌

（二）咀嚼肌

咀嚼肌配布于颞下颌关节周围,收缩时产生颞下颌关节的联合运动(图 3-63、图 3-64),包括咬肌、颞肌、翼外肌和翼内肌。咬肌位于下颌支外面,呈长四边形。咬紧牙时,在下颌角的前上方与颧弓下方之间可摸到较坚硬的条块状隆起,这是收缩状态的咬肌,也是头部的肌性标志。颞肌位于颞窝,呈扇形。咬肌和颞肌收缩可上提下颌骨,使牙咬合。

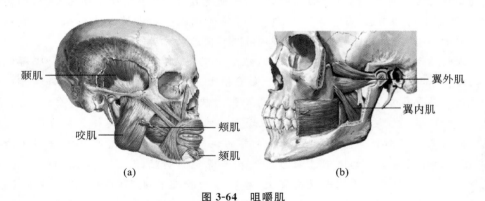

图 3-64 咀嚼肌

二、颈肌及其体表标志

颈肌可依其所在位置分为颈浅肌和颈外侧肌、颈前肌、颈深肌。

（一）颈浅肌和颈外侧肌

1. 颈阔肌 位于颈前部两侧浅筋膜中,为扁阔的皮肌,其作用为拉口角及下颌向下,做惊讶、恐惧表情,并使颈部皮肤出现皱褶。

2. 胸锁乳突肌 位于颈部两侧,起于胸骨柄和锁骨内侧端,止于颞骨乳突,其作用为一侧胸锁乳突肌收缩时,使头偏向同侧倾斜,面部转向对侧;两侧同时收缩使头后仰(图 3-65、图 3-66)。

当面部转向一侧而头略向另一侧倾斜时,可在颈侧部看到从前下方斜向后上方呈长条状的明显隆起,这是收缩状态的胸锁乳突肌,也是颈部重要的肌性标志。

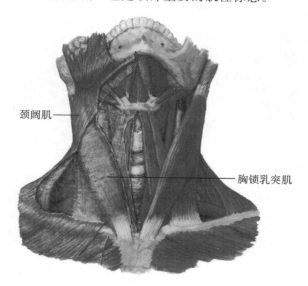

图 3-65　颈肌

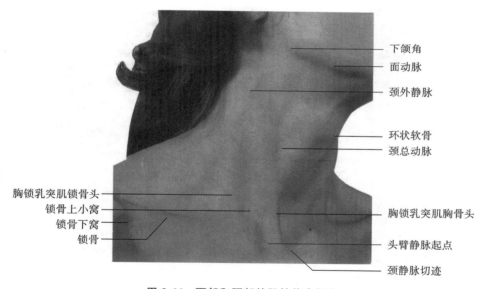

图 3-66　面部和颈部的肌性体表标志

（二）颈前肌

1. 舌骨上肌群　包括二腹肌、茎突舌骨肌、下颌舌骨肌和颏舌骨肌（图 3-67）。位于颅底、下颌骨与舌骨之间,参与组成口腔底。

（1）二腹肌:位于下颌骨下方,有前、后两个肌腹,后腹较前腹长,两肌腹间借中间腱相连。后腹起自颞骨乳突切迹,向前下方斜行,前腹止于下颌骨二腹肌窝,中间腱借滑车连于舌骨。收缩时可降下颌骨,上提舌骨。

（2）茎突舌骨肌:位于二腹肌后腹上方,起自茎突,向前下方斜行,止于舌骨。收缩时上提舌骨,并牵拉舌骨向后使口腔底变长。

（3）下颌舌骨肌:位于二腹肌前腹深面,参与形成口腔底,呈宽而扁的三角形。起自下颌骨,止于舌骨。在吞咽的第一阶段收缩可上提口腔底,也可上提舌骨或降下颌骨。

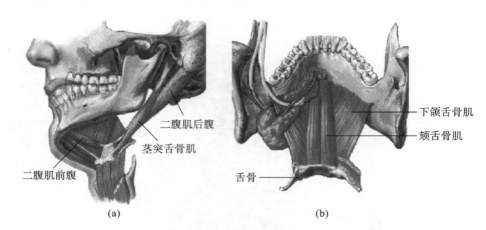

图 3-67　舌骨上肌群

（4）颏舌骨肌：位于下颌舌骨肌内侧份上方，起自颏棘，向后下方斜行，止于舌骨。收缩时上提舌骨并拉舌骨向前；当舌骨固定时，可降下颌骨。

2. 舌骨下肌群　包括胸骨舌骨肌、胸骨甲状肌、甲状舌骨肌和肩胛舌骨肌（图 3-68）。均位于颈前部正中线两侧、舌骨下方，覆盖于喉、气管和甲状腺的前方。

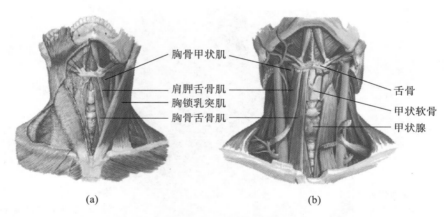

图 3-68　舌骨下肌群

（1）胸骨舌骨肌：位于颈部正中线的两侧，呈薄而窄的带状。起自胸骨柄后上部，上行止于舌骨体。收缩时可降低在吞咽过程中已抬高的舌骨。

（2）胸骨甲状肌：位于胸骨舌骨肌的深面，较其短而宽。起自胸骨柄后面，止于甲状软骨板斜线。当吞咽和发音时，可牵拉抬高的喉向下；在低音歌唱时，可向下牵拉相对固定的舌骨。

（3）甲状舌骨肌：位于胸骨甲状肌上方，呈四边形，可认为是胸骨甲状肌向上延伸的部分。起自甲状软骨斜线，上行止于舌骨体。收缩时降下颌骨；当舌骨固定时，可牵拉喉向上。

（4）肩胛舌骨肌：位于胸骨舌骨肌的外侧，呈扁而窄的条状。下腹起自肩胛骨上缘，上腹止于舌骨体，两肌腹借中间腱相连。收缩时降下颌骨。

（三）颈深肌（图 3-69）

1. 外侧群　位于脊柱颈段的两侧，有前、中和后斜角肌。各肌均起自颈椎横突，其中前、中斜角肌止于第 1 肋，后斜角肌止于第 2 肋。一侧肌收缩，使颈侧屈；两侧肌同时收缩可上提第 1、2 肋以助深吸气。其中，前、中斜角肌与第 1 肋共同围成斜角肌间隙，内有臂丛和锁骨下动脉穿过。

2. 内侧群　位于脊柱颈段的前方,有头长肌和颈长肌等,合称椎前肌。椎前肌能屈头、屈颈。

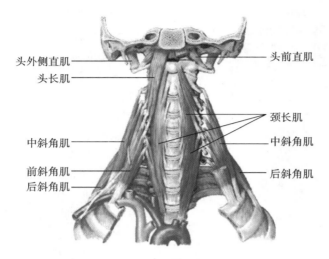

图 3-69　颈深肌

先天性肌性斜颈

先天性肌性斜颈由胸锁乳突肌的挛缩所致,一般认为病因是胎位不正或不正常的子宫壁压力使胎儿头颈部姿势异常,阻碍了一侧胸锁乳突肌的血液循环,致使肌肉缺血萎缩、发育不良、挛缩而引起斜颈。另外难产和使用产钳也是引起肌性斜颈的原因,当胎儿娩出时,一侧胸锁乳突肌受产道或产钳的挤压,受伤出血,血肿机化而致肌肉挛缩,受累的胸锁乳突肌的病理变化为乳突肌及肌腱的变性或坏死纤维组织增生。

颈肌的功能分析

颈部肌群具有独特的生理功能及病理特征。

(1) 灵敏而肌力小:肌束小而薄,故其肌力小。反应灵敏,对风寒湿邪及周围炎症反应敏感。肌力小,则不能承受过激的运动和外力作用。

(2) 灵活而耐力差:颈肌肌腹长,肌腱短,除项韧带外缺乏强有力的致密肌腱,多以肌筋膜附于骨突处,使其机动灵活,舒缩自如,能高度协同地完成头颈部各种运动。但其耐力差,不能长时间超负荷工作。

(3) 协同而易失衡:颈肌在头颈肩之间呈复杂的多层次立体交叉分布。头颈的任何动作均靠双侧的伸肌、屈肌共同协调运动。任何局部出现损伤,易影响整体的协同一致,导致头颈运动功能障碍。

(4) 多重神经支配,毗邻重要神经血管:颈肌多接受来自多根脊神经的神经纤维支配。颈肌痉挛、急性炎症水肿可直接压迫、刺激毗邻的神经、血管,也可影响颈神经的前、后支。临床上可既有颈肩、上肢的皮肤浅感觉障碍,又有运动功能障碍及肌力改变。

Note

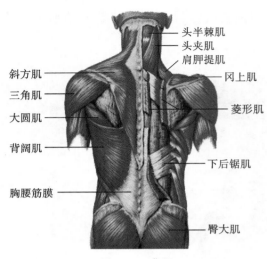

图 3-70　背肌

三、躯干肌及其体表标志

躯干肌包括背肌、胸肌、膈、腹肌和盆底肌。

（一）背肌

背肌是位于躯干背面的肌群。背肌的数目众多，分层排列，可分为浅、深两群。浅群主要有斜方肌、背阔肌、肩胛提肌和菱形肌；深群主要有位于脊柱棘突两侧的竖脊肌。

1. 斜方肌　位于项部和背上部，呈三角形的扁肌，左右侧相结合呈斜方形，可牵引肩胛骨向脊柱靠拢（图 3-70）。

2. 背阔肌　位于背下部、胸侧部，为全身最大的扁肌。可使肱骨内收、旋内和后伸。

3. 肩胛提肌　位于项部两侧，斜方肌的深面，起自第 1~4 颈椎的横突，止于肩胛骨的上角。可上提肩胛骨；如肩胛骨固定，可使颈向同侧屈曲。

4. 菱形肌　位于背上部斜方肌的深面，为菱形的扁肌，起自第 6、7 颈椎和第 1~4 胸椎的棘突，止于肩胛骨的内侧缘。可牵拉肩胛骨向内上，以靠近脊柱。

知识拓展

脊柱区肌功能分析

脊柱区骨骼肌数目众多，且呈分层排列。从脊柱区骨骼肌的配布上看可分为 3 类：一类为背部上肢带肌，起于项背部，止于上肢带骨或肱骨，参与上肢的运动，当上肢固定时，则可运动躯干；另一类为背部肋骨肌，起于背部，止于肋骨，参与呼吸运动；第三类为项背部固有肌。这 3 类骨骼肌的位置也依次分浅、深 2 层：浅层的为背部上肢带肌的斜方肌（上）和背阔肌（下）及在项部的头颈夹肌和属于背部上肢带肌的提肩胛肌和菱形肌、在背部为上后锯肌和下后锯肌，属于背部肋骨肌；深层的为背部固有肌-竖脊肌及在项部位于寰椎、枢椎和枕骨之间的椎枕肌，椎枕肌为运动寰枕、寰枢关节的骨骼肌。

一般来说，构成脊柱区浅层肌群的主要为扁肌；深层肌群主要位于棘突两侧的脊柱沟内，有夹肌和节段性较明显的短肌，运动相邻的椎骨和加强椎骨间的连结。这些骨骼肌均直接作用于脊柱引起不同的运动形式。

5. 竖脊肌　又称骶棘肌，位于脊柱两侧的沟内，为强大的纵形肌柱，为背肌中最长、最大者。两侧收缩时可使脊柱后伸并仰头，一侧收缩时使脊柱侧屈。此肌对维持人体的直立姿势有重要的意义（图 3-71）。伸直躯干时，在背部棘突的两侧可摸到上下纵形的竖脊肌隆起，这也是背部重要的肌性标志。

6. 胸腰筋膜　包裹在竖脊肌和腰方肌的周围，在腰部筋膜明显增厚，可分为浅、中和深层（图 3-72）。浅层位于竖脊肌的浅面，向内附于棘突的棘上韧带，外侧附于肋角，与背阔肌的腱膜紧密结合，向下附于髂嵴。中层分隔竖脊肌和腰方肌，并与浅层在外侧会合，构成竖脊肌鞘。深层覆盖腰方肌的前面，与浅、中层在腰方肌外侧缘会

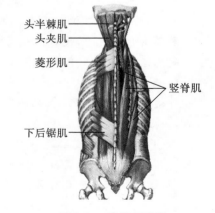

图 3-71　背肌深肌群

合,作为腹内斜肌和腹横肌的起始部。由于腰部活动度大,在剧烈运动中,胸腰筋膜常可扭伤,是造成腰背劳损的病因之一。

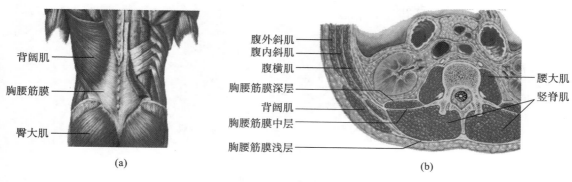

图 3-72　胸腰筋膜

（二）胸肌

胸肌可分为胸上肢肌和胸固有肌。

1. 胸上肢肌

（1）胸大肌:位置表浅,覆盖胸廓前壁的大部,呈扇形,宽而厚。起自锁骨、胸骨和第 1～6 肋软骨等处,止于肱骨大结节嵴。可使肩关节内收、旋内和前屈。如上肢固定则可上提躯干,也可上提肋骨以助吸气(图 3-73)。

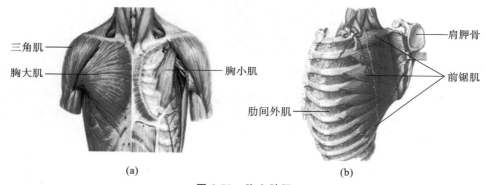

图 3-73　胸上肢肌

（2）胸小肌:位于胸大肌深面,呈三角形,起自第 3～5 肋骨,止于肩胛骨的喙突。作用:收缩时拉肩胛骨向前下方。当肩胛骨固定时,可上提肋骨以助吸气。

（3）前锯肌:位于胸廓侧壁,以数个肌齿起自上 8 个或 9 个肋骨外侧面,肌束斜向内后上方,止于肩胛骨的内侧缘和下角。作用:收缩时拉肩胛骨向前紧贴胸廓;下部肌束可使肩胛骨下角旋外,助臂上举;肩胛骨固定时,可上提肋骨助深吸气。

2. 胸固有肌

（1）肋间外肌和肋间内肌:位于肋间隙(图 3-74)。肋间外肌的作用是上提肋骨助吸气,肋间内肌的作用是下降肋骨助呼气。

（2）肋间最内肌:位于最内面,肋间的中部,其纤维方向与肋间内肌一致。作用:收缩时下降肋骨助呼气。

（三）膈

膈位于胸、腹腔之间,为向上膨隆的穹隆形扁肌,其周围部附于胸廓下口,中央部分是腱膜,称中心腱。膈有三个裂孔,即主动脉裂孔、食管裂孔和腔静脉孔,分别有主动脉、食管和下腔静脉穿过(图 3-75)。

微课 3-3
胸部肌群
功能锻炼

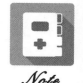

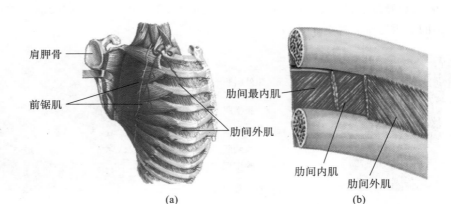

图 3-74 胸固有肌

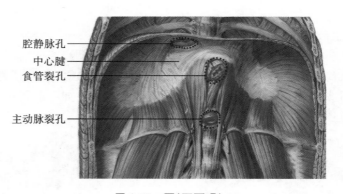

图 3-75 膈（下面观）

膈是重要的呼吸肌。膈收缩时，膈肌下降，胸腔容积扩大，引起吸气；膈舒张时，膈肌上升，胸腔容积缩小，引起呼气。膈肌若与腹肌同时收缩，可增加腹内压，协助排便、咳嗽、呕吐和分娩等。

知识拓展

打嗝

打嗝是日常生活常见的现象，吃东西吃得太快、吸入了冷风、喝汤呛住时都会发生，此时自觉胸前上腹部一阵阵抽紧，紧接着便不由自主地发出一种"呃呃"的声响，这种打嗝通常几分钟就会停止。还有一种嗝打得比较持久，它常常是某种疾病的反映，称为呃逆。如胃炎、胃充气过多、胃扩张、胸膜与支气管疾病、手术后遗症等都可能引起这种持久性呃逆。那么，人为什么会打嗝呢？这是膈肌突发性的痉挛性收缩引起的。当膈受到刺激发生间歇性痉挛时，就会导致激烈的空气摄入，由于声带不由自主地收缩，空气摄入被突然切断，于是就产生了"呃呃"的声音。造成膈肌痉挛的原因是控制膈肌的神经（膈神经）受到刺激。如吸入冷风、吞食过热的食物、饭后过早的运动、笑得太久以及一些疾病，如胸膜炎、胃肠功能失调、乙醇中毒等都会对控制膈肌的膈神经产生刺激。

据研究，打嗝还和血液中的二氧化碳含量有关。二氧化碳含量降低会诱发打嗝，而二氧化碳增高则能抑制打嗝。

Note

（四）腹肌

腹肌位于胸廓与骨盆之间，可分为腹前外侧肌群和腹后壁肌群，共同参与腹壁组成（图3-76、3-77）。腹前外侧肌群主要包括腹直肌、腹外斜肌、腹内斜肌和腹横肌等。腹后壁肌群有腰大肌和腰方肌。

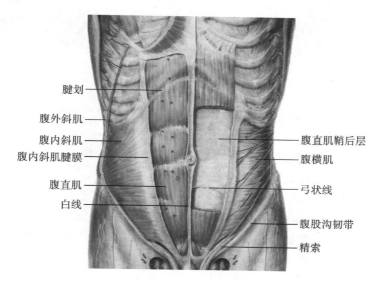

图 3-76　腹肌

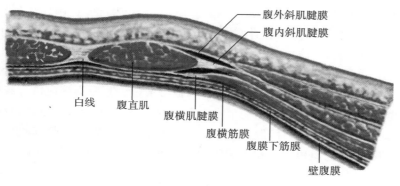

图 3-77　腹前壁横断面

1. 腹前外侧肌群

（1）腹直肌：位于腹前正中线两侧，为一对呈长带状、上宽下窄的多腹肌，有3～4条横行的腱划分隔肌腹。

（2）腹外斜肌：位于腹前外侧壁最浅层的扁肌。腹外斜肌肌束由外上斜向前下方，在腹直肌外侧缘移行为腱膜，经腹直肌前面参与构成腹直肌鞘前层。腹外斜肌腱膜的下缘卷曲增厚连于髂前上棘和耻骨结节之间，形成腹股沟韧带。在耻骨结节外上方，腹外斜肌腱膜上形成一个近似三角形的裂孔，称腹股沟管浅环（图3-78）。

（3）腹内斜肌：位于腹外斜肌深面的扁肌。肌束行至腹直肌外侧缘移行为腱膜，并分前后层包裹腹直肌，最后止于白线。

（4）腹横肌：位于腹内斜肌深面的扁肌。腹横肌肌束横向前，在腹直肌外侧缘处移行为腱膜，行于腹直肌后面。

腹前外侧肌群参与构成腹壁，保护和固定腹腔脏器，维持腹内压。若腹肌张力减弱，可使腹腔脏器下垂。腹肌收缩时，一方面可增加腹内压，完成排便、分娩、呕吐和咳嗽等；另一方面，作为

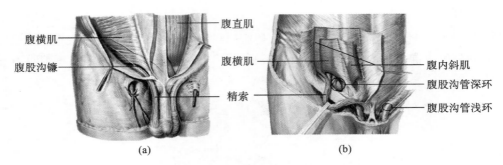

图 3-78　腹股沟管

背部伸肌的拮抗肌，能使脊柱前屈、侧屈与旋转，还可下降肋骨以助呼气。

2. 腹后壁肌群

腹后壁肌群有腰大肌和腰方肌。腰方肌位于腹后壁、脊柱两侧。起自髂嵴后部，向上止于第12肋。收缩时下降和固定第12肋，并使脊柱侧屈。

3. 腹部肌的肌间结构

（1）腹直肌鞘：由腹前外侧壁3块扁肌的腱膜构成，包绕腹直肌。腹直肌鞘分前、后两层，前层由腹外斜肌腱膜与腹内斜肌腱膜的前层结合而成；后层由腹内斜肌腱膜结后层与腹横肌腱膜结合而成。在脐下4～5 cm处3块扁肌的腱膜全部转到腹直肌的前面构成腹直肌鞘的前层，使后层缺如。因此，腹直肌鞘的后层由于腱膜中断而形成一凸向上方的弧形分界线，称弓状线（或称半环线），此线以下腹直肌后面与腹横筋膜相贴。

（2）白线：位于腹前壁正中线上，为左、右腹直肌鞘之间的分隔，由两侧3层扁肌腱膜的纤维交织而成，上方起自剑突，下方止于耻骨联合。白线坚韧而少血管，上宽下窄。在白线的中点有疏松的瘢痕组织区即脐环，为腹壁的一个薄弱点，易发生脐疝。

（3）腹股沟管：位于腹股沟韧带内侧半的上方，腹肌与腱膜之间，由外上斜行向内下的裂隙，长4～5 cm。男性有精索（图3-78），女性有子宫圆韧带通过。腹股沟管内口称腹股沟管深环（腹环），为腹横筋膜向外的突口，在腹股沟韧带中点上方约一横指处；腹股沟管外口称腹股沟管浅环（皮下环），位于耻骨结节外上方。腹股沟管的分界：前壁为腹外斜肌腱膜和腹内斜肌，后壁为腹横筋膜和腹股沟镰，上壁为腹内斜肌和腹横肌的弓状下缘，下壁为腹股沟韧带。

知识拓展

参与呼吸运动的肌肉

平静吸气时，肋间外肌收缩使肋上提和外翻，增加胸腔前后径和横径，膈收缩使胸腔上下径加大，因此肺容积增大，空气被吸入肺。平静呼气时，肋间外肌和膈松弛，肋间内肌收缩，肋下降，胸腔各径缩短，肺容积减小，肺内气体被呼出（图3-79）。

用力深吸气时，还有其他肌参与，如前斜角肌、胸锁乳突肌、前锯肌和胸大肌等，促使胸腔容积更大。同样，在深呼气时，腹肌更有力地收缩，帮助呼气。

4. 腹股沟三角（海氏三角）　位于腹前壁下部，由腹直肌外侧缘、腹股沟韧带和腹壁下动脉围成（图3-80）。腹股沟管和腹股沟三角都是腹壁下部的薄弱区。在病理情况下，如腹膜形成的鞘突未闭合，或腹壁肌薄弱、长期腹内压增高等，可致腹腔内容物由此区突出而形成疝。若腹腔内容物经腹股沟管腹环进入腹股沟管，再经皮下环突出，下降入阴囊，称腹股沟斜疝；若腹腔内容物从腹股沟三角处膨出，则称腹股沟直疝。

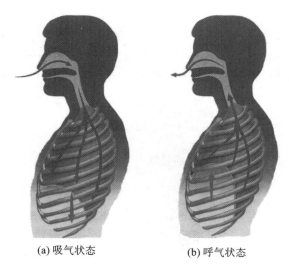

(a) 吸气状态　　　　　　(b) 呼气状态

图 3-79　呼吸运动

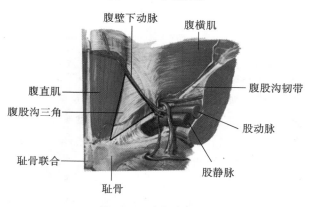

图 3-80　腹股沟三角

知识拓展

腹肌功能分析

（1）腹前外侧肌群的功能：

①具有保护和固定腹腔器官的作用。3 块扁肌肌纤维互相交错，薄而坚韧，与腹直肌共同形成牢固而有弹性的腹壁，保护腹腔脏器。

②收缩时缩小腹腔，助呼吸，维持腹腔脏器位置和增加腹内压，协助排便、分娩、呕吐和咳嗽等生理功能；增加腹内压可以使膈穹隆上升，还可降肋协助呼气。

③腹肌是背部伸肌的拮抗肌，两侧同时收缩，可使躯干（脊柱）前屈；单侧收缩，使躯干侧屈和旋转。

（2）腹后壁肌群的腰方肌有降第 12 肋和使腰椎侧屈作用，腰大肌能屈腹并外旋下肢。固定下肢时，能屈躯干、单侧肌收缩可屈腰部。因此，腰部肌肉是腰椎活动的动力源泉，又是稳定脊柱、保持腰椎平衡的重要结构。腹部肌肉在维持脊柱腰段的稳定中发挥重要作用，腰椎间盘突出患者腰腹部屈伸肌力出现明显下降，又以腰部伸肌肌力下降更为突出。腰腹肌功能锻炼已被证明对腰椎间盘突出治疗有促进作用，它能稳定脊椎，并具有防护作用。

（五）盆底肌

盆底肌包括肛提肌、尾骨肌、梨状肌与闭孔内肌等（图 3-81）。

1. 肛提肌 为 1 对宽的扁肌，两侧会合成漏斗状，尖向下。起自小骨盆的前、外侧壁后面，止于会阴中心腱、直肠壁、阴道壁和尾骨尖。具有托起盆底，承托盆腔器官，括约肛管和阴道的作用。

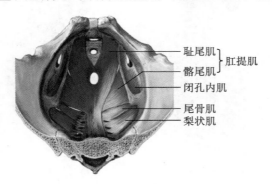

耻尾肌 }肛提肌
髂尾肌
闭孔内肌
尾骨肌
梨状肌

图 3-81 盆底肌

> **知识拓展**
>
> ### 盆底肌功能分析
>
> 肛提肌内侧部的肌纤维都是内脏管道外的压缩肌，耻骨直肠肌也加强肛门-尿生殖裂孔之间的距离，这样看来，所有的肛提肌内侧纤维都有助于节制物质的排泄，但肛提肌也必需松弛，以允许物质排出。肛提肌构成了肌性盆底的大部分。盆底的主要作用是支持盆腔脏器，并可与腹肌、膈肌协同收缩，提高腹内压。也可以在平静呼吸的吸气过程中参与活动，这一点与膈肌类似，但与腹肌不同。
>
> 女性盆底解剖与功能特点：女性骨盆底由 3 层肌肉和筋膜组成，可封闭骨盆出口，并承载和支持盆腔内的器官。外层由会阴浅筋膜肌肉组成，包括会阴前横肌、球海绵体肌、坐骨海绵体肌和肛门外括约肌。上述肌肉群会合于阴道出口与肛门之间，形成会阴中心腱。中层为尿生殖膈，覆盖在耻骨弓及两坐骨结节间所形成的骨盆出口前部的三角平面上，包括会阴深横肌及尿道括约肌。内层为盆底，由肛提肌、盆筋膜组成，其内贯穿尿道、阴道和直肠。

> **知识拓展**
>
> ### 产后盆底功能康复治疗
>
> 女性盆底功能障碍性疾病（pelvic floor dysfunction，PFD）又称为盆底缺陷或盆底支持组织松弛，表现为盆腔器官脱垂、压力性尿失禁等疾病。随着人口老龄化，PFD 发病率呈上升趋势，正常妇女 PFD 的发生率为 11%。PFD 表现复杂多样，通常由盆底解剖结构异常，进而发生功能障碍，以致引起症状，因此，治疗的基本点是通过恢复盆底解剖结构达到盆底功能的恢复。对于无症状的 PFD 妇女，改变生活方式可能降低她们发展成有症状 PFD 的可能性，这些建议也符合健康生活方式的一般考虑。生活方式的干预如下：①足够的水量摄入，并且有正确的排尿习惯；②调整饮食，增加纤维素摄入；③调整排便习惯，以保证肠蠕动规律且排便时不需过分用力；④避免过多负重和用力；⑤减少体重，减少吸烟；⑥对伴发疾病如糖尿病、咳喘、便秘等进行有效的治疗以减少对盆底功能的影响。

Note

2. 尾骨肌   位于肛提肌后方。起于坐骨棘,止于骶、尾骨的侧缘,呈扇形。可协助封闭小骨盆下口、承托盆腔脏器及固定骶、尾骨。

四、上肢肌及其体表标志

上肢肌按部位分为上肢带肌、臂肌、前臂肌和手肌。

（一）上肢带肌

上肢带肌配布于肩关节周围,均起自上肢带骨(肩胛骨和锁骨),止于肱骨上端,包括三角肌、小圆肌、大圆肌、冈上肌、冈下肌和肩胛下肌,能运动肩关节并增强关节的稳定性(图 3-82)。

1. 三角肌   位于肩部,呈三角形。起自锁骨和肩胛骨,止于肱骨的三角肌粗隆。收缩时主要外展肩关节;也能使肩关节前屈、后伸、旋内和旋外。三角肌在肩部形成明显的圆隆外形,其止点在臂外侧中部呈现一小凹(图 3-82、图 3-83(a))。

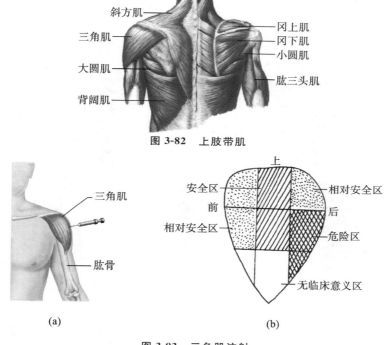

图 3-82   上肢带肌

(a)   (b)

图 3-83   三角肌注射

微课 3-4
三角肌注射
的解剖定位

Note

2. 冈上肌　起自冈上窝,肌束经肩关节上方,止于肱骨大结节上部。收缩时外展肩关节。

3. 冈下肌　起自冈下窝,肌束经肩关节后方,止于肱骨大结节中部。收缩时使肩关节旋外。

4. 小圆肌　位于冈下肌的下方,起自肩胛骨外侧缘。肌束向外上经肩关节后方,止于肱骨大结节下部。收缩时使肩关节旋外。

5. 大圆肌　位于小圆肌的下方,起自肩胛骨下角,止于肱骨小结节嵴。收缩时使肩关节内收、后伸和旋内。

6. 肩胛下肌　起自肩胛下窝,肌束向外经肩关节前方,止于肱骨小结节。收缩时使肩关节内收和旋内。

肩胛下肌、冈上肌、冈下肌和小圆肌的肌腱连成腱板,围绕肩关节的前、上和后方,腱纤维与关节囊纤维互相交织,形成肌腱袖,又称肩袖,收缩时加强肩关节的稳固性。肩关节脱位或扭伤多发生在青壮年人,常导致肌腱袖破裂;退行性变所致损伤多见于中老年人。当进行肩关节极度外展的反复运动,如打排球、打棒球、游泳和举重时常出现肌腱袖的损伤,表现为疼痛、肿胀、肩关节运动受阻。

（二）臂肌

臂肌配布在肱骨周围,分前、后两群。前群为屈肌,后群为伸肌(图 3-84)。

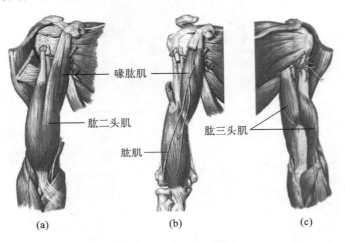

图 3-84　臂肌(前、后群)

1. 肱二头肌　位于臂前部,呈梭形,起于肩胛骨,止于桡骨粗隆。肱二头肌收缩屈肘关节,并使前臂旋后,也能轻微屈肩关节。屈肘握拳旋后时,在臂前面可见到明显膨隆的肱二头肌的肌腹,在肘窝中央可摸到此肌的肌腱(图 3-85)。

2. 喙肱肌　位于臂部上 2/3 的前内侧,起自喙突尖,止于肱骨中部内侧面。收缩时协助肩关节前屈和内收。

3. 肱肌　位于肱二头肌下半部的深面,起自肱骨下半的前面,止于尺骨粗隆。收缩时屈肘关节。

4. 肱三头肌　位于肱骨后方,起于肩胛骨和肱骨背面,止于尺骨鹰嘴,可伸肘关节。

（三）前臂肌

前臂肌位于尺、桡骨的周围,分为前、后两群。大多数是长肌,肌腹位于近侧,细长的肌腱位于远侧,因此前臂的上半部膨隆,而下半部逐渐变细。

1. 前臂肌前群　位于前臂前面和尺侧,共 9 块,分四层排列(图 3-86),主要作用是屈腕关节、掌指关节和指间关节,使前臂旋前。

（1）第 1 层:有 5 块,由桡侧向尺侧依次排列(图 3-86(a))。①肱桡肌:位于前臂桡侧最浅

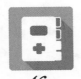

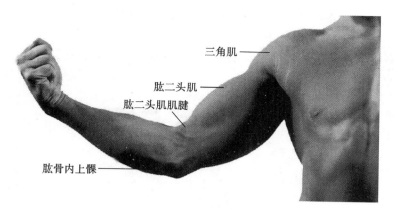

图 3-85　臂部的肌性标志

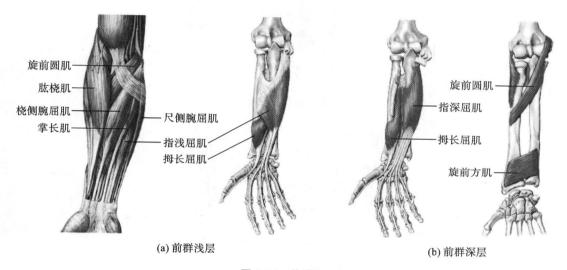

(a) 前群浅层　　　　　　　　　(b) 前群深层

图 3-86　前臂肌

面,构成肘窝外侧壁。起自肱骨外侧髁上方,止于桡骨茎突。收缩时屈肘关节。其他四肌以屈肌总腱共同起自肱骨内上髁和前臂深筋膜。②旋前圆肌:位于前臂前面上部皮下,止于桡骨体外侧面中部。收缩时使前臂旋前,并屈肘关节。③桡侧腕屈肌:位于旋前圆肌内侧,止于第 2 掌骨底掌侧面。收缩时屈肘、屈腕,并协助桡侧腕伸肌使手外展。④掌长肌:位于桡侧腕屈肌的内侧,肌腹小,呈细长梭形,而腱细长,连于掌腱膜。作用为固定手掌皮肤和筋膜,屈腕关节。⑤尺侧腕屈肌:位于前臂浅层最内侧,止于豌豆骨。收缩时屈腕,与尺侧腕伸肌一起使手内收。当手用力半握拳屈腕时,在腕前面的中部、腕横纹的上方可见到明显隆起的掌长肌肌腱,在掌长肌肌腱的桡侧是桡侧腕屈肌的肌腱(图 3-86(b))。

(2) 第 2 层:只有 1 块,即指浅屈肌,位于上述诸肌的深面。起自肱骨内上髁、尺骨和桡骨前面,肌束向下移行为四条肌腱,经腕管和手掌分别进入第 2～5 指屈肌腱鞘,每一腱再分为两脚,止于中节指骨体的两侧。收缩时屈近侧指间关节、掌指关节和腕关节。

(3) 第 3 层:有 2 块(图 3-86(b)),即桡侧的拇长屈肌和尺侧的指深屈肌。①拇长屈肌:位于指深屈肌的外侧。起自桡骨上端前面和邻近的骨间膜,向下止于拇指远节指骨底掌面。收缩时屈拇指指间关节和掌指关节。②指深屈肌:位于指浅屈肌深面。起自尺骨前面和前臂间膜前面,向下移行为 4 条肌腱,经指浅屈肌和屈肌支持带的深面分别进入第 2～5 指屈肌腱鞘,在鞘内穿经指浅屈肌腱两脚之间,止于远节指骨底的掌面。收缩时屈远侧指间关节、近侧指间关节、掌指关节和腕关节。

Note

（4）第4层：只有1块，即旋前方肌，位于尺、桡骨远侧端前面，起自尺骨体前面，止于桡骨体远侧1/4的前面。收缩时使前臂旋前。

2. 前臂肌后群 位于前臂的后面，主要作用是伸腕关节、掌指关节和指间关节，使前臂旋后。分浅、深两层排列（图3-87、图3-88）。

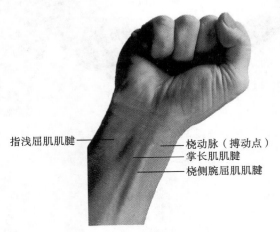

图3-87 前臂的肌性标志

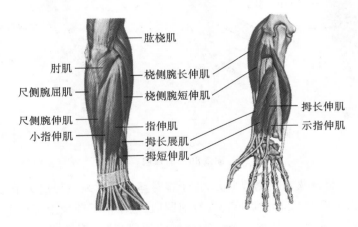

图3-88 前臂肌后群

（1）浅层：有5块，以伸肌总腱起自肱骨外上髁及邻近的深筋膜，自桡侧向尺侧依次排列。①桡侧腕长伸肌：部分被肱桡肌所覆盖，肌腹在前臂近、中1/3交界处移行为扁腱，止于第2掌骨底背面的桡侧。收缩时伸腕关节，也可与桡侧腕屈肌协同使腕外展。②桡侧腕短伸肌：位于桡侧腕长伸肌的后内侧，较短，止于第3掌骨底。收缩时伸腕关节，也可与桡侧腕屈肌协同，使腕外展。③指伸肌：肌腹向下移行为4条腱，穿过伸肌支持带深面一独立的伸肌总鞘，然后至手背，分别到达第2～5指。在掌骨头附近，4条腱之间借腱间结合相连，各腱到达指背时向两侧扩展为扁的指背腱膜，止于各指中节和远节指骨底。收缩时伸第2～5指、掌指关节和腕关节。④小指伸肌：位于指伸肌内侧并常与其相连，较细小。肌腱移行为指背腱膜，止于小指中节和远节指骨底。收缩时伸小指。⑤尺侧腕伸肌：止于第5掌骨底。收缩时伸腕，与尺侧腕屈肌协同可使腕内收。

（2）深层：有5块，除旋后肌起自尺骨近侧外，其他4块肌均起自尺骨、桡骨和前臂骨间膜。由上外向下内依次排列。①旋后肌：止于桡骨近端1/3前面。收缩时使前臂旋后。②拇长展肌：止于第1掌骨底和大多角骨。收缩时外展拇指。③拇短伸肌：止于拇指近节指骨底。收缩时伸拇腕掌关节和掌指关节。④拇长伸肌:止于拇指远节指骨底。收缩时伸拇指腕掌关节、掌指关节和指骨间关节。⑤示指伸肌:止于示指指背腱膜。收缩时协助伸示指和伸腕。

(四)手肌

手肌短小,集中在手的掌侧,主要是运动手指。分外侧群(鱼际肌)、内侧群(小鱼际肌)和中间群3群。位于手掌拇指侧的肌群称鱼际肌,位于手掌小指侧的肌群称小鱼际肌。位于掌骨之间的有4块蚓状肌和7块骨间肌(图3-89)。

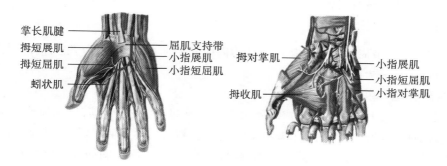

图 3-89 手肌

(1)外侧群:较为发达,在手掌拇指侧形成一隆起,称鱼际肌,共4块,分浅、深两层排列。浅层外侧为拇短展肌,内侧为拇短屈肌;深层外侧为拇对掌肌,内侧为拇收肌。收缩时使拇指做外展、屈、对掌和内收等动作。

(2)内侧群:在手掌小指侧形成一隆起,称小鱼际肌,共3块,也分浅、深两层排列。浅层内侧为小指展肌,外侧为小指短屈肌,小指对掌肌则在上两肌的深面。收缩时使小指做外展、屈和对掌等动作。

(3)中间群:位于掌心,包括7块骨间肌和4块蚓状肌(图3-90)。

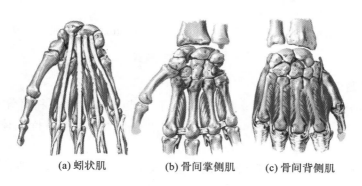

(a) 蚓状肌　　　(b) 骨间掌侧肌　　　(c) 骨间背侧肌

图 3-90 手肌中间群

①骨间肌:分为骨间掌侧肌和骨间背侧肌。骨间掌侧肌3块,位于第2~5掌骨间隙内,起自掌骨,分别经第2指的尺侧、第4~5指的桡侧,止于指背腱膜。收缩时使第2、4、5指向中指靠拢(内收)。骨间背侧肌4块,位于4个骨间隙的背侧,各有两头起自相邻骨面,分别止于第2指的桡侧、第3指的桡侧及尺侧、第4指尺侧的指背腱膜,收缩时以中指为中心外展第2、3、4指。由于骨间肌止于第2~5指指背腱膜,故能协同蚓状肌屈掌指关节和伸指间关节。

②蚓状肌:为4条细束状小肌,各自起自指深屈肌腱桡侧,经掌指关节的桡侧至第2~5指的背面,止于指背腱膜,作用为屈掌指关节,伸指间关节。

在手背外侧部,有一浅窝称"鼻咽窝"。当拇指用力背伸并外展时,该窝更为明显。其桡侧界为拇长展肌腱和拇短伸肌腱,尺侧界为拇长伸肌腱,近侧界为桡骨茎突。窝底为手舟骨和大多角骨。窝内有桡动脉通过,可触及搏动。当舟骨骨折时,"鼻咽窝"可因肿胀而消失,且窝底有压痛。此处也是切开拇伸肌腱鞘和结扎桡动脉的理想路径。

五、下肢肌

下肢肌分为髋肌、大腿肌、小腿肌和足肌。由于下肢的主要功能是维持直立姿势、行走和支持体重,故下肢肌比上肢肌粗壮。

(一)髋肌

髋肌分布于髋关节周围。主要起自骨盆的内面和外面,跨过髋关节,止于股骨上部,按其所在的部位和作用,可分为前、后两群。

1. 髋肌前群(图3-91)

(1)髂腰肌:由腰大肌和髂肌组成。腰大肌起自腰椎,髂肌起于髂窝,两肌会合后止于股骨小转子。髂腰肌收缩使髋关节前屈和旋外;下肢固定时,可使躯干前屈(如仰卧起坐时)。

(2)阔筋膜张肌:位于大腿上部前外侧,起自髂前上棘,肌腹在阔筋膜两层之间,向下移行于髂胫束,后者止于胫骨外侧髁。作用:收缩时屈髋关节,并使阔筋膜紧张。

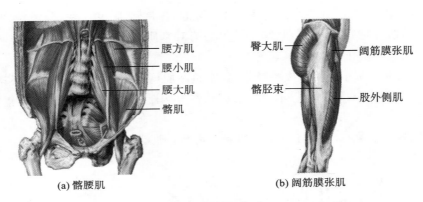

(a) 髂腰肌　　　　　　　　　　(b) 阔筋膜张肌

图3-91　髋肌前群

2. 髋肌后群(图3-92)

(1)臀大肌:略呈方形,为臀部最大的一块肌肉。起于骶骨背面和髂骨翼外面,止于股骨的臀肌粗隆。臀大肌收缩伸髋关节,固定骨盆,防止躯干前倾,对保持人体直立姿势起重要作用。

(2)臀中肌:位于臀大肌的深面,前上2/3位于皮下,后1/3被臀大肌覆盖。

(3)臀小肌:位于臀中肌深面,呈扇形。

臀中肌和臀小肌均起自髂骨翼外面,止于股骨大转子,收缩时使髋关节外展。

(4)梨状肌:位于臀中肌下方。起自骶骨前面,肌束向外穿出坐骨大孔,止于股骨大转子,使髋关节旋外和外展。梨状肌将坐骨大孔分隔成梨状肌上孔和梨状肌下孔,孔内有血管和神经通过。

(5)闭孔内肌:起自闭孔膜内面及周围骨面,肌束向后集中成为肌腱,由坐骨小孔出骨盆转折向外,止于转子窝。

(6)股方肌:起自坐骨结节,向外止于转子间嵴,收缩时使大腿旋外。

(7)闭孔外肌:起自闭孔膜外面及周围骨面,经股骨颈的后方,止于转子间窝,收缩时使大腿旋外。

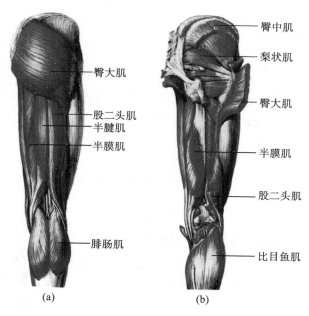

图 3-92 髋肌和大腿肌后群

知识拓展

臀大肌注射

临床上常选用臀区进行肌内注射,一般将药物注入臀大肌。

1. 形态基础

(1) 皮肤与浅筋膜:臀部皮肤较厚,浅筋膜内含大量的纤维脂肪组织及皮神经,其厚度成人可达 2～4 cm;小儿仅 1 cm 左右。

(2) 臀大肌形成特有的臀部隆起,厚 1～3 cm,小儿此肌较薄,平均厚度约 0.8 cm。

2. 臀部的血管和神经　臀部的血管、神经位于臀大肌的深面,经梨状肌上、下孔穿过。穿梨状肌上孔的结构为臀上神经、臀上血管;穿梨状肌下孔的结构为坐骨神经、臀下血管、阴部内血管和阴部神经等。

3. 应用要点

(1) 注射部位:临床上常采用十字法(从臀裂顶点向外侧划一水平横线,再从髂嵴最高点向下划一垂线,两线相交成"十"字)将臀区分为 4 部,外上 1/4 部位血管、神经较少,为臀大肌注射的最佳部位。由于此区内下角靠近坐骨神经及臀下血管神经,故进针时针尖勿向下倾斜。

(2) 进针深度:成人臀部皮肤、皮下组织及臀大肌较厚(总厚 2～5 cm),故臀大肌注射一般刺入深度为 2.5～3.0 cm;学龄前儿童不超过 2 cm。过浅达不到肌肉,易引起皮下硬结及疼痛,过深易触及髂骨,可引起剧痛。2 岁以下婴幼儿因臀部肌肉发育不好,不易做臀部注射(图 3-93)。

(二) 大腿肌

大腿肌配布于股骨周围,分前、内侧和后三群。

1. 大腿肌前群

(1) 缝匠肌:位于大腿前、内侧面皮下,呈扁带状,为全身最长的肌。起自髂前上棘,止于胫

微课 3-6
臀大肌
注射解
剖定位

微课 3-7
臀中、小肌
注射解剖
定位

Note

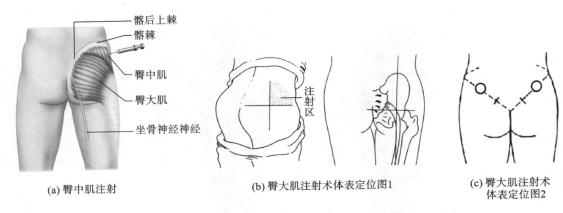

(a) 臀中肌注射　　　　(b) 臀大肌注射术体表定位图1　　　(c) 臀大肌注射术
　　　　　　　　　　　　　　　　　　　　　　　　　体表定位图2

图3-93　臀肌注射

骨上端内侧面,屈髋、屈膝关节,并使已屈的膝关节旋内(图3-94)。

（2）股四头肌　位于大腿前、外侧面皮下,是全身体积最大的肌。起端有4个头:股直肌(起自髂前下棘)、股外侧肌、股内侧肌和股中间肌(分别起自股骨粗线和股骨体前面)。四头会合成一强大肌腱,附着于髌骨的前面和两侧面,再向下移行为髌韧带,止于胫骨粗隆,收缩时伸膝关节;股直肌可协助屈髋关节(图3-94、图3-95)。

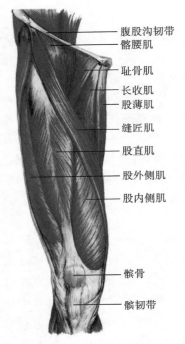

图3-94　大腿肌前群和大腿肌内侧群

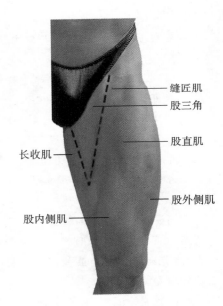

图3-95　大腿的肌性标志

2. 大腿肌内侧群　内侧群共5块肌,分别为股薄肌、耻骨肌、长收肌(图3-94)、短收肌和大收肌,可使大腿内收和旋外。股薄肌,位于最内侧、最浅层,其余4块分三层排列,浅层外上为耻骨肌,内下为长收肌,中层为短收肌,深层为大收肌。均起自耻骨支、坐骨支和坐骨结节,除股薄肌止于胫骨上端内侧面外,其余各肌均止于股骨粗线。收缩时使髋关节内收并略旋外。大收肌抵止腱与股骨之间形成收肌腱裂孔,通过下肢的大血管。

3. 大腿肌后群　大腿肌后群包括位于大腿后外侧的股二头肌、内侧浅层的半腱肌和深层的半膜肌(图3-96),均跨越髋、膝两个关节,使伸髋和屈膝结合起来,常称"腘绳肌"。腘绳肌与强有力的股四头肌相对应。

（1）股二头肌：长头起自坐骨结节，短头起自股骨粗线，止于腓骨头。

（2）半腱肌：起自坐骨结节，在股中点稍下方移行为一长腱，止于胫骨上端内侧面。

（3）半膜肌：起端呈膜状，几乎占肌长度的一半，起自坐骨结节，止于胫骨内侧髁后面。三肌收缩时均可屈膝关节、伸髋关节；当半屈膝时，股二头肌可使小腿旋外，而半腱肌和半膜肌可使之旋内。

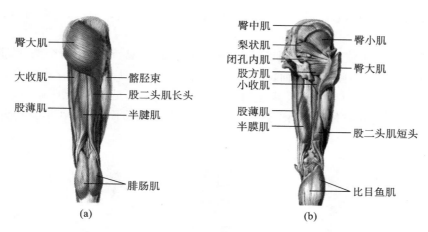

图 3-96　大腿肌后群

（三）小腿肌

小腿肌配布于胫、腓骨的周围，分前、外侧和后三群。

1. 小腿肌前群　小腿前面从内侧向外侧依次有胫骨前肌、姆长伸肌和趾长伸肌（图 3-97）。

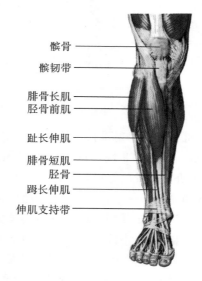

图 3-97　小腿肌前群和外侧群

（1）胫骨前肌：位于小腿前外侧皮下。起自胫骨外侧髁、胫骨体近端的外侧面及附近骨间膜，在小腿下 1/3 处移行为长腱，向下穿过上、下伸肌支持带深面，止于内侧楔骨内侧面和第 1 跖骨底。收缩时伸踝关节（背屈）和使足内翻。

（2）姆长伸肌：位于胫骨前肌和趾长伸肌之间，部分在它们的深面。起自腓骨内侧面中部及邻近的骨间膜，肌束行向远端移行为肌腱，穿过伸肌上、下支持带深面，止于姆趾远节趾骨底背面。收缩时伸姆趾和使足背屈。

（3）趾长伸肌：位于小腿前外侧皮下。起自胫骨外侧髁、腓骨近侧端及邻近的骨间膜，向下经过伸肌上、下支持带的深面至足背分为4腱，到第2～5趾形成趾背腱膜，止于中节、远节趾骨底。收缩时伸第2～5趾，并使足背屈。

2. 小腿肌外侧群 小腿外侧浅层有腓骨长肌，深层为腓骨短肌（图3-97）。两肌均起自腓骨外侧面，肌腱经外踝后方达足底，短肌腱止于第5跖骨粗隆；长肌腱绕至足底，止于内侧楔骨和第1跖骨底。收缩时使足外翻和跖屈。

3. 小腿肌后群 小腿肌后群包括浅层的小腿三头肌和深层的腘肌、胫骨后肌、姆长屈肌和趾长屈肌。

（1）小腿三头肌：由浅表的腓肠肌和深面的比目鱼肌组成，浅层的两个头，称腓肠肌，形成"小腿肚"，起自股骨内、外侧髁的后面。深层的一头，称比目鱼肌，起自腓骨后面的上部和比目鱼肌线，两肌合并向下移行为粗大的跟腱，止于跟骨结节。可上提足跟，使足跖屈。站立时，该肌固定踝关节和膝关节，防止身体前倾（图3-98）。直立时，在小腿后面，可见到小腿三头肌明显膨隆的肌腹及跟腱。

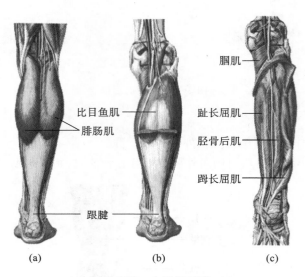

图3-98 小腿肌后群

小腿三头肌、股四头肌、臀大肌和竖脊肌是维持人体直立的主要肌。

（2）小腿后群深层肌（图3-98）：主要有3块，由内侧向外侧依次排列。①趾长屈肌，位于胫侧，起自胫骨后面，经内踝后方、屈肌支持带的深面，进入足底，然后分为4条腱，止于第2～5趾的远节趾骨底。收缩时屈踝关节和屈第2～5趾。②胫骨后肌，位于足姆长屈肌和趾长屈肌之间，并被两者覆盖。起自小腿骨间膜上2/3及胫、腓骨后面，其长腱经内踝后方、屈肌支持带的深面，进入足底内侧，止于足舟骨粗隆和内侧、中间与外侧楔骨的下面。收缩时屈踝关节，并使足内翻。③姆长屈肌，位于小腿腓侧，起自腓骨后面，其长腱经内踝后方、屈肌支持带深面至足底，与趾长屈肌腱交叉后止于姆趾远节趾骨底跖面。收缩时屈踝关节和屈姆趾。

（四）足肌

足肌分为足背肌和足底肌。足背肌较薄弱，包括伸姆趾的姆短伸肌和伸第2～4趾的趾短伸肌。足底肌的配布和作用与手肌相似，也分为内侧群、外侧群和中间群，但无与拇指和小指相当的对掌肌（图3-99）。内侧群有姆展肌、姆短屈肌和姆收肌；外侧群有小趾展肌和小趾短屈肌；中间群由浅入深排列有趾短屈肌、足底方肌、4条蚓状肌、3块骨间足底肌和4块骨间背侧肌。各肌的作用同其名。足底肌的主要作用在于维持足弓。

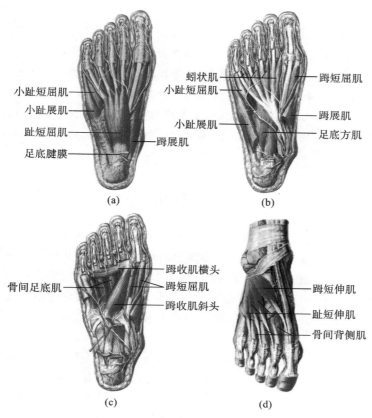

小趾短屈肌
小趾展肌
趾短屈肌
足底腱膜

(a)

蚓状肌
小趾短屈肌
小趾展肌

蹈短屈肌
蹈展肌
足底方肌

(b)

骨间足底肌

蹈收肌横头
蹈短屈肌
蹈收肌斜头

(c)

蹈短伸肌
趾短伸肌
骨间背侧肌

(d)

图 3-99 足肌

（五）股三角

股三角位于股前区的上部（图 3-94、图 3-95）。

1. 构成 由腹股沟韧带、长收肌内侧缘和缝匠肌内侧缘围成呈三角形的区域。

2. 内容物 由外侧向内侧依次有股神经、股动脉、股静脉和股管等结构。

知识拓展

体位与畸形

患者长期处于不适当的体位，常可出现各种畸形。

1. 足下垂 当患者长期处于仰卧位时，由于被盖的压迫和重力的关系，小腿前面的肌肉受到牵拉而伸长，小腿后面的肌肉便相应地缩短而出现足下垂，足向跖侧屈，将来站立时足跟不能着地。

2. 膝关节畸形 大腿后面的肌群（股二头肌、半腱肌和半膜肌）是一组容易发生挛缩的肌。当长期处于仰卧位，持续在腘窝部垫枕、屈曲膝关节时，大腿后肌群可很快发生挛缩，使膝关节不能伸直。

3. 髋关节畸形 床面太软，臀部凹陷，髋部长期处于屈曲位，可出现屈髋畸形，站立时不能完全伸直髋关节，因而人体不能直立。侧卧位时，大腿经常处于髋内收、屈曲位，可能发生髋内收畸形，甚至有髋关节脱位的危险。仰卧位容易出现大腿外旋畸形。

4. 肩内收畸形 胸大肌等臂内收肌，也是很容易发生挛缩的肌。患者仰卧位时，常常自然地把两臂靠着躯干，两手放在上腹部，持续维持此动作，容易出现肩内收畸形，使臂外展受限。

5. 脊柱弯曲　正常脊柱从侧面观察有 4 个生理性弯曲,自上而下依次为颈曲、胸曲、腰曲和骶曲,颈曲和腰曲凸向前,胸曲和骶曲凸向后。

半坐卧位常使患者有向前滑动移位的倾向,于是臀向前移,脊背随之下滑,下腰部取代了臀部的位置并承受上身的重量,从而易出现脊柱弯曲和胸部凹陷,使脊柱的生理弯曲发生改变。背部肌肉因受到牵拉而发生疼痛,肺部因胸部凹陷而不能正常扩张。

长期侧卧于软床垫上,因中间凹陷,易出现脊柱侧弯,致使胸廓畸形,肺通气量减少。

知识回顾

人体骨是具有生命的器官,主要由骨膜、骨质、骨髓等构成,每块骨均具有一定的形态和功能,并通过不断的新陈代谢维持自身结构与功能的相对稳定。成人共有 206 块骨头,骨与骨之间借纤维结缔组织、软骨或骨组织相连形成骨连结。

骨按其形态可以分为长骨、短骨、扁骨和不规则骨;按其部位可分为中轴骨与四肢骨:中轴骨包括颅骨、椎骨、骶骨、尾骨、胸骨和肋骨;四肢骨包括上肢带骨、自由上肢骨、下肢带骨、自由下肢骨。

骨连结可以分为直接连结和间接连结。直接连结分为纤维连结、软骨连结和骨性结合;间接连结又称滑膜关节,简称关节,具有关节囊、关节腔、关节面三大基本要素。

人体全身的骨骼肌有 600 多块,约占体重的 40%。骨骼肌按外形可分为长肌、短肌、扁肌和轮匝肌 4 种;一般每块肌由肌腹、肌腱两部分组成,有相对的起点、止点,配布与关节运动轴相关,作用上互相对抗的为拮抗肌,作用相同的为协同肌。肌的辅助结构包括筋膜、滑膜囊、腱鞘等。

全身肌肉按部位分为头肌、颈肌、躯干肌和四肢肌。头肌分为面肌(亦称表情肌)、咀嚼肌。颈肌分为颈浅肌和颈外侧肌、颈前肌、颈深肌。颈浅肌和颈外侧肌主要有颈阔肌、胸锁乳突肌,颈前肌包括舌骨上、下肌群;颈深肌外侧群包括前斜角肌、中斜角肌和后斜角肌。躯干肌包括背肌、胸肌、膈、腹肌和盆底肌等。背肌是位于躯干背面的肌群,数目众多,分层排列可分为浅、深两群。浅群主要有斜方肌、背阔肌、肩胛提肌和菱形肌;深群主要有位于脊柱棘突两侧的竖脊肌。胸肌可分为胸上肢肌和胸固有肌,胸上肢肌包括胸大肌、胸小肌、前锯肌;胸固有肌包括肋间外肌、肋间内肌、肋间最内肌等。膈位于胸、腹腔之间,是重要的呼吸肌,膈有三个裂孔,即主动脉裂孔、食管裂孔和腔静脉孔,分别有主动脉、食管和下腔静脉穿过。腹肌位于胸廓与骨盆之间,可分为腹前外侧肌群和腹后壁肌群,参与腹壁组成。腹前外侧肌群主要包括腹直肌、腹外斜肌、腹内斜肌和腹横肌等;腹后壁肌群有腰大肌和腰方肌。盆底肌包括肛提肌、尾骨肌、梨状肌与闭孔内肌等。

上肢肌按部位分为上肢带肌(肩肌)、臂肌、前臂肌和手肌。上肢带肌配布于肩关节周围,包括三角肌、小圆肌、大圆肌、冈上肌、冈下肌和肩胛下肌,能运动肩关节并增强关节的稳定性。肩胛下肌、冈上肌、冈下肌和小圆肌的肌腱连成腱板,围绕肩关节的前、上和后方,腱纤维与关节囊纤维互相交织,形成肌腱袖,又称肩袖。臂肌配布在肱骨周围,分前、后两群。前群为屈肌,后群为伸肌。前臂肌位于尺、桡骨的周围,分前、后两群,大多数是长肌,前臂肌前群共 9 块,其中位于浅层的肌有 5 块,从桡侧向尺侧依次为肱桡肌、旋前圆肌、桡侧腕屈肌、掌长肌和尺侧腕屈肌。前臂肌后群位于前臂背面,共 10 块。其中位于浅层的肌有 5 块,由桡侧向尺侧依次为桡侧腕长伸肌、桡侧腕短伸肌、指伸肌、小指伸肌和尺侧腕伸肌。前臂肌后群的主要作用是伸腕关节、掌指关节和指间关节,使前臂旋后。手肌短小,集中在手的掌侧,主要是运动手指。分外侧群(鱼际肌)、内侧群(小鱼际肌)和中间群 3 群。下肢肌分为髋肌、大腿肌、小腿肌和足肌。髋肌分布于髋关节周围,可分为前、后两群。髋肌前群包括髂腰肌、阔筋膜张肌,髋肌后群包括臀大肌、臀中肌、臀小肌、梨状肌、闭孔内肌、股方肌、闭孔外肌等。大腿肌前群包括缝匠肌、股四头肌;大腿肌内侧群共 5 块肌,分别为股薄肌、耻骨肌、长收肌、短收肌和大收肌。大腿肌后群包括股二头肌、半腱肌、半膜肌,均跨越髋、膝两个关节,使伸髋和屈膝结合起来,常称"腘绳肌",腘绳肌与强有力的股四头肌相对应。小腿肌配布于胫、腓骨的周围,分前、外和后侧三群。小腿前群肌包括胫骨前肌、姆长伸肌和趾长伸肌;小腿肌外侧群包括腓骨长肌、腓骨短肌。小腿肌后群包括浅层的小腿三头肌和深层的腘肌、胫骨后肌、姆长屈肌和趾长屈肌。小腿三头肌、股四头肌、臀大肌和竖脊肌是维持人体直立的主要肌。足肌分为足背肌和足底肌。足底肌的主要作用在于维持足弓。

扫码看答案

考点检测

1. 构成桡腕关节的骨不包括( )。

A. 桡骨　　　　　B. 尺骨　　　　　C. 舟骨　　　　　D. 月骨　　　　　E. 三角骨

2. 骨的近端在原位转动,远端做圆周运动,称( )。

A. 旋前、旋后　　B. 旋内、旋外　　C. 环转　　　　　D. 内收、外展

3. 属于躯干骨的是( )。

A. 肩胛骨　　　　B. 锁骨　　　　　C. 骶骨　　　　　D. 髋骨　　　　　E. 舌骨

4. 相邻两个椎骨的椎弓根部共同围成( )。

A. 椎孔　　　　　B. 椎管　　　　　C. 骶管　　　　　D. 椎间孔　　　　E. 椎间隙

5. 每个颈椎均有的结构是( )。

A. 椎体　　　　　B. 分叉的棘突　　C. 横突孔　　　　D. 齿突　　　　　E. 前弓

6. 椎间盘( )。

A. 位于相邻椎弓之间　　　　　　B. 由纤维环和髓核构成

C. 较坚硬而无弹性　　　　　　　D. 由胶状物质构成

E. 关节的基本结构

7. 髋关节( )。

A. 关节头大　　　　　　　　　　B. 关节窝小

C. 关节囊广阔而松弛　　　　　　D. 关节囊包裹全部股骨颈

E. 全身最灵活的关节

8. 附在全部棘突末端的韧带是( )。

A. 黄韧带　　　　B. 棘间韧带　　　C. 棘上韧带　　　D. 前纵韧带　　　E. 后纵韧带

9. 组成胸廓的骨是( )。

A. 胸椎、肋骨、胸骨　　　　　　B. 胸椎、肋软骨、肋弓

C. 胸椎、腰椎、肋骨　　　　　　D. 胸椎、锁骨、肋骨

E. 胸椎、腰椎、锁骨

10. 胸骨角两侧平对( )。

A. 第 1 肋　　　　B. 第 2 肋　　　C. 第 3 肋　　　　D. 第 4 肋　　　　E. 第 5 肋

11. 两侧髂嵴最高点连线平( )。

A. 第 1 腰椎棘突　　　　　　　　B. 第 2 腰椎棘突

C. 第 3 腰椎棘突　　　　　　　　D. 第 4 腰椎棘突

E. 第 5 腰椎棘突

12. 属于面颅骨的是( )。

A. 额骨　　　　　B. 腭骨　　　　　C. 颞骨　　　　　D. 蝶骨　　　　　E. 筛骨

13. 肱骨易发生骨折的部位是( )。

Note

A. 三角肌粗隆　　B. 桡神经沟　　　C. 肱骨小头　　　D. 外科颈　　　E. 肱骨头

14. 耻骨结节位于(　　　)。

A. 坐骨结节后上方　　　　　　　　B. 髂前上棘下方

C. 耻骨梳前端　　　　　　　　　　D. 髂后下棘上方

E. 髂前上棘后方

15. 肩胛骨下角平对(　　　)。

A. 第 6 肋　　　B. 第 7 肋　　　C. 第 8 肋　　　D. 第 9 肋　　　E. 第 10 肋

16. 患者,男,6 岁。其母诉患儿自幼年早期起有颈部扭转畸形。经询问知小儿出生时难产。右侧颈部出现一纺锤状隆起。1 岁左右时逐渐出现头向右侧歪斜,而颜面转向左侧。经检查后诊断为先天性斜颈。请问:先天性斜颈是哪块肌损伤所致?(　　　)

A. 斜方肌　　　B. 前斜角肌　　　C. 胸锁乳突肌　　　D. 胸骨舌骨肌　　　E. 肩胛舌骨肌

17. 患者,男,23 岁,做工时不小心用刀具割破左手掌近侧部,伤口较深,检查发现,主要是左拇指活动受限,拇指掌面不能与小指掌面相对。请问:患者是哪块肌功能障碍?(　　　)

A. 拇指展肌　　　B. 拇对掌肌　　　C. 拇短屈肌　　　D. 拇收肌　　　E. 拇长屈肌

18. 患者,男,36 岁,夜晚淋浴受凉,第二天晨起发现面部歪斜变形,右眼不能闭合,说话进食均困难。咀嚼时,食物滞留于右侧齿颊间隙内。就医诊断为右侧面瘫。请问:咀嚼时食物滞留于齿颊间隙内主要是由于哪块肌瘫痪所致?(　　　)

A. 咬肌　　　B. 翼内肌　　　C. 口轮匝肌　　　D. 颊肌　　　E. 翼外肌

19. 患者,女,65 岁。雨天走路不慎跌倒而不能自行站立,被路人送往医院。检查发现其右腿呈外旋位,且比左侧稍短。X 光显示右侧股骨颈骨折。问,下述肌中哪一块不参与使大腿旋外?(　　　)

A. 髂腰肌　　　B. 臀大肌　　　C. 缝匠肌　　　D. 梨状肌　　　E. 股方肌

20. 患者,女,45 岁,发现右侧乳房外上象限皮肤有一直径约 5 cm 的发红区,硬而粗糙不平,呈橘皮样改变,经检查确诊为乳腺癌。行乳腺癌根治手术后,出现"翼状肩"畸形。请问:此种情况是由于哪块肌瘫痪所致?(　　　)

A. 胸大肌　　　B. 背阔肌　　　C. 胸小肌　　　D. 前锯肌　　　E. 斜方肌

21. 患者,男,16 岁,因车祸致右小腿骨骨折,采用石膏固定。数月后拆除石膏发现,右足呈跖屈内翻位,足外翻动作不能自行完成。请问,下述肌中哪一块是足的外翻肌?(　　　)

A. 胫骨前肌　　　B. 胫骨后肌　　　C. 腓骨长肌　　　D. 腓肠肌　　　E. 趾长屈肌

22. 颈丛神经阻滞麻醉注射点的肌性标志为(　　　)。

A. 胸锁乳突肌前缘中点　　　　　　　　B. 胸锁乳突肌后缘中点

C. 胸锁乳突肌后缘中上 1/3 交点　　　　D. 斜方肌前缘中点

E. 斜方肌前缘中下 1/3 交点

23. 肌的形态分类不包括(　　　)。

A. 长肌　　　B. 短肌　　　C. 扁肌　　　D. 轮匝肌　　　E. 开大肌

24. 肌的辅助结构是(　　　)。

A. 腱膜　　　B. 肌腱　　　C. 腱划　　　D. 肌膜　　　E. 腱鞘

25. 关于咀嚼肌,叙述错误的是(　　　)。

A. 咬肌、颞肌和翼外肌上提下颌　　　　　B. 咬肌、颞肌和翼内肌上提下颌

C. 翼外肌一侧收缩拉下颌向对侧　　　　　D. 翼外肌双侧收缩拉下颌向前

E. 颞肌后部纤维使下颌后退

26. 关于胸锁乳突肌,描述不正确的是(　　　)。

A. 起自胸骨柄前面和锁骨的胸骨端,止于乳突　　　　　B. 受副神经支配

C. 两侧同时收缩可使头后仰　　　　　D. 一侧收缩可使头屈向对侧

E. 一侧病变引起肌痉挛时可引起斜颈

27. 关于胸大肌,叙述错误的是( )。

A. 起于锁骨内侧半,胸骨和第 1~6 肋软骨　　　　　B. 止于肱骨大结节嵴

C. 作用是使肩关节内收、旋内、前屈　　　　　D. 作用是使肩关节内收、旋外

E. 上肢固定有上提肋骨以助吸气作用

28. 关于背阔肌,叙述错误的是( )。

A. 全身最大的扁肌　　　　　B. 起自下 6 个胸椎棘突、腰背筋膜

C. 起自下 6 个胸椎棘突、全部腰椎棘突、骶正中嵴、髂嵴后部

D. 肌束向外上方集中　　　　　E. 止于肱骨小结节嵴

29. 使肩关节外展的肌是( )。

A. 三角肌、冈下肌　　　　　B. 三角肌、冈上肌

C. 冈下肌、背阔肌、三角肌　　　　　D. 大圆肌、肱三头肌

E. 三角肌、冈上肌、小圆肌

30. 伸肘关节的肌肉是( )。

A. 肱二头肌　　B. 肱肌　　C. 旋前圆肌　　D. 掌长肌　　E. 肱三头肌

31. 有关髂腰肌的描述错误的是( )。

A. 由腰方肌和髂肌组成　　　　　B. 腰大肌起自腰椎,髂肌起于髂窝

C. 止于股骨小转子　　　　　D. 屈髋关节　　　　　E. 可使髋关节旋外

32. 有关臀大肌的描述错误的是( )。

A. 起自髂骨翼外侧面　　　　　B. 止于股骨大转子

C. 其深面有坐骨神经等结构　　　　　D. 下肢固定时可伸躯干

E. 伸并外旋髋关节

33. 收缩时既屈髋关节同时又屈膝关节的是( )。

A. 股二头肌　　　　　B. 股直肌　　　　　C. 缝匠肌

D. 半腱肌与半膜肌　　　　　E. 股四头肌

34. 股四头肌麻痹时,主要的运动障碍是( )。

A. 伸大腿　　B. 伸小腿　　C. 屈大腿　　D. 外展大腿　　E. 内收大腿

35. 关于小腿三头肌,叙述错误的是( )。

A. 包括腓肠肌和比目鱼肌　　　　　B. 以跟腱止于距骨

C. 以跟腱止于跟骨结节　　　　　D. 使足跖屈和屈膝关节

E. 站立时固定踝关节和膝关节,防止身体前倾

36. 陈某,男,1 岁。因上呼吸道感染入院,T 39.7 ℃,P 120 次/分,呼吸 27 次/分。青霉素皮试阴性后遵医嘱给予青霉素 40 万 Uim,qid,为该患者肌内注射应选择的部位是( )。

A. 臀大肌　　B. 臀中、小肌　　C. 三角肌　　D 股外侧肌　　E. 三角肌下缘

37. 肌内注射可选择( )。

A. 肩峰下 1 指处　　　　　B. 髂前上棘与尾骨联线中 1/3 处

C. 髂前上棘内侧三横指处　　　　　D. 大腿中段内侧　　　　　E. 大腿中段外侧

38. 在肘窝中央可摸到的肌腱是( )。

A. 掌长肌腱　　　　　B. 桡侧腕屈肌腱　　　　　C. 尺侧腕屈肌腱

D. 肱二头肌腱　　　　　E. 指浅屈肌腱

39. 竖脊肌（　　）。

A. 是背部强大的屈肌　　　　　　　　　　B. 位于背部的最浅层

C. 收缩时可使脊柱后伸　　　　　　　　　　D. 是全身最大的阔肌

E. 仅连于相邻椎骨之间

40. 不能伸髋关节的是（　　）。

A. 梨状肌　　　　B. 臀大肌　　　　C. 半腱肌　　　　D. 半膜肌　　　　E. 股二头肌

41. 关于缝匠肌，描述错误的是（　　）。

A. 为全身最长的肌　　　　　　　　　　　　B. 起自髂前下棘

C. 止于胫骨上端内侧面　　　　　　　　　　D. 屈髋、屈膝关节

E. 可使已屈的膝关节旋内

42. 不参与膝关节半屈位时旋转的是（　　）。

A. 半腱肌　　　　B. 半膜肌　　　　C. 股二头肌　　　　D. 缝匠肌　　　　E. 小腿三头肌

43. 形成腹股沟韧带的是（　　）。

A. 腹外斜肌腱膜　　　　　　　　B. 腹内斜肌腱膜　　　　　　　　C. 腹横肌腱膜

D. 腹横筋膜　　　　　　　　　　E. 腹壁浅筋膜

44. 既能屈髋又能伸膝的是（　　）。

A. 股直肌　　　　B. 股内侧肌　　　　C. 股外侧肌　　　　D. 股中间肌　　　　E. 缝匠肌

45. 肱二头肌长头腱（　　）。

A. 穿过肩关节囊　　　　　　　　B. 止于桡骨粗隆　　　　　　　　C. 位于肘窝中央

D. 不走行于结节间沟内　　　　　E. 由正中神经支配

附　全身肌肉表

颈肌分群、名称、位置、起止点与主要作用

肌　群		名　称	位　置	起　点	止　点	作　用
颈浅肌和颈外侧肌		颈阔肌	颈前部两侧	颈前部浅筋膜	口角	颈部皮肤起皱
		胸锁乳突肌	颈部两侧	胸骨柄、胸骨内侧端	颞骨乳突	一侧收缩使头向同侧侧屈，两侧收缩使头后仰
颈前肌	舌骨上肌群	二腹肌	颅底、舌骨与下颌骨之间，参与构成口腔底	后腹，乳突；前腹，下颌骨体	中间腱附于舌骨	张口，上提舌骨，使舌升高，并可协助食团入咽
		茎突舌骨肌		茎突	舌骨	
		下颌舌骨肌		下颌体内面	舌骨体	
		颏舌骨肌		颏棘	舌骨	
	舌骨下肌群	胸骨舌骨肌	舌骨下方，颈前部正中线两侧，覆盖于喉、气管和甲状腺前方	与名称一致		下降舌骨和喉。当舌骨固定时，甲状舌骨肌可牵拉喉向上
		胸骨甲状肌				
		甲状舌骨肌				
		肩胛舌骨肌				
颈深肌	外侧群	前斜角肌	颈外侧深部	颈椎横突	第1肋上面	上提第1～2肋，助吸气
		中斜角肌				
		后斜角肌			第2肋上面	
	内侧群	头长肌	脊柱颈段前方	第3～5颈椎横突	枕骨	使头前屈、颈前屈
		颈长肌		椎骨横突及前表面	椎骨横突及前表面上方	

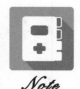

背肌分群、名称、位置、起止点与主要作用

肌群	名称	位 置	起 点	止 点	主 要 作 用
浅肌群	斜方肌	项部和背上部	上项线,枕外隆凸,项韧带,全部胸椎棘突	锁骨外侧 1/3、肩峰、肩胛冈	拉肩胛骨向中线靠拢,上部纤维上提肩胛骨,下部纤维下拉肩胛骨
	背阔肌	背下部、腰部和胸廓后外侧壁	下 6 个胸椎棘突,全部腰椎棘突,髂嵴	肱骨小结节嵴	上臂后伸、内收及内旋
	肩胛提肌	项部两侧,斜方肌的深面	上位颈椎横突	肩胛骨内侧角	上提肩胛骨
	菱形肌	斜方肌深面	下位颈椎和上位胸椎棘突	肩胛骨内侧缘	上提和内牵肩胛骨
深肌群	竖脊肌	脊柱两侧的沟内。为强大的纵形肌柱	骶骨后面及其附近,下位椎骨的棘突、横突、肋骨等	上位椎骨的棘突、横突,肋骨及枕骨	伸脊柱、降肋,仰头

胸肌分群、名称、位置、起止点与主要作用

肌群	名称	位 置	起 点	止 点	主 要 作 用
胸上肢肌	胸大肌	胸廓前壁浅层	锁骨内侧半,胸骨,第 1~6 肋软骨	肱骨大结节嵴	内收、内旋及屈上臂
	胸小肌	胸大肌的深面	第 3~5 肋骨	肩胛骨喙突	拉肩胛骨向下、提肋
	前锯肌	胸廓外侧壁	第 1~8 肋骨	肩胛骨内侧缘及下角	拉肩胛骨向前、助举臂
胸固有肌	肋间外肌	肋间隙浅面	上位肋骨下缘	下位肋骨上缘	提肋助吸气
	肋间内肌	肋间隙深面	下位肋骨上缘	上位肋骨下缘	降肋助呼气

腹肌分群、名称、位置、起止点与主要作用

肌群	名称	位 置	起 点	止 点	主 要 作 用
前外侧群	腹直肌	腹前正中线两侧	耻骨嵴	胸骨剑突,第 5~7 肋软骨	脊柱前屈,维持、增加腹内压
	腹外斜肌	腹前外侧壁最浅层	下 8 肋外面	白线,髂嵴,腹股沟韧带	维持、增加腹内压,脊柱前屈或旋转躯干
	腹内斜肌	腹外斜肌深面	胸腰筋膜,髂嵴,腹股沟韧带	白线	
	腹横肌	腹内斜肌深面	下 6 肋内面,胸腰筋膜,腹股沟韧带	白线	

续表

肌群	名称	位　置	起　点	止　点	主要作用
腹后群	腰方肌	腹后壁、腰椎体的两侧	髂嵴后部	第12肋	降第12肋,脊柱腰部侧屈

肩肌分群、名称、位置、起止点与主要作用

肌群	名称	位　置	起　点	止　点	主要作用
浅层	三角肌	肩部	锁骨外侧1/3,肩峰,肩胛冈	肱骨三角肌粗隆	上臂外展,前屈和后伸
深层	冈上肌	冈上窝	肩胛骨冈上窝	肱骨大结节上份	上臂外展
	冈下肌	冈下窝	肩胛骨冈下窝	肱骨大结节中份	上臂外旋
	小圆肌	冈下窝	肩胛骨腋窝缘	肱骨大结节下部	
	大圆肌	冈下窝	肩胛骨下角背面	肱骨小结节嵴	上臂后伸、内收和内旋
	肩胛下肌	肩胛下窝	肩胛下窝	肱骨小结节	上臂内旋

臂肌分群、名称、位置、起止点与主要作用

肌群	名称	位　置	起　点	止　点	主要作用
前群	肱二头肌	臂前部浅层	长头:肩胛骨关节盂上结节　短头:肩胛骨喙突	桡骨粗隆	屈前臂,前臂旋后
	喙肱肌	臂部上2/3,肱二头肌短头的后内侧	肩胛骨喙突	肱骨内侧缘中部	上臂前屈、内收
	肱肌	肱二头肌下半部的深面	肱骨体下半前面	尺骨粗隆	屈前臂
后群	肱三头肌	肱骨后方	长头:肩胛骨关节盂下方　内侧头、外侧头:肱骨背面	尺骨鹰嘴	伸前臂

前臂肌分群、名称、位置、起止点与主要作用

肌　群		名　称	位　置	起　点	止　点	主要作用
前群	第1层	肱桡肌	前臂前面和尺侧	肱骨外上髁上方	桡骨茎突	屈前臂
		旋前圆肌		肱骨内上髁	桡骨中部外侧面	前臂旋前
		桡侧腕屈肌			第2掌骨底	屈腕
		掌长肌			掌腱膜	
		尺侧腕屈肌			豌豆骨	
	第2层	指浅屈肌		肱骨内上髁、尺桡骨	第2~5指中节指骨	屈腕、屈第2~5指
	第3层	指深屈肌		尺骨及骨间膜掌面	第2~5指远节指骨底	屈腕、屈第2~5指
		拇长屈肌		桡骨及骨间膜掌面	拇指远节指骨底	屈拇指
	第4层	旋前方肌	桡、尺骨远端的前面	尺骨远端掌面	桡骨远端掌面	前臂旋前
后群	浅层	桡侧腕长伸肌	前臂背面和桡侧	肱骨外上髁	第2掌骨底背面	伸腕
		桡侧腕短伸肌			第3掌骨底背面	
		指伸肌			第2~5指中、远节指骨底背面	伸腕、伸指
		小指伸肌			小指中、远节指骨底背面	
		尺侧腕伸肌			第5掌骨底背面	伸腕
	深层	旋后肌	前臂后面深层	肱骨外上髁，尺骨上端	桡骨上端前面	前臂旋后
		拇长展肌		桡、尺骨背面	第1掌骨底	拇指外展
		拇短伸肌		桡骨背面	拇指近节指骨底	伸拇指
		拇长伸肌		尺骨背面	拇指远节指骨底	伸示指
		示指伸肌			示指指背腱膜	

手肌分群、名称、位置、起止点与主要作用

肌群	名　称	位　置	起　点	止　点	主要作用
外侧群	拇短展肌	手掌拇指侧	腕横韧带、腕骨	拇指近节指骨底	外展拇指
	拇短屈肌				屈拇指
	拇对掌肌			第1掌骨	拇指对掌
	拇收肌		腕横韧带、腕骨、第3掌骨	拇指近节指骨	内收拇指
内侧群	小指展肌	手掌小指侧	腕横韧带及腕骨	小指近节指骨	外展小指
	小指短屈肌				屈小指
	小指对掌肌			第5掌骨	小指对掌

续表

肌群	名　称	位　置	起　点	止　点	主要作用
中间群	蚓状肌	掌心和掌骨之间	指深屈肌腱	第2~5指骨近节背面和伸肌腱	屈掌指关节，伸指间关节
	骨间掌侧肌		第2和第4、5掌骨	第2、4、5指近节指骨	第2、4、5指内收
	骨间背侧肌		第1~5掌骨相对缘	第2~4指近节指骨底	第2、3、4指外展

髋肌分群、名称、位置、起止点与主要作用

肌群	名　称	位　置	起　点	止　点	主要作用
前群	髂腰肌	脊柱两侧、髂窝	腰椎体两侧、髂窝	股骨小转子	屈髋关节
	阔筋膜张肌	大腿上部前外侧	髂前上棘	髂胫束	紧张阔筋膜
后群	臀大肌	臀部	髂骨、骶骨背面	髂胫束、股骨、臀肌粗隆	伸髋关节
	臀中肌	臀部外上方	髂骨外面	股骨大转子	大腿外展
	臀小肌	臀中肌深面			
	梨状肌	臀中肌的内下方	骶骨盆面	股骨大转子尖	外展外旋大腿

大腿肌分群、名称、位置、起止点与主要作用

肌群	名　称	位　置	起　点	止　点	主要作用
前群	缝匠肌	大腿前面	髂前上棘	胫骨上端内侧面	屈髋关节和膝关节
	股四头肌	大腿前、外侧面	股直肌：髂前下棘。股内侧肌：股骨粗线。股外侧肌：股骨粗线。股中间肌：股骨前面	胫骨粗隆	伸屈髋关节和伸膝关节
内侧群	股薄肌	大腿内侧	耻骨支、坐骨支	胫骨上端内侧面	内收、外旋大腿
	耻骨肌				
	长收肌			股骨粗线	
	短收肌				
	大收肌				
后群	股二头肌	大腿后外侧	长头：坐骨结节。短头：股骨粗线	腓骨小头	伸髋关节和屈膝关节
	半腱肌	股后的内侧	坐骨结节	胫骨上端内侧面	
	半膜肌			胫骨内侧髁后面	

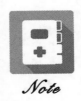

小腿肌分群、名称、位置、起止点与主要作用

肌　群		名　　称	位　置	起　点	止　点	主要作用
前群		胫骨前肌	小腿前面	胫、腓骨上端和骨间膜前面	内侧楔骨，第一跖骨底	足背屈、内翻
		踇长伸肌			指远节趾骨底	伸足母趾、足背屈
		趾长伸肌			第2~5趾中、远节趾骨背面	伸第2~5趾、足背足
外侧群		腓骨长肌	腓骨外侧	腓骨	第一跖骨底	足跖屈、外翻
		腓骨短肌			第五跖骨底	
后群	浅层	腓肠肌	小腿后方，浅层	外侧头：股骨外上髁。内侧头：股骨内上髁	跟骨结节	屈小腿、足跖屈
		比目鱼肌		胫腓骨上端后面		足跖屈
	深层	趾长屈肌	小腿后方，深层	胫腓骨后面及骨间膜	第2~5趾远节趾骨	屈第2~5趾、足跖屈
		胫骨后肌			足舟骨	足跖屈、内翻
		踇长屈肌			踇趾远节趾骨	屈踇趾、足跖屈

（张海兵　黄拥军　汪玉娇）

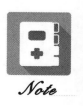

第四章 消化系统

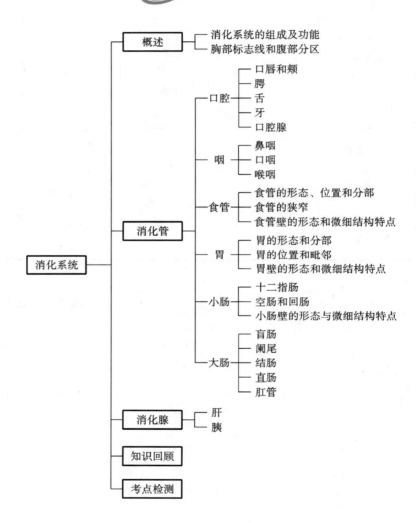

知识树

消化系统
- 概述
  - 消化系统的组成及功能
  - 胸部标志线和腹部分区
- 消化管
  - 口腔
    - 口唇和颊
    - 腭
    - 舌
    - 牙
    - 口腔腺
  - 咽
    - 鼻咽
    - 口咽
    - 喉咽
  - 食管
    - 食管的形态、位置和分部
    - 食管的狭窄
    - 食管壁的形态和微细结构特点
  - 胃
    - 胃的形态和分部
    - 胃的位置和毗邻
    - 胃壁的形态和微细结构特点
  - 小肠
    - 十二指肠
    - 空肠和回肠
    - 小肠壁的形态与微细结构特点
  - 大肠
    - 盲肠
    - 阑尾
    - 结肠
    - 直肠
    - 肛管
- 消化腺
  - 肝
  - 胰
- 知识回顾
- 考点检测

第一节 概 述

一、消化系统的组成及功能

消化系统由消化管和消化腺两部分组成(图 4-1),主要功能是摄取消化食物、吸收营养物质、

Note

106

排出食物残渣,口腔和咽还参与呼吸和语言的活动。

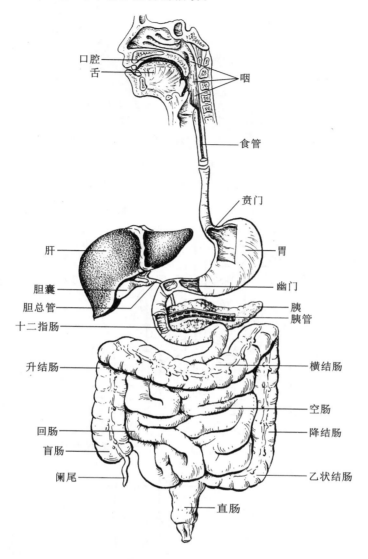

图 4-1 消化系统概观

消化管包括口腔、咽、食管、胃、小肠(十二指肠、空肠、回肠)和大肠(盲肠、阑尾、结肠、直肠和肛管)。临床上常把十二指肠及其以上的消化管称为上消化道,空肠及其以下的消化管称为下消化道。消化管的微细结构如图 4-2 所示。

消化腺按体积的大小和位置的不同,分为大消化腺和小消化腺两种。大消化腺包括唾液腺、肝、胰,位于消化管壁外,成为一个独立的器官,其分泌的消化液通过导管流入消化管内;小消化腺包括唇腺、胃腺、肠腺等,分布于消化管壁内,位于黏膜层和黏膜下层。

二、胸部标志线和腹部分区

消化系统的各器官,大部分位于腹腔和胸腔内,它们的位置较为恒定。为了便于描述各器官的位置和体表投影,通常在胸腹部体表确定若干标志线,将腹部分成若干区。常用的胸部标志线和分区见图 4-3。

1. 胸部标志线

(1)前正中线:沿人体前面正中所作的垂线。

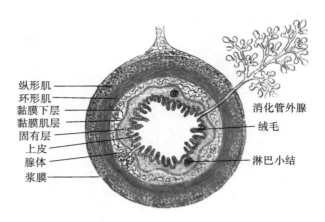

图 4-2　消化管的微细结构

纵形肌
环形肌
黏膜下层
黏膜肌层
固有层
上皮
腺体
浆膜

消化管外腺
绒毛
淋巴小结

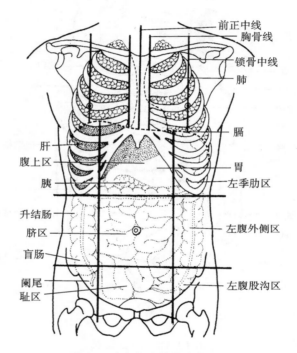

前正中线
胸骨线
锁骨中线
肺
膈
胃
左季肋区
左腹外侧区
左腹股沟区

肝
腹上区
胰
升结肠
脐区
盲肠
阑尾
耻区

图 4-3　胸部标志线及腹部分区

（2）胸骨线:沿胸骨外缘所作的垂线。

（3）锁骨中线:通过锁骨中点所作的垂线。

（4）腋前线:通过腋前襞所作的垂线。

（5）腋后线:通过腋后襞所作的垂线。

（6）腋中线:通过腋前、后线之间中点所作的垂线。

（7）肩胛线:通过肩胛下角所作的垂线。

（8）后正中线:沿人体后面正中所作的垂线。

2. 腹部分区　通常用两条横线和两条纵线将腹部分成 3 部 9 区。两条横线分别是两肋弓最低点的连线和两侧髂结节的连线;两条纵线是通过两侧腹股沟韧带中点所作的垂直线。两条横线将腹部分成腹上、腹中、腹下三部,上述 4 条线相交将腹部分成 9 个区,即左季肋区、腹上区、右季肋区、左腹外侧区、脐区、右腹外侧区、左腹股沟区、耻区和右腹股沟区。

临床上也有以前正中线和通过脐的水平线,将腹部分为左上腹部、右上腹部、左下腹部、右下腹部 4 个区的分区方法。

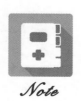

第二节　消化管

一、口腔

口腔是消化管的起始部,前借口裂与外界相通,后经咽峡与咽相续,口腔前为上、下唇,两侧为颊,上为腭,下是肌性结构,为口底(图 4-4)。口腔内有牙、舌等器官。口腔以上、下牙弓分界分为口腔前庭和固有口腔两部分。当上下牙列咬合时,口腔前庭与固有口腔可经第三磨牙后相通,借此间隙,可进行急救插管或注入营养、灌药等。

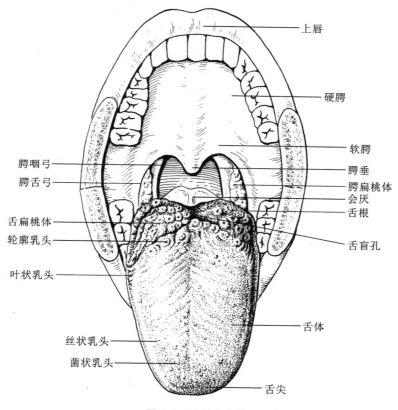

图 4-4　口腔与咽峡

(一) 口唇和颊

口唇分为上唇和下唇,两唇间的裂隙为口裂,左右结合处称口角,上唇两侧的浅沟为鼻唇沟,是上唇与颊部的分界线。上唇外面正中有一侧行浅沟,称人中,是人类特有的结构,昏迷患者急救时常在此进行指压或针刺。

颊是口腔的两侧壁,并构成颜面的一部分。

(二) 腭

腭(图 4-4),呈穹隆状,构成固有口腔的上壁,前 2/3 以骨腭为基础,称硬腭;后 1/3 以肌和腱为主,称软腭,表面覆以黏膜。软腭后缘游离,其中央部向下的乳头状突起称腭垂(悬雍垂)。腭两侧各有一对黏膜皱襞:前方的向下续于舌根两侧,称腭舌弓;后方向下移行于咽侧壁,称腭咽弓。两皱襞间的三角形凹陷区称扁桃体窝,窝内容纳腭扁桃体。腭垂两侧的腭舌弓和舌根共同围成咽峡,它是口腔与咽的分界。

(三) 舌

舌位于口腔底,是肌性器官,具有搅拌食物、协助吞咽、感受味觉和辅助发音等功能(图4-5)。

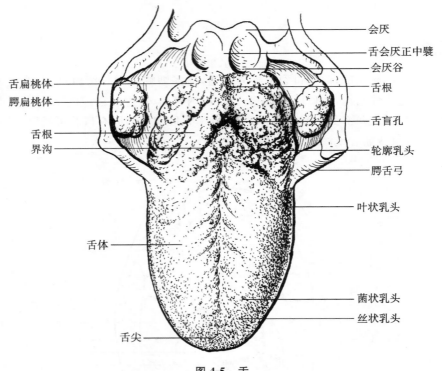

图4-5 舌

1. 舌的形态 舌可分舌体和舌根两部分。舌前2/3为舌体,后1/3为舌根,舌体前端称舌尖。舌体与舌根之间有一条开口向前的"V"形界沟。舌有上、下两面。舌的前部下面在中线处有一条连于口腔底的黏膜皱襞,称舌系带,舌系带根部两侧的黏膜各形成一小隆起,称舌下阜。舌下阜的后方外侧,有一条由口腔底部黏膜形成的斜行皱襞,称舌下襞,其深面有舌下腺等结构(图4-6)。

2. 舌的构造 舌由表面的黏膜和深部骨骼肌构成。

(1)舌黏膜:覆盖于舌的表面。舌的上面的黏膜形成许多小突起,称舌乳头,按形态主要分为四种:①丝状乳头,数量最多,如丝绒状,分布于舌背,能感觉触觉;②菌状乳头,形体大,呈鲜红色圆点状,分布于舌尖和舌缘丝状乳头之间;③轮廓乳头,最大,在界沟前方,7~11个,乳突中央隆起,周围有环形沟。④叶状乳头。菌状乳头和轮廓乳头都含有味觉感受器——味蕾,能感受苦、咸、酸、甜等味觉刺激。

丝状乳头浅层的上皮细胞不断角化脱落,脱落的上皮细胞与唾液、食物残渣、细菌等混在一起,附着于黏膜表面形成淡薄的白色舌苔,其色泽、厚薄可反映人体健康与疾病状况。

(2)舌肌:可分为舌内肌和舌外肌,属骨骼肌。舌内肌构成舌的主体,其纤维排列呈纵、横、垂直三个方向,收缩时可改变舌的外形(图4-7)。舌外肌起自舌外,止于舌内,共有4对,其中以颏舌肌在临床上较为重要,起于下颌骨体内面中线两侧,肌束向后上方呈扇形进入舌内,两侧颏舌肌同时收缩时,舌前伸;一侧收缩时,舌尖伸向对侧。

(四) 牙

牙是人体最坚硬的器官,镶嵌在上、下颌骨的牙槽内。主要作用是对食物进行机械性加工。

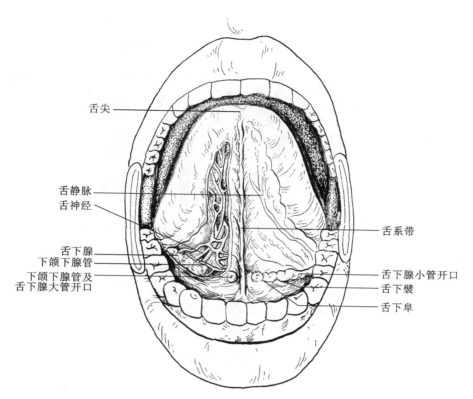

舌尖

舌静脉
舌神经

舌系带

舌下腺
下颌下腺管
下颌下腺管及
舌下腺大管开口

舌下腺小管开口
舌下襞
舌下阜

图 4-6 口腔底和舌下面的黏膜

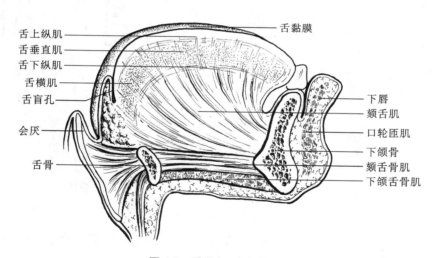

舌上纵肌
舌垂直肌
舌下纵肌
舌横肌
舌盲孔

会厌

舌骨

舌黏膜

下唇
颏舌肌
口轮匝肌
下颌骨
颏舌骨肌
下颌舌骨肌

图 4-7 舌肌(正中矢状切)

1. 牙的形态和构造(图 4-8) 牙分三部分：牙冠、牙颈和牙根。暴露于口腔内的称牙冠，嵌于牙槽内的称牙根，牙冠与牙根之间的为牙颈。

牙主要由釉质、牙质和牙骨质构成。牙质构成牙的主体，釉质在牙冠、牙质的表面覆盖；在牙颈和牙根的牙质的表面有牙骨质。牙的中央有一空腔，称牙腔，腔内容纳牙髓，牙髓由神经、血管、淋巴管和结缔组织组成。贯穿牙根的小管称牙根管，牙腔借牙根管牙根尖端的小孔与牙槽相通。

2. 牙的排列和名称 人的一生有两套牙，按其萌出的先后分别称乳牙和恒牙(图 4-9)。乳牙分为切牙、尖牙和磨牙三类，共 20 颗。恒牙又分为切牙、尖牙、前磨牙和磨牙四类，共 32 颗。

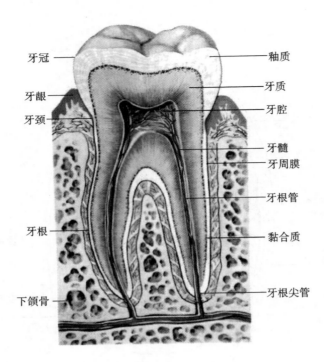

图 4-8 牙的形态和构造

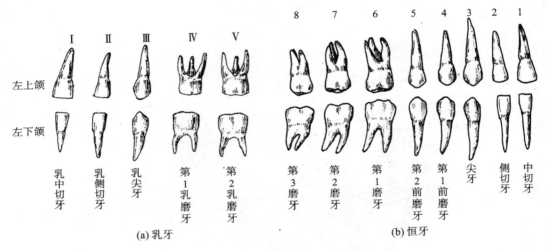

(a) 乳牙

(b) 恒牙

图 4-9 乳牙、恒牙的名称与符号

一般乳牙用罗马数字表示，恒牙用阿拉伯数字表示。牙的排列名称和代号如下。

乳牙

右上	V Ⅳ Ⅲ Ⅱ Ⅰ	Ⅰ Ⅱ Ⅲ Ⅳ V	左上
右下	V Ⅳ Ⅲ Ⅱ Ⅰ	Ⅰ Ⅱ Ⅲ Ⅳ V	左下

乳中切牙　乳侧切牙　乳尖牙　第1乳磨牙　第2乳磨牙

Note

恒牙	右上	8	7	6	5	4	3	2	1		1	2	3	4	5	6	7	8	左上
	右下	8	7	6	5	4	3	2	1		1	2	3	4	5	6	7	8	左下

| | 第3磨牙 | 第2磨牙 | 第1磨牙 | 第2前磨牙 | 第1前磨牙 | 尖牙 | 侧切牙 | 中切牙 |

3. 牙的萌出　乳牙一般在出生后 6—7 个月开始萌出，3 岁左右全部出齐，共 20 颗。6—7 岁乳牙开始脱落，恒牙开始萌出，12—13 岁大部分恒牙已出齐。而第 3 磨牙，又称迟牙，一般在 17—25 岁才萌出，有的人甚至终生不出（表 4-1）。

表 4-1　牙的萌出和脱落时间

乳　牙			恒　牙	
名称	萌出时间	脱落时间	名称	萌出时间
乳中切牙	6—8 月	6 岁	中切牙	6—8 岁
乳侧切牙	6—10 月	8 岁	侧切牙	7—9 岁
乳尖牙	16—20 个月	12 岁	尖牙	9—12 岁
第 1 乳磨牙	12—16 个月	10 岁	第 1 前磨牙	10—12 岁
第 2 乳磨牙	20—30 个月	11—12 岁	第 2 前磨牙	10—12 岁
			第 1 磨牙	6—7 岁
			第 2 磨牙	11—13 岁
			第 3 磨牙	17—25 岁

4. 牙周组织　包括牙槽骨、牙周膜和牙龈。牙槽骨即构成牙槽的骨质。牙周膜也称牙槽骨膜，是牙根与牙槽骨之间的致密结缔组织，使牙根牢固地固定于牙槽内。牙龈是覆盖在牙弓和牙颈表面的口腔黏膜，含血管丰富，色淡红，坚韧，有弹性。牙周组织对牙具有保护、支持和固定作用。

（五）口腔腺

口腔腺又称大唾液腺，分泌唾液，具有帮助消化和湿润口腔黏膜等功能。可分为大、小两种，除唇腺、颊腺等小腺外，主要大腺有三对（图 4-10）。

1. 腮腺　是最大的一对唾液腺，呈不规则的三角形。位于耳前下方，上达颧弓，下至下颌角附近。腮腺管自腮腺前缘上部发出，在颧弓下方一横指处，横过咬肌，穿颊肌，开口于平对上颌第二磨牙颊黏膜处。

2. 舌下腺　为最小的一对唾液腺，位于口腔底的舌下襞深面，开口于舌下襞和舌下阜。

3. 下颌下腺　呈卵圆形，位于下颌骨体内面的下颌下腺凹，下颌下腺开口于舌下阜。

二、咽

咽是前后扁的漏斗形肌性管道，位于颈的前方，上起颅底，下达第 6 颈椎下缘移为食管，全长共 12 cm，是消化管与呼吸道的共同通道。它可分为鼻咽、口咽和喉咽三部分（图 4-11）。

（一）鼻咽

鼻咽位于鼻腔的后方，颅底与软腭之间，向前经鼻后孔通鼻腔，在鼻咽的侧壁上正对下鼻甲

Note

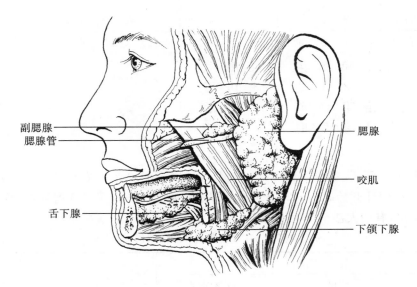

图 4-10　口腔腺

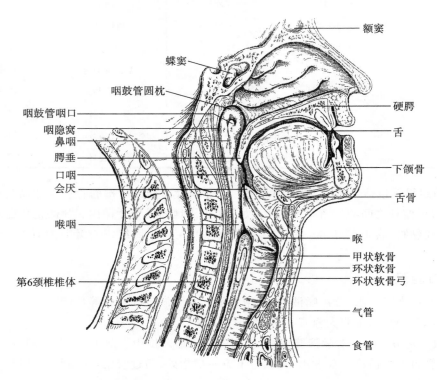

图 4-11　鼻腔、口腔、喉和喉正中矢状切面

后端 1.5 cm 处,有三角形的咽鼓管咽口借咽鼓管通中耳鼓室。咽鼓管的后上方有一纵行深窝称咽隐窝,是鼻咽癌的好发部位。咽的后上壁的黏膜内有丰富的淋巴组织,称咽扁桃体,幼儿时期最发达。

（二）口咽

口咽位于口腔的后方,软腭与会厌上缘之间,向上通鼻咽,向下通喉咽,向前经咽峡通口腔。在咽的外侧壁,腭舌弓与腭咽弓之间有一凹窝,称扁桃体窝,容纳腭扁桃体。腭扁桃体主要由淋巴组织构成,呈卵圆形,表面覆盖黏膜,内侧面朝向咽腔。黏膜上皮向深部陷入形成许多小凹,称扁桃体小窝,腭扁桃体发炎时常有红肿疼痛,此处是食物残渣、脓液易于滞留的部位。

咽扁桃体、腭扁桃体和舌扁桃体等共同围成咽淋巴环,具有重要的防御功能。

（三）喉咽

喉咽位于会厌的后方,上起会厌上缘,下至第 6 颈椎体下缘平面移行于食管。向前经喉口与喉腔相通,在喉入口的两侧各有一深窝,称梨状隐窝,是异物易于滞留的部位。

三、食管

（一）食管的形态、位置和分部

食管为前后扁窄的肌性管道,上端于第 6 颈椎体下缘平面与咽相续,下行穿过膈的食管裂孔,下端约于第 11 胸椎左侧与胃的贲门相连,长约 25 cm。食管依其所在部位,分为颈、胸、腹三部分,颈部长约 5 cm,胸部长 18～20 cm,腹部长 1～2 cm。

（二）食管的狭窄

食管全长有三个生理性狭窄:①食管的起始处,距中切牙 15 cm;②食管与左支气管交叉处,距中切牙约 25 cm;③食管穿膈处,距中切牙约 40 cm。这些狭窄是食管肿瘤的好发部位,也是异物易滞留处,进行食管内插管时,要注意这三个狭窄(图 4-12)。

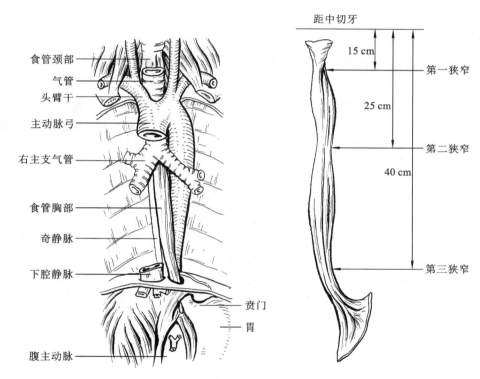

图 4-12　食管前面观及三个狭窄

（三）食管壁的形态和微细结构特点

食管壁内有 7～10 条纵行的黏膜皱襞(图 4-13),当食物通过时,管腔扩张,皱襞展平而消失。食管的黏膜上皮为复层扁平上皮,具有保护功能。黏膜下层含有食管腺,分泌黏液,润滑管壁,使食物团易于下行。肌层:上段为骨骼肌,下段为平滑肌,中段由平滑肌与骨骼肌混合构成。外膜为一层薄的纤维膜。

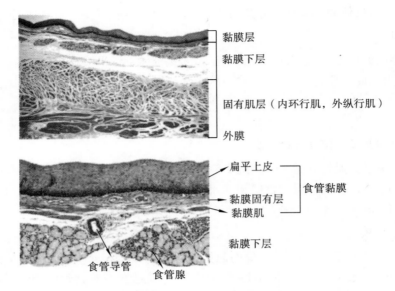

图 4-13　食管壁微细结构

四、胃

胃是消化管最大的部分,具有容纳、消化和分泌的功能。胃可容纳 1000～3000 mL 的食物。

(一) 胃的形态和分部

胃有两壁、两口和两缘。两壁即前壁和后壁;两口即入口和出口,入口称贲门,与食管相接,出门称幽门,与十二指肠相续;两缘即上缘和下缘,上缘凹而短,朝向右上方,称胃小弯,胃小弯最低处,形成一切迹,称角切迹,下缘凸而长,朝向左下方,称胃大弯(图 4-14)。

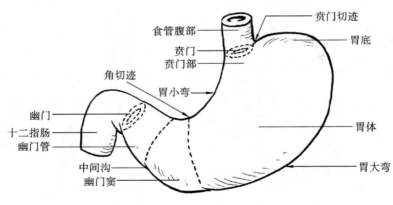

图 4-14　胃的外形与分部

胃可分为四部分:贲门部、胃底、胃体和幽门部。位于贲门附近的部分称贲门部,胃底是指贲门平面向左上方凸出的部分,胃体是胃的中间部分,位于角切迹与幽门之间的部分称幽门部,临床上常称此部为胃窦。幽门部的大弯侧有一不明显的浅沟,把幽门部又分为左侧的幽门窦和右侧的幽门管。胃癌和胃溃疡多发生于胃的幽门窦近胃小弯处。

(二) 胃的位置和毗邻

胃的位置随体位、胃的充盈度和体型不同而变化;中等充盈、卧位时,胃大部分位于左季肋区,小部分位于腹上区。瘦长者,有的可入盆腔。

Note

116

胃的前壁右侧与肝左叶相邻;左侧与膈相邻,并被左肋所遮盖,在剑突下方的胃前壁直接与腹前壁相贴,该处是胃的触诊部位。胃的后壁与胰、横结肠、左肾、左肾上腺相邻,胃底与膈和脾相邻。

(三)胃壁的形态和微细结构特点

胃壁由黏膜、黏膜下层、肌层和浆膜组成。

1. 黏膜 活体胃黏膜柔软,血管丰富,呈淡红色,空虚时形成许多皱襞。胃小弯处黏膜形成4~5条较恒定的纵行皱襞(图 4-15)。平滑面柔软,表面可见许多针孔状小窝,称胃小凹,是胃底腺的开口。胃黏膜的组织结构特点见图 4-16。

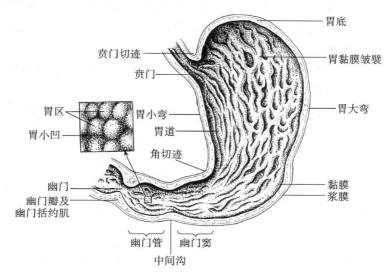

图 4-15 胃的黏膜(冠状切面)

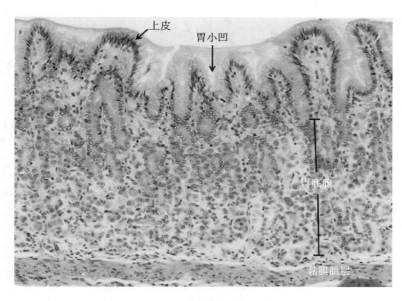

图 4-16 胃黏膜的组织结构

(1)上皮:为单层柱状上皮,上皮细胞分泌黏液,黏液覆盖上皮的游离面,与上皮细胞间紧密连接,上皮细胞的黏液层构成胃黏膜屏障,可阻止胃液的盐酸和胃蛋白酶对黏膜的自身消化,起到抗酸、抗酶和抗摩擦等作用。

(2)固有层:由结缔组织构成。内有许多管状腺,称胃腺。根据胃腺的所在部位分为贲门腺、幽门腺和胃底腺。这些腺体分泌物经胃小凹排入胃腔内而形成胃液。

①贲门腺：位于贲门部固有层内，分泌黏液与溶菌酶。

②幽门腺：位于幽门部固有层内，主要分泌胃泌素和黏液。

③胃底腺：位于胃底与胃体的固有层内，是分泌胃液的主要腺体。胃底腺主要由壁细胞、主细胞、颈黏液细胞三种腺细胞组成。

a. 壁细胞：又称盐酸细胞，分布在腺的体部和颈部，细胞较大，呈圆形或锥体形，胞核呈圆形，位于细胞中央，胞质嗜酸性。壁细胞分泌盐酸，激活胃蛋白酶原和杀菌。另外，壁细胞还分泌内因子，能促进回肠对维生素 B_{12} 的吸收。

b. 主细胞：又称胃酶细胞，数量较多，多分布于腺的体部和底部。细胞呈柱状，胞核呈圆形，靠近基底部，细胞质嗜碱性，顶部充满酶原颗粒。主细胞分泌胃蛋白酶原。胃蛋白酶原经盐酸作用后，激活成有活性的胃蛋白酶，参与分解蛋白质。

c. 颈黏液细胞：位于腺的颈部，数量少。细胞呈柱状，胞核扁圆，位于基底部，胞质内有黏液原颗粒，此细胞产生黏液，对胃黏膜起保护作用。

2. 肌层 胃的肌层较厚，由内斜、中环和外纵三层平滑肌构成。环形肌在幽门处增厚，形成幽门括约肌，收缩时关闭幽门。

五、小肠

小肠为消化管中最长的一段，平均长 5～7 m，是消化食物和吸收营养物质的主要器官。上起幽门，下连盲肠，分十二指肠、空肠和回肠三部分。

（一）十二指肠

十二指肠为小肠的起始段，全长约 25 cm，呈"C"形包绕胰头，分为上部、降部、水平部和升部（图 4-17）。

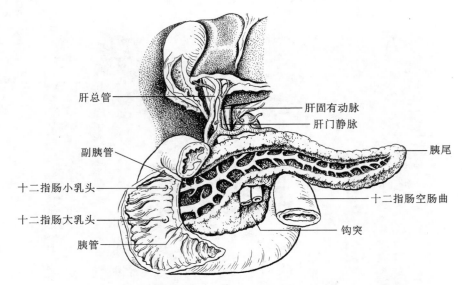

图 4-17 胆道、十二指肠和胰腺（前面观）

1. 上部 于第一腰椎的右侧起自幽门，行向右后方，至肝门下方，急转向下行，延为十二指肠降部，转折处称十二指肠上曲，上部与幽门相接的一段 2～5 cm 的肠管，其壁较薄，黏膜面较光滑，临床上称十二指肠壶腹（十二指肠球），是十二指肠溃疡和穿孔的好发部位。

2. 降部 在第 1～3 腰椎侧下降至第 3 腰椎下缘平面，弯向左续接水平部，折转处称十二指肠下曲。

3. 水平部 向左跨过下腔静脉至腹主动脉前方,移行于升部。

4. 升部 与水平部相续,斜向左上至第 2 腰椎体左侧,再向前下方弯曲续于空肠,此弯曲称十二指肠空肠曲。此曲被十二指肠悬韧带连于腹后壁,十二指肠悬韧带临床上称 Treitz 韧带,在手术时,可作为确认空肠起始端的重要标志。

(二)空肠和回肠

空肠和回肠互相延续为袢状,全部为腹膜包被。腹腔内迂曲盘旋肠袢,位于中、下部。空肠与回肠无明显分界;一般空肠占空、回肠全长近侧 2/5,回肠占空、回肠全长远侧 3/5。空肠位于左上腹,管径较大,管壁厚,血管丰富,呈淡红色,回肠位于右下腹,管径较小,管壁薄,颜色淡。

(三)小肠壁的形态与微细结构特点

结构特点主要表现在黏膜。小肠是进行吸收的主要部位,小肠结构特点是管壁有环行皱襞,黏膜有许多绒毛,固有层内有大量的肠腺(图 4-18)。

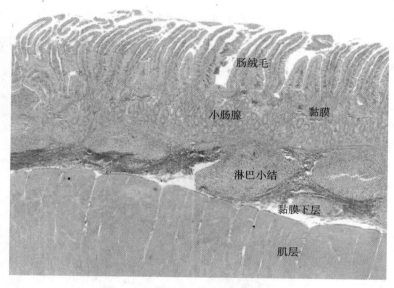

图 4-18 回肠纵切

1. 环行皱襞 小肠各段的内面,除十二指肠壶腹和回肠末端外,其余部分均布有环形或半环行的环状襞。

十二指肠降部后内侧有一纵行皱襞,称十二指肠纵襞,其下端隆起,称十二指肠大乳头,胆总管和胰腺管共同开口于此处。

2. 绒毛 小肠黏膜表面有许多细小指状突起,称绒毛,长 0.5~1.5 mm,呈叶状或指状,它是小肠特有的结构,由黏膜的上皮和固有层向肠腔突出而成(图 4-19)。

(1)上皮:绒毛表面,为单层柱状上皮,由吸收细胞和杯状细胞构成。

①吸收细胞:又称柱状细胞,量多,占小肠上皮细胞 90%,细胞呈高柱状,胞核椭圆,位于细胞基底部,细胞游离面有纹状缘,由许多排列整齐的微绒毛构成。环状襞、肠绒毛和微绒毛扩大了小肠的内表面,有利于小肠的吸收功能。

②杯状细胞:散于吸收细胞之间,量少,呈杯状,小肠的上段少,下段多。杯状细胞分泌黏液,具有润滑和保护作用。

(2)固有层:含有丰富的毛细血管、毛细淋巴管和散在的纵行平滑肌纤维。在绒毛的中轴内有 1~2 条纵行的毛细淋巴管,称中央乳糜管,其平滑肌的收缩,可使肠绒毛产生伸缩运动,以促进营养物质的吸收和运行。

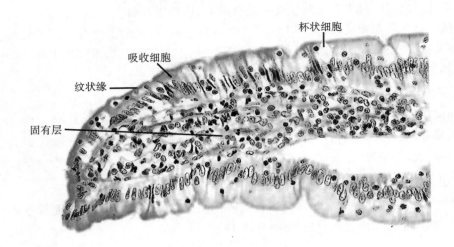

图 4-19 小肠绒毛

3. 肠腺 黏膜上皮向固有层内陷而形成的管状腺,开口于绒毛根部之间。肠腺主要由柱状细胞、杯状细胞和潘氏细胞(又称帕内特细胞)构成(图 4-20)。

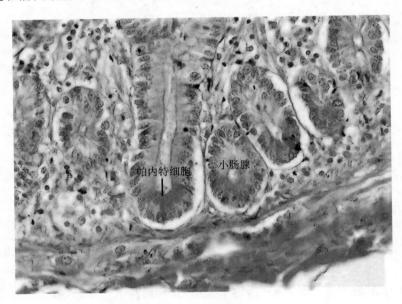

图 4-20 肠腺纵切面

其中柱状细胞数量最多,分泌多种消化酶;潘氏细胞分布于腺的底部,呈锥体形,细胞质内含有粗大的嗜酸性颗粒,此种细胞可分泌溶菌酶。

十二指肠上段的黏膜下层内有十二指肠腺,开口于肠腺的底部,十二指肠腺分泌碱性黏液,可保护自身黏膜,避免酸性胃液的侵蚀,它还可分泌抑胃素,可抑制胃酸分泌。

4. 淋巴组织 小肠固有层内散布着许多淋巴组织,是小肠壁内的防御装置。淋巴组织在小肠各段分布有所不同:十二指肠的淋巴组织较少,且疏散;空肠有很多散在的粟状孤立淋巴滤泡;回肠的淋巴组织聚在一起,形成集合淋巴滤泡(图 4-21),沿小肠长轴纵列,集合淋巴滤泡在回肠下段多见。肠伤寒病变多侵犯集合淋巴滤泡,而并发肠穿孔或肠出血。

空、回肠的主要区别如表 4-2 所示。

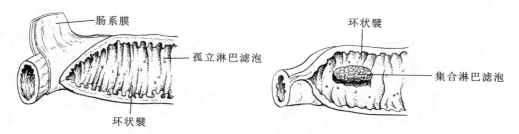

图 4-21 回肠（内面观）

表 4-2 空、回肠的主要区别

项 目	空 肠	回 肠
位置	腹腔的左上腹	腹腔的右下腹
长度	占全长的 2/5	占全长的 3/5
口径	大	小
管壁	厚	薄
血管	丰富	较少
环状皱襞	密而高	疏而低
淋巴滤泡	孤立	集合、孤立

六、大肠

　　大肠起端续接回肠，终于肛门，全长 1.5 m，分为盲肠、阑尾、结肠、直肠和肛管五部分。其功能是吸收水分，分泌黏液，使食物残渣形成粪便排出体外。

　　盲肠和结肠的外形具有三种特征性结构，即结肠带、结肠袋和肠脂垂（图 4-22）。结肠带有三条，是肠壁的纵行肌聚集增厚而成，三条结肠带汇集于阑尾根部；结肠袋是由于结肠带较肠管短，使肠管形成许多向外膨出的囊状突起而成。肠脂垂附于结肠带的边缘，是脂肪组织聚集而成的大小不等突起。上述三种特征性结构可作为区别小肠和大肠的标志。

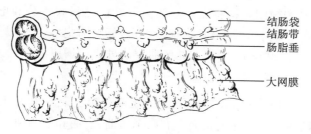

图 4-22 结肠的特征性结构

（一）盲肠

　　盲肠是大肠的起端，位于右髂窝内，呈囊袋状，长 6～8 cm；盲肠与回肠相接处，上、下各有一唇状黏膜皱襞，称回盲瓣（图 4-23），此瓣可以控制回肠内容物进入盲肠的速度，又可阻止大肠内容物逆流到回肠。在回盲瓣下方约 2 cm 处，有阑尾的开口。

（二）阑尾

　　阑尾为一蚓状突起的盲管（图 4-23），开口于盲肠的后壁内侧壁，末端游离，一般长 6～8 cm，阑尾多位于右髂内，根据相关调查统计，我国人群的阑尾以回肠前、下位和盲肠后位为多，其次是

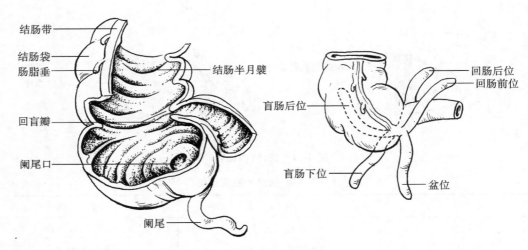

图 4-23　盲肠与阑尾

盆位。但阑尾的根部位置较固定,三条结肠带汇集阑尾根部,临床做阑尾手术时,可沿结肠带向下寻找阑尾。阑尾根部的体表投影约在脐与右髂前上棘连线的中、外 1/3 交点处,此点称麦氏点。急性阑尾时,此处有明显压痛,有一定的诊断价值。

（三）结肠

1. 结肠的位置与分部　结肠围绕空肠和回肠周围,可分为升结肠、横结肠、降结肠和乙状结肠四部分(图 4-1)。

（1）升结肠:盲肠的直接延续,在右腹外侧区上升至肝右叶下方,弯向左前方移于横结肠,这一弯曲称结肠右曲或肝曲。

（2）横结肠:起自结肠右曲,向左行至左季肋区,在脐的下方,转折向下形成结肠左曲或称脾曲。横结肠活动度较大,常形成一个下垂的弯曲。

（3）降结肠:起自结肠左曲,在左腹外侧区下降,至左髂嵴处移行为乙状结肠。

（4）乙状结肠:乙状结肠在左髂区内,呈"乙"字形弯曲,活动度较大,向下至第三骶椎平面移为直肠。

2. 结肠黏膜的形态和微细结构特点　结肠主要功能是吸收水分和电解质。结肠黏膜游离面光滑,无绒毛,黏膜可见半月形皱襞,肠腺排列很密,杯状细胞多,分泌大量黏液,润滑粪便以利排出;固有层内含有淋巴组织,参与免疫。结肠肌层的外纵肌增厚形成三条结肠带。

（四）直肠

直肠位于盆腔内,长 10～14 cm,在骶骨前方,上端于第三骶椎平面处续为乙状结肠,向下穿盆膈,移行于肛管。直肠并不直,在矢状面上有两个弯曲:骶曲和会阴曲。骶曲是直肠在骶、尾骨前面下降形成的凸向后的弯曲;会阴曲是直肠绕过尾骨尖形成的凸向前的弯曲(图 4-24)。临床上在进行直肠或乙状结肠镜检时须注意以上弯曲,防止损伤。

直肠下端膨大处,称直肠壶腹,腔面有 2～3 个直肠横襞,是由黏膜和环形肌共同形成。其中最大且恒定一个直肠横襞在壶腹上部,位于直肠前壁,距肛门约 7 cm,可作为直肠、乙状结肠镜检查时的定位标志。

（五）肛管

肛管(图 4-25),长 3～4 cm,上续直肠,末端终于肛门。肛管内面有 6～10 条纵行的黏膜皱襞,称肛柱。肛柱下端借半月形黏膜皱襞相连,称肛瓣。肛瓣与相邻的肛柱下部围成开口向上的凹窝,称肛窦,窦内常积存粪便而诱发感染。

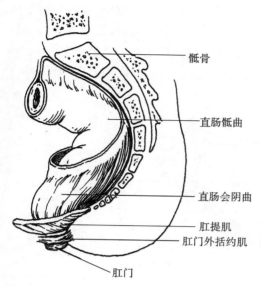

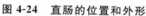

图 4-24 直肠的位置和外形

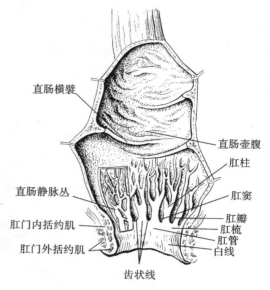

图 4-25 直肠和肛管的内面观

各肛柱的下端和肛瓣的边缘连成一锯齿状线,称齿状线或肛皮线,齿状线以上的腔面被覆黏膜,齿状线以下的腔面被覆皮肤。齿状线上、下两区域动脉供应、静脉回流和神经支配等均不相同,这些具有重要临床意义。齿状线的下方,肛管内面由肛门内括约肌紧缩形成略微凸起的环形带,称肛梳或痔环。在肛门上方 1~1.5 cm 处,有一浅沟,称白线,是肛门内、外括约肌分界处,肛门指诊时可触及。

在肛管的黏膜下和皮下有丰富的静脉丛,当某种原因使静脉丛淤血而曲张突起时,称痔,发生在齿状线以上为内痔,位于齿状线以下为外痔。

肛管周围有内、外括约肌环绕,肛门内括约肌属平滑肌,由直肠的环行肌在肛管上 3/4 处增厚而成,有协助排便的作用。肛门外括约肌是横纹肌,位于肛门内括约肌周围,可分为皮下部、浅部及深部,其中浅部和深部可随意括约肛门,控制排便,手术时应防止损伤,以免造成大便失禁。

第三节 消 化 腺

消化腺除口腔腺、胃腺、肠腺外,主要有肝和胰,消化腺的主要功能是分泌消化液,参与食物消化。

一、肝

肝是人体最大的消化腺,具有解毒、代谢、分泌和防御功能。我国成人肝,男性平均 1300 g,女性平均 1200 g。

(一)肝的形态和位置

肝的血管丰富,呈红褐色,质软而脆,易因暴力而破裂出血。肝呈楔形,通常分为前、后两缘,上、下两面;前缘锐利,后缘圆钝;肝的上面膨凸,与膈相对应,称膈面,膈面的前部借镰状韧带分为大而厚的肝右叶和小而薄的肝左叶。膈面的后部没有腹膜被覆的部分称裸区,此区的左侧有一较深的沟,称腔静脉沟,有下腔静脉通过。在下腔静脉前壁有数条肝静脉开口,此处称第二肝门。肝的下面凹陷与腹腔脏器邻接,称为脏面,脏面有近似"H"形的沟,左纵沟的前部有肝圆韧

123

带,是胎儿时期脐静脉闭锁而形成,左纵沟的后部有静脉韧带,是胎儿时期静脉导管闭锁而形成。右纵沟的前部为一浅窝,容纳胆囊,称胆囊窝;后部有下腔静脉通过;横沟称肝门,是肝管、肝固有动脉、肝门静脉和神经等出入之处,这些结构被结缔组织包绕,共同构成肝蒂。肝的脏面借"H"形的沟分为四叶,左纵沟的左侧为肝左叶;右纵沟的右侧为肝右叶。左、右纵沟之间和横沟的前方为方叶,横沟后方为尾叶(图 4-26、图 4-27)。

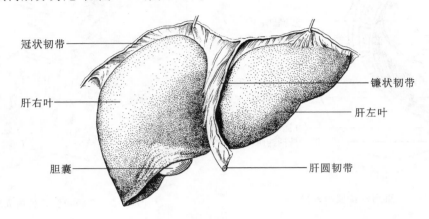

图 4-26 肝的膈面

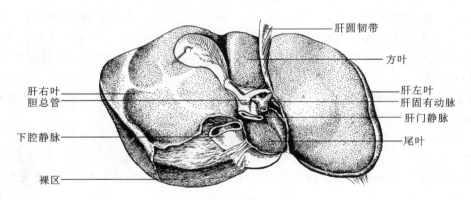

图 4-27 肝的脏面

肝大部分位于右季肋区及腹上区,小部分位于左季肋区。肝的上界与膈穹隆一致,其最高点在右侧相当于右锁骨中线与第 5 肋的交点,左侧相当于左锁骨中线与第 5 肋间隙的交点。肝下界即肝下缘,右侧大致与右肋弓一致,在上腹区位置较低,可达剑突下 3～5 cm,7 岁以前的儿童,肝的下界可超过肋弓下缘,但不超过 2 cm。肝的位置可随膈的运动而上、下移动,平静呼吸时肝可上、下移动 2～3 cm。

（二）肝的微细结构

肝的表面被覆有结缔组织被膜,在肝门处结缔组织随血管、神经、肝管等伸入肝内,将肝的实质分成大量的肝小叶(图 4-28)。

1. 肝小叶 肝的基本结构和功能单位,呈多面棱柱状,主要由肝细胞组成。成人有 50～100 万个肝小叶。肝小叶以结缔组织分隔,由于结缔组织少,相邻的肝小叶连成一片,分界不明显。肝小叶的中央有一条纵行的中央静脉。肝细胞以中央静脉为中心,周围呈放射状排列而形成肝板,在切片上呈索状,又称肝索,肝索互相吻合连接成网,索内含有胆小管,肝板之间的间隙称肝血窦(图 4-29)。

（1）肝细胞:构成肝实质的主要成分。肝细胞呈多边形,体积较大,胞核圆形,位于细胞中央,核仁明显。肝细胞内含有各种细胞器。线粒体为肝细胞功能活动提供能量。粗面内质网分

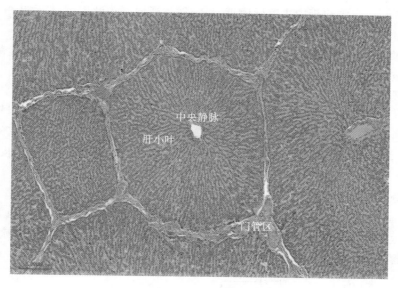

图 4-28 肝小叶水平切面图

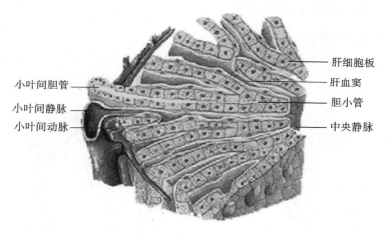

图 4-29 肝板与肝血窦

布成群,能合成多种蛋白质如血浆中的白蛋白、纤维蛋白原等。滑面内质网具有合成胆汁、参与脂肪代谢、解毒及参与固醇类激素代谢等有关功能。溶酶体是细胞的消化器,能消化分解肝细胞吞饮的物质,对肝细胞结构的更新和正常功能的维持起着重要的作用。高尔基复合体很发达,与肝细胞的分泌活动有密切关系。另外,肝细胞内还含有糖原、脂滴。

(2)肝血窦:位于肝板之间的不规则腔隙,连接成网状管道,内充满血液,其壁由内皮细胞构成。内皮细胞有孔,之间有较大的间隙,内皮外面无基膜,因此肝血窦壁的通透性较大,有利于肝细胞从血液中摄取物质和向血液排出分泌物。肝血窦内有散在多突起的肝巨噬细胞(库普弗细胞),此细胞具有很强的吞噬能力,能吞噬血中的细菌和衰老的红细胞等异物,是很重要的防御装置。肝血窦的血液来自肝固有动脉和肝门静脉,血液在肝血窦内从小叶的周边流向中央,汇入中央静脉。

(3)窦周隙:又称迪塞间隙,它是肝血窦内皮细胞与肝细胞之间的狭小间隙,只能在电镜下观察。其内充满从肝血窦内渗出的血浆,肝细胞的微绒毛伸入腔内,浸入血浆中。窦周隙是肝细胞与血液之间进行物质交换的场所。另外,其内有散在的贮脂细胞,主要功能是储存脂肪和维生素 A。

(4)胆小管:位于肝细胞之间的微细小管,彼此对应合成网状。肝细胞分泌的胆汁,直接进入胆小管。胆小管以盲端起于中央静脉附近,呈放射状通向肝小叶周围,然后出肝小叶汇集成小叶间胆管。

综上所述,每个肝细胞具三种不同的面:即肝细胞之间的连接面,细胞间有缝隙连接等结构;在胆小管处为胆小管面;与肝血窦相邻面称血窦面,此面有许多微绒毛伸入窦隙。肝细胞这些不同的相邻面实现了多种功能。

2. 门管区　在几个相邻的肝小叶之间的区域,结缔组织较多,内有小叶间胆管、小叶间动脉和小叶间静脉通过。此区称门管区。小叶间胆管是胆小管出肝小叶后汇集而成的小管,管壁为单层立方上皮,管径小。小叶间动脉是肝固有动脉的分支,管壁厚,管径小,由内皮细胞和少量环形平滑肌组成。小叶间静脉是肝门静脉在肝内的分支,管腔大,管壁甚薄。小叶间动脉、静脉在肝小叶的边缘分支与肝窦相通。

3. 肝内的血液循环　肝有两套血管,血液供应丰富,门静脉是肝的功能性血管,它将胃肠吸收的营养物质送入肝内供肝细胞代谢和转化;肝固有动脉含氧量高,所以肝动脉是肝的营养血管。出肝的血管是肝静脉。血液在肝的循环途径如下:

$$肝门静脉 \rightarrow 小叶间静脉$$
$$肝固有动脉 \rightarrow 小叶间动脉$$
$$肝血窦 \rightarrow 中央静脉 \rightarrow 小叶下静脉 \rightarrow 肝静脉$$

(三) 胆囊和输胆管道

1. 胆囊　位于右季肋区,肝下面的胆囊窝内,胆囊有储存和浓缩胆汁作用,容积为 40～60 mL。上面借结缔组织与肝相连,下面游离与横结肠的起始部和十二指肠上段相邻。

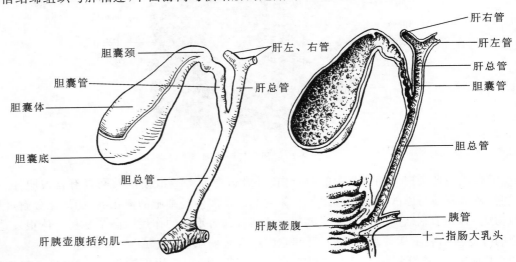

图 4-30　胆囊及胆汁排出管道

胆囊呈梨形,可分为胆囊底、胆囊体、胆囊颈和胆囊管四部分(图 4-30)。前端圆钝处,称胆囊底,中间膨大,称胆囊体,后端变细的称胆囊颈,颈移行于胆囊管。胆囊管长 3～4 cm,直径0.3 cm。胆囊内衬有黏膜,胆囊颈和胆囊的黏膜形成螺旋襞,有控制胆汁出入作用。胆囊管、肝总管和肝的脏面围成的三角区称胆囊三角,是胆囊手术中寻找胆囊动脉的标志。胆囊底常露于肝的前缘,并与腹前壁相贴,胆囊底的体表投影在右锁骨中线与右肋弓交点处。胆囊炎时,此处常出现压痛。

2. 输胆管道　简称胆道,是将胆汁输送到十二指肠的管道,胆道分为肝内和肝外两部分。包括胆小管和小叶间胆管,肝外部分由左右肝管、肝总管、胆囊管和胆总管组成(图 4-31)。肝内胆小管先合成小叶间胆管,以后逐渐汇合,最后分别形成肝左管和肝右管,两管出肝门后合成肝总管,肝总管下行与胆囊管汇合成胆总管。

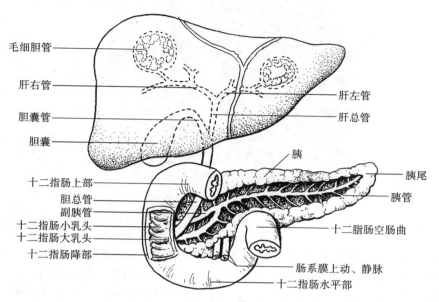

图 4-31 输胆管道

胆总管长 4～8 cm,直径 6～8 mm。在十二指肠韧带有游离缘内下行,经十二指肠上部后方至十二指肠降部与胰头之间,斜穿十二指肠降部中段后内侧壁,在此与胰管汇合成肝胰壶腹,开口于十二指肠大乳头。在肝腹壶腹周围及胆总管、胰管的末端,有增厚的环形平滑肌,形成肝胰壶腹括约肌。肝胰壶腹括约肌的收缩和舒张,可控制胆汁和胰液的排出。

胆汁的排出途径:

胆汁由肝细胞分泌 ──→ 胆小管 ──→ 小叶间胆管 ──→ 左右肝管 ──→ 肝总管 ──→ 胆总管 ──→ 十二指肠

胆囊

二、胰

胰是人体第二大腺体,分内、外两分泌部。外分泌部分泌胰液,在消化中发挥作用;内分泌部分泌胰岛素,参与调节糖的代谢。

(一)胰的位置和形态

胰呈条形,横行,质软,全长 14～20 cm,重 80～115 g。位于胃的后方,在第 1～2 腰椎水平,横贴于腹后壁,前面有腹膜被覆,后借结缔组织连于腹后壁。胰可分为头、体、尾三部分。胰右端膨大,称胰头,被十二指肠环绕,中间呈棱柱状,称胰体;左端细小,伸入脾门,称胰尾。

在胰的实质内,有一条贯穿胰的全长,沿胰尾至右行的输出管,称胰管,它与胆总管汇合成肝胰壶腹,开口于十二指肠大乳头。在胰头上部,位于胰管上方常有一条副胰管,开口于十二指肠小乳头。

(二)胰的微细结构

胰的表面覆有一薄层结缔组织,伸入胰腺内,将实质分隔成许多小叶。胰实质由外分泌部和内分泌部组成(图 4-32)。

1. 外分泌部 外分泌部分泌胰液,含多种酶,排入十二指肠,参与糖、脂肪、蛋白质的消化。外分泌部占大部分,由腺泡和导管两部分组成。

127

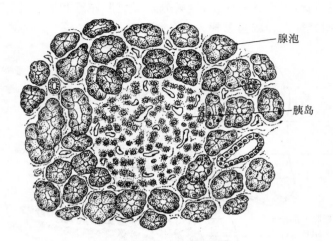

图 4-32　胰的微细结构

（1）腺泡：由浆液性腺细胞构成，细胞呈锥体形，核圆形，位于基底部。

（2）导管：始于腺泡腔，由单层扁平或低立方上皮构成，逐级汇合形成胰管。

2. 内分泌部　又称胰岛，是散在于腺泡之间大小不等的细胞团。胰岛主要有 A、B、D 三种内分泌细胞。A 细胞分布在胰岛外周，占总数 20%，分泌胰高血糖素，可促进糖原分解，使血糖增高；B 细胞占总数 75%，分布于胰岛中央，分泌胰岛素，可促进血糖转化为糖原，使血糖降低。D 细胞最少，占总数 5%，分泌生长抑制素，调节 A、B、两种细胞的分泌活动。

知识回顾

消化系统的主要功能是消化食物，吸收营养，供给人体生长、发育、组织更新修复所需要的材料以及人体生命活动所需的能量。消化系统在人体生命活动中占有重要的地位。本章介绍了消化系统的组成，消化管和消化腺的位置、形态和结构，阐述了消化吸收的过程和机理，以及消化吸收活动的调节机制。

消化系统由消化管和消化腺组成。消化管依次由口腔、咽、食管、胃、小肠和大肠组成，构成了消化吸收、运送食物及排出残渣的"流水作业线"。

消化腺分为小消化腺和大消化腺。小消化腺位于消化管壁内，如胃腺、肠腺等，直接开口于消化管腔内。大消化腺是独立存在的器官，有唾液腺、肝和胰，它们以导管与消化管相通。消化腺是"流水作业线"上的"化工车间"，分泌的消化液对食物进行化学性消化，以利于物质的吸收。消化系统的不同器官，特化出与其消化、吸收功能相适应的形态结构，充分体现了形态结构与功能的高度统一性。如小肠内表面突起的环状襞、小肠绒毛、微绒毛等结构，扩大了小肠吸收的表面积。又如小肠的肌层有内环、外纵两层平滑肌，是小肠分节运动和蠕动的基础；胃的内斜、中环、外纵三层平滑肌的协调运动，使胃像"搅拌机"一样将食团与胃液充分混合形成食糜，以利于小肠对物质的进一步消化和吸收；十二指肠乳头开口处肝胰壶腹括约肌的收缩与舒张，控制着胆汁和胰液的排放，使流经的食糜与胆汁、胰液混合在一起同时进入小肠。

消化和吸收是密切配合、互相联系的生理过程。消化器官在神经和体液的调节下，消化管各段之间、消化腺之间、消化管和消化腺之间相互影响，相互制约，彼此协作，共同完成消化和吸收的生理功能。

扫码看答案

考点检测

1. 上消化道（　　　　）。

A. 从口腔到食管　　　　　　　　　　　　　B. 从口腔到胃

C. 从口腔到十二指肠　　　　　　　　　　　D. 从口腔到空肠

E. 从咽峡到十二指肠

2. 下消化道的起始部为（　　　　）。

A. 十二指肠升部　　　　B. 十二指肠空肠曲　　　　C. 十二指肠球部

D. 空肠末端　　　　　　E. 十二指肠下部

3. 关于咽峡的正确描述是（　　　　）。

A. 是咽腔最窄处　　　　B. 其上界为硬腭

C. 是消化管和呼吸道的交叉处　　D. 下界为舌根　　　　E. 两侧有咽扁桃体

4. 不含味蕾的结构是（　　　　）。

A. 轮廓乳头　　　　　　B. 菌状乳头　　　　　　C. 软腭的黏膜上皮

D. 丝状乳头　　　　　　E. 会厌的黏膜上皮

5. 关于唾液腺的正确描述是（　　　　）。

A. 腮腺管位于颧弓下方，横过颊肌，穿过咬肌

B. 腮腺管开口于上颌第二磨牙牙冠　　　C. 舌下阜是舌下腺管的唯一开口

D. 下颌下腺大管开口于舌下襞　　　　　E. 腮腺为唾液腺中最大的一对

6. 腮腺开口于（　　　　）。

A. 舌下阜　　　　　　　　　　　　　　　B. 舌下襞

C. 平对上颌第二磨牙相对的颊黏膜　　　　D. 舌系带

E. 舌根

7. 下颌下腺开口于（　　　　）。

A. 舌下阜　　　　　　　B. 舌下襞　　　　　　　C. 口腔前庭颊黏膜

D. 开口于颊黏膜　　　　E. 上述都不对

8. 食管的第二个狭窄约距中切牙（　　　　）。

A. 15 cm　　　B. 25 cm　　　C. 40 cm　　　D. 45 cm　　　E. 50 cm

9. 食管的第三个狭窄约平（　　　　）。

A. 第 8 胸椎　　B. 第 9 胸椎　　C. 第 10 胸椎　　D. 第 11 胸椎　　E. 第 12 胸椎

10. 关于食管的错误描述是（　　　　）。

A. 起始处距中切牙 15 cm　　　B. 食管上段肌层由骨骼肌构成　　　C. 全长约 25 cm

D. 与左主支气管交叉处有狭窄　　E. 向下续于十二指肠

11. 胃的分部不包括（　　　　）。

A. 贲门部　　　B. 胃底　　　C. 胃体　　　D. 幽门部　　　E. 角切迹

12. 有关胃的错误说法是（　　　　）。

A. 入口为贲门，出口为幽门　　　B. 胃壁肌是平滑肌，外膜是浆膜

C. 胃主要位于腹上区　　　　　　D. 幽门前方可见幽门前静脉　　　E. 胃分四部分

13. 对小肠的错误描述是（　　　　）。

A. 上端接幽门　　　　　　　　　　　　　B. 下端续于盲肠

C. 分空肠、回肠两部分　　　　　　　　　D. 是最长的一段消化管

E. 借小肠系膜将空肠、回肠连于腹后壁

Note

14. 十二指肠大乳头位于（　　）。

A. 上部　　　　　　　　　　　B. 降部　　　　　　　　　　　C. 水平部

D. 升部　　　　　　　　　　　E. 十二指肠空肠曲

15. 结肠带、结肠袋、肠脂垂存在于（　　）。

A. 直肠　　　　B. 阑尾　　　C. 空肠　　　D. 结肠　　　E. 回肠

16. 消化腺包括（　　）。

A. 肝、脾、大唾液腺　　　　　　　　　B. 肝、胰、胆囊

C. 肝、胰、腭扁桃体　　　　　　　　　D. 肝、胰、脾、消化管壁内的小腺体

E. 肝、胰、大唾液腺、消化管壁内的小腺体

17. 关于肝门的说法正确的是（　　）。

A. 位于肝的方叶与左叶之间　　　　　　B. 有胆总管、肝固有动脉及神经通过

C. 第二肝门有肝小静脉走出　　　　　　D. 肝固有动脉位于门静脉的左前方

E. 门静脉为出肝门的血管

18. 肝的上界在左锁骨中线相交于（　　）。

A. 第 4 肋　　　B. 第 4 肋间隙　　C. 第 5 肋　　D. 第 5 肋间隙　　E. 第 6 肋

19. 关于胆总管的正确描述是（　　）。

A. 由左、右肝管汇合而成　　　B. 位于肝十二指肠韧带内　　　C. 是胆囊管的延续

D. 开口于十二指肠上部　　　　E. 为右肝管的延续

20. 肝门通过物不包括（　　）。

A. 肝固有动脉分支　　　　　　B. 门静脉及其分支　　　　　　C. 左肝管

D. 肝静脉　　　　　　　　　　E. 右肝管

21. 鼻咽癌的好发部位是（　　）。

A. 口咽　　　　B. 喉咽　　　C. 梨状隐窝　　　D. 咽后壁　　　E. 咽隐窝

22. 咽鼓管咽口位于（　　）。

A. 鼻咽的侧壁　　　　　　　　B. 喉咽的侧壁

C. 咽鼓管圆枕的上方　　　　　D. 蝶筛隐窝处　　　　　　　　E. 中鼻甲的后方

23. 关于回盲瓣，错误的描述是（　　）。

A. 由回肠末端突入盲肠所形成　　　　　B. 有上、下两个半月形的瓣

C. 环形肌增厚形成括约肌　　　　　　　D. 可阻止小肠内容物过快流入大肠

E. 可防止盲肠内容物逆流到回肠

24. 阑尾根部的体表投影是（　　）。

A. 脐与右髂前上棘连线的中、外 1/3 交点处

B. 脐与右髂前上棘连线中、内 1/3 交点处

C. 两侧髂前上棘连线的中点处

D. 两侧髂结节连线的中、右 1/3 交点处

E. 脐与右髂前下棘连线的中、外 1/3 交点处

25. 关于直肠，错误的描述是（　　）。

A. 直肠和肛管的分界是盆膈　　　　　　B. 具有结肠的 3 个特征

C. 骶曲凸向后　　　　　　　　　　　　D. 直肠横襞由黏膜及环行肌构成

E. 齿状线是内、外胚层发生的分界线

26. 关于肛管，错误的描述是（　　）。

A. 位于盆膈以下　　　　　　　B. 肛门内括约肌是肠壁环行肌增厚形成

C. 内面纵行的黏膜皱襞称肛梳　　D. 肛柱下端与肛瓣基部连成齿状线

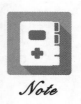

E. 白线位于痔环的下缘

27. 关于胰,正确的叙述是( )。

A. 胰管开口于十二指肠　　　　B. 胰尾和肝门邻接

C. 胰头后方有门静脉　　　　　D. 其血供直接发自腹主动脉　　　　E. 是内分泌腺

（李春梅）

第五章 呼吸系统

知 识 树

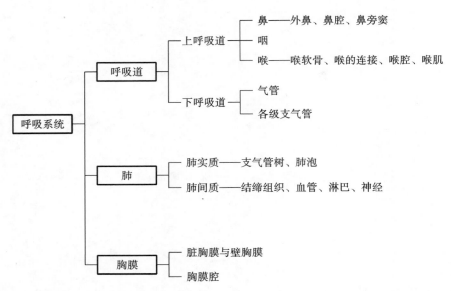

呼吸系统是机体与外界进行气体交换的器官总称,主要用来维持机体氧与二氧化碳含量的相对稳定,是保证机体进行新陈代谢和其他功能活动所必要的基本条件。此外,呼吸系统还具有发音、神经内分泌、协助静脉血回心等功能。

第一节 概 述

一、呼吸系统组成

呼吸系统由呼吸道和肺组成。呼吸道由鼻、咽、喉、气管、支气管等构成,这些结构以骨或软骨作为支架,维持管腔的开放,保证气流的通畅,呼吸道的黏膜上皮还具有纤毛,可帮助尘埃和异物的排出;肺由肺泡及肺内的各级支气管构成,主要进行气体交换。

二、上、下呼吸道概念

临床上将鼻、咽、喉称为上呼吸道,气管、支气管及其分支称为下呼吸道(图 5-1)。

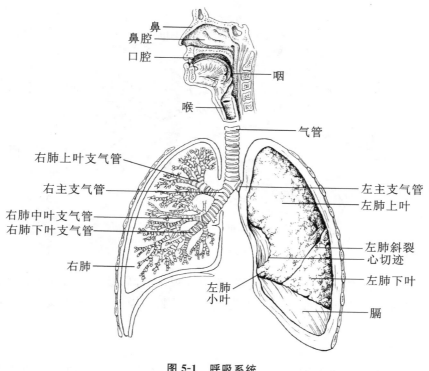

图 5-1　呼吸系统

第二节　呼　吸　道

一、鼻

鼻包括外鼻、鼻腔和鼻旁窦三部分,是呼吸道起始部,又是嗅觉器官,具有通气、辅助发音等功能。

(一)外鼻

外鼻突出于面部中央,由鼻骨和软骨构成支架。自上而下,外鼻上端位于两眼之间的部分称鼻根,向下延伸为鼻背,下端隆起为鼻尖。鼻尖两侧的弧形隆起为鼻翼,外鼻下方一对开口为鼻孔,是气体进出的门户。

(二)鼻腔

鼻腔以骨和软骨为基础,表面覆以黏膜和皮肤,由一纵行鼻中隔分为左、右两腔。鼻腔向前经鼻孔与外界相通,向后经鼻后孔通鼻咽。鼻阈为皮肤和黏膜的交界处,以鼻阈为界,鼻腔可分为鼻腔前庭和固有鼻腔两部分(图 5-2)。

1. 鼻腔前庭　由鼻翼围成,内面衬以皮肤,生有鼻毛,具有过滤尘埃、净化吸入空气的作用。

2. 固有鼻腔　位于鼻阈后上方,是鼻腔的主要结构,由骨和软骨覆以黏膜而成,其形态大致与骨性鼻腔相同,临床所指鼻腔常指该部分。

鼻腔外侧壁自上而下有三个被覆黏膜的上、中、下鼻甲,三个鼻甲将鼻腔分隔成上、中、下鼻道,上鼻甲后上方与蝶骨体之间的凹陷,称为蝶筛隐窝。鼻腔黏膜按其组织学构造和生理功能不同,分为嗅区和呼吸区。嗅区位于上鼻甲内侧面以上及其对应的鼻中隔黏膜部分,含有嗅细胞,

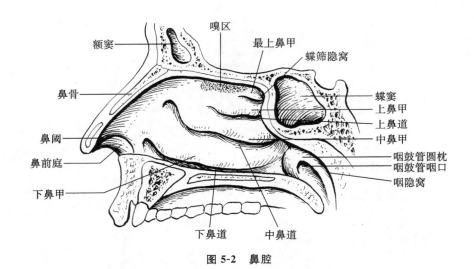

图 5-2 鼻腔

能感受嗅觉刺激。其余部分富含鼻腺和血管,称为呼吸区,可温暖和湿润气体、净化空气。鼻中隔前下部黏膜具有丰富的血管吻合丛,受外伤或鼻腔黏膜干燥时,血管易破裂出血,故称为易出血区(Little 区)。

(三)鼻旁窦

鼻旁窦又称副鼻窦,由骨性鼻窦衬以黏膜构成,具有将吸入的空气加温、加湿的作用,并对发音起共鸣作用。鼻旁窦有四对,分别是额窦、蝶窦、筛窦和上颌窦,位于同名的颅骨内。额窦开口于中鼻道,筛窦开口于中鼻道和上鼻道,蝶窦开口于蝶筛隐窝,上颌窦开口于中鼻道。

由于鼻窦黏膜与鼻腔黏膜相延续,故鼻腔炎症易蔓延至鼻窦,导致鼻窦炎。

二、咽

详见第四章消化系统关于咽的内容。

三、喉

喉既是气体通道,又是发音器官。喉位于颈前区中部,上续于咽,下接气管,两侧为颈部的大血管、神经及甲状腺侧叶。喉的活动性很大,可随吞咽和发音而上下移动。

喉是中空性器官,以软骨为基础,借关节、韧带和肌肉连接而成,内衬黏膜。

(一)喉软骨

喉软骨构成喉的支架,包括不成对的甲状软骨、环状软骨、会厌软骨和成对的杓状软骨(图5-3)。

1. 甲状软骨　最大的一块喉软骨,位于舌骨的下方,由左、右两侧对称的方形软骨板构成,两板前缘连接处构成前角,前角上端向前突出,称为喉结,在成年男性特别明显,是颈部的重要体表标志。两软骨板后缘游离,向上、向下发出的突起分别称上角和下角,上角较长,借韧带与舌骨相连,下角较短,与环状软骨构成环甲关节。

2. 环状软骨　位于甲状软骨下方,由前部低窄的环状软骨弓和后部高宽的环状软骨板构成。环状软骨形似指环,是喉软骨中唯一完整的环形结构,对支撑喉腔,保持呼吸道通畅极为重要。

3. 会厌软骨　呈叶片状,薄而具有弹性,位于舌骨体的后方。上端宽阔而游离,下端连接于甲状软骨前角的内面上部。会厌软骨表面覆以黏膜,称为会厌。当吞咽时,喉上提并向前移,会

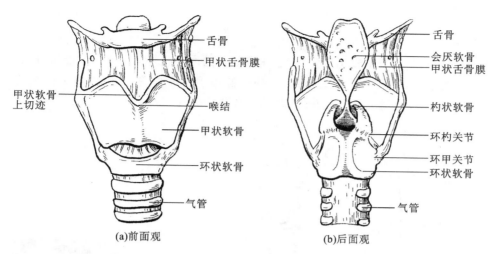

（a）前面观　　　　　　　　（b）后面观

图 5-3　喉软骨

厌软骨遮盖喉口，阻止食物进入喉腔。

4. 杓状软骨　位于环状软骨板后部上缘两侧，左右各一，呈三棱锥形，尖朝上，底向下，与环状软骨板构成环杓关节。杓状软骨与甲状软骨内面有声韧带相连，声韧带是发声的基本结构。

（二）喉的连接

喉的连接包括喉软骨之间、喉软骨与舌骨和气管之间的连接，有关节、韧带等连接形式。

1. 环甲关节　由甲状软骨下角与环状软骨两侧的关节面构成。甲状软骨通过环甲关节在冠状轴上做前倾和复位运动，使甲状软骨前角与杓状软骨间距加大或缩短，带动声带的紧张或松弛。

2. 环杓关节　由杓状软骨底与环状软骨板上缘的关节面构成。杓状软骨可通过环杓关节沿垂直轴向内、外侧旋转。旋内使声带突互相靠近，缩小声门；旋外则作用相反，开大声门。

3. 弹性圆锥　由近似圆锥形的弹性纤维组织构成的膜性结构，又称环甲膜。起于甲状软骨前角后面，向后、向下呈扇形止于杓状软骨声带突和环状软骨上缘。其上缘游离、增厚，张于甲状软骨前角后面与杓状软骨声带突之间，称声韧带。

知识拓展

急性喉堵塞时，为抢救患者，在无条件进行气管切开情况下，可在环甲正中韧带处进行穿刺，建立临时呼吸通道。具体穿刺部位在颈前部正中，甲状软骨下方与环状软骨上方的凹陷处。

（三）喉腔

喉腔是由喉软骨、韧带、纤维膜、喉肌和喉黏膜共同围成的管腔。上起自喉口，与喉咽相通，向下通气管。喉腔内覆黏膜，中部两侧壁有上、下两对黏膜皱襞，呈前后走向。上方的一对称前庭襞，下方的一对称声襞；声襞通常又称为声带，是发声的重要器官。两侧声襞之间的裂隙称声门裂，是喉腔最狭窄的部位。

喉腔借前庭襞和声襞可分为三部分：喉前庭、喉中间腔、声门下腔（图 5-4）。从喉口至前庭裂平面之间的部分，称喉前庭；前庭裂和声门裂之间的部分，称喉中间腔；喉中间腔向两侧突出的囊状间隙，称喉室；声门裂至环状软骨下缘之间的部分，称声门下腔。声门下腔黏膜下组织疏松，易因炎症而发生喉水肿，婴幼儿喉腔较窄，一旦发生喉水肿可引起喉堵塞，导致窒息。

（四）喉肌

喉肌属骨骼肌，是发音的动力器官，附着于喉软骨的内面和外面。按其功能可分为两群。一群作用于环甲关节，能使声带紧张或松弛；另外一群作用于环杓关节，可调节声门裂的大小（图5-5）。喉肌的随意运动可控制发音的强弱并调节音调的高低。

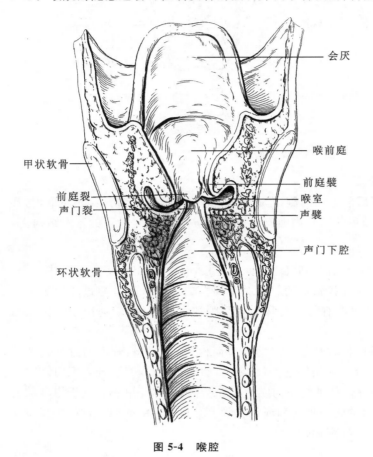

图 5-4　喉腔

（a）开放声门

（b）关闭声门

图 5-5　开放声门和关闭声门

四、气管和主支气管

（一）气管

气管位于颈前部正中，食管的前方，喉与气管杈之间，由黏膜、气管软骨、平滑肌和结缔组织构成。起自环状软骨下缘，约平第6颈椎体下缘，向下至胸骨角平面，约平第4胸椎体下缘处，分叉形成左、右主支气管，此分叉处称为气管杈。气管杈内面有一向上凸的半月状嵴，称为气管隆嵴，略偏向左侧，是支气管镜检查时判断气管分叉的重要标志（图5-6）。

气管软骨由14～17个呈"C"形缺口向后的软骨环构成，后部有纤维组织膜封闭。临床上对急性喉阻塞者，可做气管切开，切开部位常选在颈部第3～4或第4～5气管软骨处。

（二）主支气管

主支气管为气管杈到肺门之间的管道，包括左、右主支气管，分别经肺门进入左、右肺。左主支气管细长，走行近似水平；右主支气管短粗，走行较垂直，故气管坠入的异物多进入右主支气管。

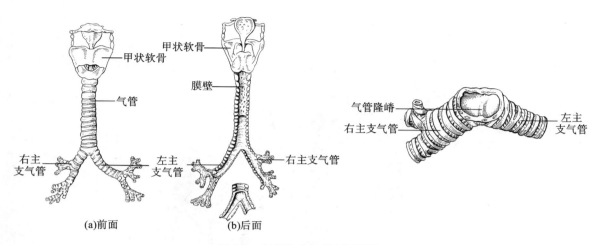

(a)前面　　　　　(b)后面

图 5-6　气管和支气管(前面观)

第三节　肺

肺是气体交换的器官,位于胸腔内,膈肌的上方,纵隔的两侧,左右各一。质软呈海绵状,富有弹性,表面有脏胸膜覆盖,光滑润泽,透过脏胸膜可见许多呈多边形的小区,称肺小叶。幼儿肺呈淡红色,随年龄增长,由于吸入的灰尘的沉积,颜色逐渐变为暗灰色;长期吸烟者或生活在烟尘污染环境中的人,肺可呈棕黑色。

一、肺的形态

肺呈半圆锥形,左肺狭长,右肺宽短。肺具有一尖(肺尖)、一底(肺底)、两面(肋面、纵隔面)和三缘(前缘、后缘和下缘)(图 5-7)。

肺尖即肺的上端,呈钝圆形,向上经胸廓上口向上突入颈根部,高出锁骨内侧 1/3 上方 2~3 cm,听诊肺尖部呼吸音可在此处进行。肺底位于膈的上方,呈半月形凹陷,又称膈面。肋面即肺的外侧面,与胸壁内面的肋和肋间肌贴近。纵隔面即肺的内侧面,与纵隔相邻,其中央为椭圆形凹陷,称为肺门。肺门为主支气管、肺动脉、肺静脉、神经、淋巴管等进出肺的部位,这些结构被胸膜结缔组织包绕,称为肺根。肺的前缘为肋面与纵隔面在前方的移行处,前缘角锐利;左肺前缘的下部有一明显的凹陷,称心切迹。肺的后缘为肋面与纵隔面在后方的移行处,厚而圆钝,贴于脊柱两侧。肺的下缘为横膈面与肋面、纵隔面的移行处,较锐利,伸向胸壁与膈的间隙内,其位置随呼吸运动而上下移动。

肺借叶间裂分为数叶,左肺的叶间裂为斜裂,由肺门的后上斜向前下,将左肺分为上、下两叶。右肺的叶间裂包括斜裂和水平裂,将右肺分为上、中、下三叶。

二、肺内支气管与支气管肺段

左、右主支气管在肺门处分出 2 级支气管进入每个肺叶,称为肺叶支气管。肺叶支气管入肺后再分为若干肺段支气管。各级支气管在肺内反复分支,管径小于 1 mm 者,称细支气管;细支气管继续分支至直径小于 0.5 mm 者,称终末细支气管,直达肺泡,呈树枝状,简称支气管树。每个细支气管连同它的分支和肺泡,组成 1 个肺小叶(图 5-8)。

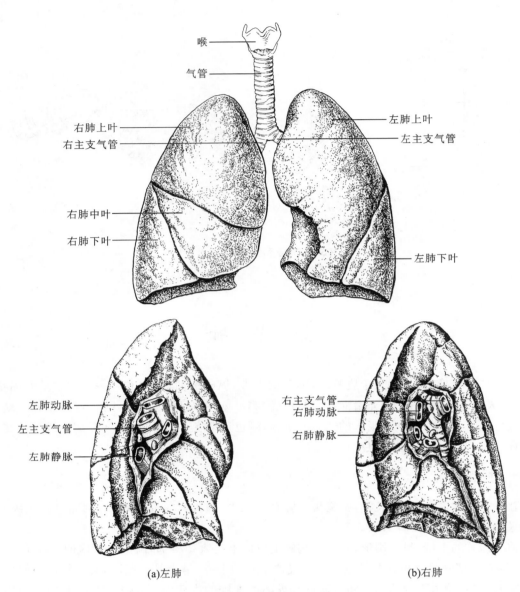

喉

气管

右肺上叶
右主支气管

右肺中叶

右肺下叶

左肺上叶

左主支气管

左肺下叶

左肺动脉
左主支气管

左肺静脉

右主支气管
右肺动脉

右肺静脉

(a)左肺

(b)右肺

图 5-7　肺(前面观)

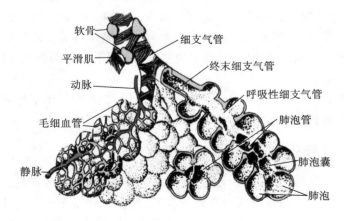

软骨

平滑肌

动脉

毛细血管

静脉

细支气管

终末细支气管

呼吸性细支气管

肺泡管

肺泡囊

肺泡

图 5-8　肺小叶

每一肺段支气管及其分支和所属肺组织在结构和功能上均为一个独立单位,称为支气管肺段,又称肺段。支气管肺段呈圆锥形,尖指向肺门,底朝向肺表面,通常左、右肺各有 10 个肺段,各支气管肺段之间借结缔组织分开,由独立的血液供应。由于支气管肺段结构和功能相对独立,临床可以支气管肺段为单位进行手术切除。

三、肺的细微结构

肺组织分为实质和间质两部分,肺内支气管树和肺泡为肺的实质,肺内结缔组织、血管、淋巴管和神经等为肺的间质。肺实质根据其功能不同,可分为导气部和呼吸部。

(一)导气部

导气部是指终末细支气管及其以上所有肺叶支气管的各级分支。导气部各级支气管管壁的组织结构与主支气管基本相似,但随着管径变细和管壁变薄,管壁的组织结构也有相应变化。表现:上皮变薄,由假复柱状纤毛上皮逐渐变为单层柱状纤毛上皮或单层柱状上皮;杯状细胞和腺体逐渐减少,直至消失;"C"形软骨环呈片状减少,并逐渐消失;平滑肌相对增多,并形成环形肌束缠绕管壁。

(二)呼吸部

呼吸部是气体交换的地方。终末细支气管以下的结构称为肺的呼吸部,包括呼吸性细支气管、肺泡管、肺泡囊和肺泡(图 5-9)。

1. 呼吸性细支气管 终末细支气管的分支,管壁上皮为单层立方上皮,由克拉拉(Clara)细胞和少量结缔组织、平滑肌组成。

2. 肺泡管 管壁上布满肺泡,每个肺泡管内有 20~60 个肺泡开口,肺泡开口处有平滑肌环绕,此处呈结节状膨大。

3. 肺泡囊 若干个肺泡的共同开口处。相邻肺泡开口之间无平滑肌环绕,故无结节状膨大。

4. 肺泡 由肺泡上皮和基膜构成,开口于肺泡囊、肺泡管和呼吸性细支气管,肺泡上皮细胞分为Ⅰ型肺泡细胞和Ⅱ型肺泡细胞。

Ⅰ型肺泡细胞数量少,约占肺泡上皮细胞总数的 25%,但覆盖了肺泡约 95% 的表面积,是进行气体交换的部位。Ⅰ型肺泡细胞无增殖能力,损伤后由Ⅱ型肺泡细胞增殖分化补充。

Ⅱ型肺泡细胞数量多,约占肺泡上皮细胞总数的 75%,但体积小,覆盖了肺泡约 5% 的表面积,散在凸起于Ⅰ型肺泡细胞之间。Ⅱ型肺泡细胞可分泌肺泡表面活性物质,降低肺泡表面张力,具有稳定肺泡大小的作用。

相邻肺泡之间的薄层结缔组织称肺泡隔,其内含有丰富的毛细血管网、肺巨噬细胞和弹性纤维。肺巨噬细胞能吞噬吸入的灰尘、细菌、异物等,大量吞噬后称为尘细胞。肺泡隔中的毛细血管紧贴肺泡上皮,有利于肺泡内的氧气与血液中的二氧化碳进行交换。进行气体交换的结构称气-血屏障(图 5-10),由肺泡腔表面的液体层、Ⅰ型肺泡细胞、肺泡上皮基膜、薄层结缔组织、毛细血管内皮基膜、毛细血管内皮组成。

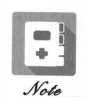

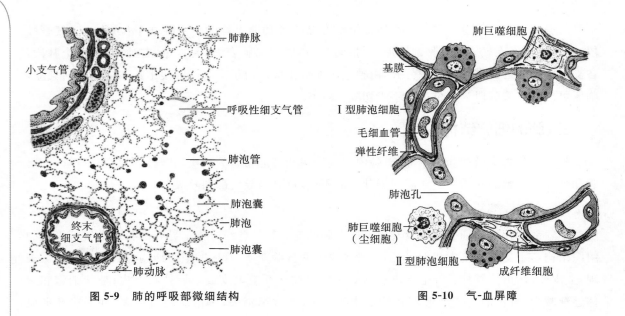

图 5-9 肺的呼吸部微细结构　　　　　图 5-10 气-血屏障

第四节 胸膜与纵隔

一、胸膜与胸膜腔

（一）胸膜

胸膜覆盖于肺的表面、胸壁内面、纵隔两侧和膈的上面，是一层薄而光滑的浆膜，可分为脏胸膜与壁胸膜两层。脏胸膜紧贴在肺脏表面，与肺紧密结合而不能分离，并伸入肺裂内；壁胸膜贴附于胸壁内面、纵隔两侧和膈上面。根据贴附部位不同，壁胸膜分为膈胸膜、纵隔胸膜、肋胸膜、胸膜顶。在肋胸膜和膈胸膜相互移行处形成肋膈隐窝，左右各一，是胸膜腔的最低部位，胸膜腔积液多积于此。临床上常在此处行胸膜腔穿刺术，抽取积液进行检查。

胸膜的体表投影位置，以胸膜前界和下界具有实际意义。胸膜前界的体表投影即肋胸膜和纵隔胸膜前缘的反折线，与肺前缘基本一致。胸膜下界的投影，是肋胸膜与膈胸膜的反折线，比肺下界的投影低 1～2 肋（图 5-11，表 5-1）。

表 5-1 肺下界与胸膜下界体表投影的比较

项　　目	锁骨中线	腋 中 线	肩 胛 线	后 正 中 线
肺下界	第 6 肋	第 8 肋	第 10 肋	第 10 胸椎棘突
胸膜下界	第 8 肋	第 10 肋	第 11 肋	第 12 胸椎棘突

（二）胸膜腔

脏胸膜和壁胸膜两层胸膜间密闭、狭窄、呈负压的腔隙称胸膜腔。胸膜腔左、右各一，互不相通，腔内有少量浆液，可减少两层胸膜在呼吸时产生的摩擦。

二、纵隔

左、右纵隔胸膜之间的所有器官、结构及结缔组织总称为纵隔。纵隔偏向左侧，前界为胸骨，后界为脊柱胸段，两侧为纵隔胸膜，上界是胸廓上口，下界为膈。通常以胸骨角水平面为界，将纵

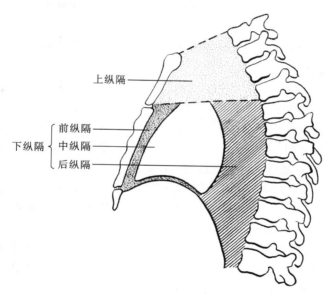

图 5-11　胸膜的体表投影

隔分上纵隔和下纵隔；下纵隔以心包为界，分为前、中、后纵隔（图 5-12）。

图 5-12　纵隔（右侧观）

1. 上纵隔　位于胸廓上口与胸骨角平面之间。主要有胸腺、头臂静脉、上腔静脉、主动脉弓及其分支、膈神经、迷走神经等结构。

2. 前纵隔　位于胸骨体与心包壁之间，较狭窄，内有胸腺或胸腺遗迹、疏松结缔组织和少量淋巴结等结构。

3. 中纵隔　位于前、后纵隔之间，内有心包、心和出入心的大血管根部、膈神经等结构。

4. 后纵隔　位于心包后壁与脊柱胸部之间，内有胸主动脉、奇静脉、半奇静脉、食管、主支气管、迷走神经、胸交感干、胸导管和淋巴结等结构。

知 识 回 顾

本章节扼要介绍呼吸系统正常结构，由呼吸道和肺组成，其主要功能是进行气体交换。呼吸道是传送气体的通道，包括鼻、咽、喉、气管及各级支气管。鼻、咽、喉称上呼吸道，气管和各级支气管为下呼吸道。肺由肺实质及肺间质组成，为气体交换的场所。

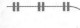

 考点检测

1. 属于下呼吸道的是（　　）。

A. 口腔 　　　　　B. 鼻 　　　　　　C. 咽 　　　　　D. 气管

2. 鼻腔（　　）。

A. 分为鼻前庭、固有鼻腔和鼻旁窦 　　　　　B. 外侧壁有上、中、下三个鼻甲

C. 内侧壁后上方称为易出血区 　　　　　D. 嗅黏膜位于下鼻甲处

3. 上颌窦（　　）。

A. 是最大的鼻旁窦 　　　　　B. 开口于下鼻道

C. 窦底比开口高 　　　　　D. 是最少发生鼻窦炎的鼻旁窦

4. 额窦开口于（　　）。

A. 上鼻道 　　　　B. 中鼻道 　　　　C. 下鼻道 　　　　D. 蝶筛隐窝

5. 成对的喉软骨是（　　）。

A. 甲状软骨 　　　B. 杓状软骨 　　　C. 会厌软骨 　　　D. 环状软骨

6. 唯一完整环形的喉软骨是（　　）。

A. 甲状软骨 　　　B. 杓状软骨 　　　C. 会厌软骨 　　　D. 环状软骨

7. 喉腔最狭窄的部位是（　　）。

A. 喉口 　　　　　B. 喉前庭 　　　　C. 前庭裂 　　　　D. 声门裂

8. 喉中间腔位于（　　）。

A. 声门裂与喉口之间 　　　　　B. 前庭裂与喉口之间

C. 前庭裂与声门裂之间 　　　　　D. 声门裂与气管之间

9. 喉炎时容易水肿的部位是（　　）。

A. 喉口黏膜 　　　　　B. 喉前庭黏膜

C. 喉中间腔黏膜 　　　　　D. 声门下腔黏膜

10. 气管（　　）。

A. 位于前纵隔内 　　　　　B. 由完整的气管软骨环构成

C. 在胸骨角平面分为左、右主支气管 　　　　　D. 上端与甲状软骨相连

11. 关于右主支气管，说法错误的是（　　）。

A. 走行较垂直 　　　　　B. 比左主支气管短

C. 气管异物多坠入右主支气管 　　　　　D. 与气管间夹角较大

12. 气管权位于（　　）。

A. 第 6 颈椎高度 　　　　　B. 胸骨角平面

C. 第 6 胸椎高度 　　　　　D. 第 7 胸椎高度

13. 有关肺的说法，正确的是（　　）。

A. 左肺短宽，右肺狭长 　　　　　B. 位于胸膜腔内

C. 两肺前缘均有心切迹 　　　　　D. 左肺两叶，右肺三叶

14. 对右肺的描述，错误的是（　　）。

A. 被水平裂和斜裂分为上中下三叶 　　　　　B. 较左肺短而宽

C. 前缘锐利，有肺小舌 　　　　　D. 肺尖向上经胸廓上口突至颈根部

15. 胸膜（　　）。

A. 壁胸膜和脏胸膜形成一个胸膜腔，左、右胸膜腔在肺根处相通

B. 壁胸膜衬在胸壁内并覆盖肺表面

C. 胸膜下界与肺下缘一致

D. 纵隔胸膜是壁胸膜的一部分

16. 平静呼吸时,在锁骨中线上与肺下界相交的是(　　)。

A. 第 5 肋　　　　B. 第 6 肋　　　　C. 第 7 肋　　　　D. 第 8 肋

17. 有关胸膜腔的描述,错误的是(　　)。

A. 腔内呈负压　　　　　　　　　　　B. 有少量浆液

C. 左、右胸膜腔互不相通　　　　　　D. 每侧胸膜腔经肺根处通外界

18. 中纵隔内有(　　)。

A. 心包　　　　　B. 迷走神经　　　　C. 食管　　　　D. 胸导管

19. 在肩胛线上,肺下缘的体表投影平(　　)。

A. 第 8 肋　　　　B. 第 9 肋　　　　C. 第 10 肋　　　　D. 第 11 肋

20. 胸膜下界在腋中线处与(　　)。

A. 第 8 肋相交　　B. 第 10 肋相交　　C. 第 11 肋相交　　D. 第 12 肋相交

(刘向东)

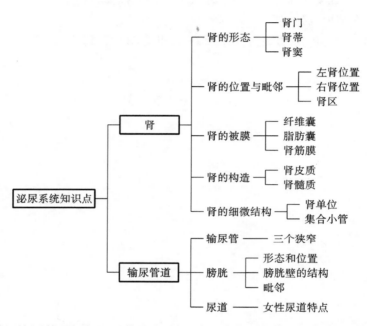

知　识　树

泌尿系统知识点
- 肾
  - 肾的形态
    - 肾门
    - 肾蒂
    - 肾窦
  - 肾的位置与毗邻
    - 左肾位置
    - 右肾位置
    - 肾区
  - 肾的被膜
    - 纤维囊
    - 脂肪囊
    - 肾筋膜
  - 肾的构造
    - 肾皮质
    - 肾髓质
  - 肾的细微结构
    - 肾单位
    - 集合小管
- 输尿管道
  - 输尿管
    - 三个狭窄
  - 膀胱
    - 形态和位置
    - 膀胱壁的结构
    - 毗邻
  - 尿道
    - 女性尿道特点

泌尿系统由肾、输尿管、膀胱和尿道组成（图 6-1）。肾是体内最重要的排泄器官，人体在新陈

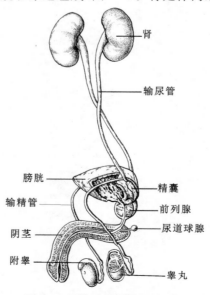

图 6-1　男性泌尿生殖系统概观

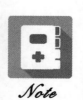

代谢过程中不断产生的代谢产物,如尿素、尿酸、肌酐、多余的无机盐和水分等,在肾内以尿液的形式产生。尿液经输尿管运送到膀胱暂时储存,当尿液达到一定量后,再经尿道排出体外。当肾脏功能出现障碍时,体内的代谢产物就会蓄积,从而影响机体内环境的相对稳定,严重时会出现尿毒症,机体正常的新陈代谢会受到影响,甚至危及人的生命。

第一节　肾

一、肾的形态

肾是成对的实质性器官,形似蚕豆,成人的肾呈红褐色,表面光滑,质柔软。肾可分为上、下两端,前、后两面和内、外侧两缘(图 6-2)。肾的上、下端钝圆,前面较凸,后面较扁平,紧贴腹后壁。外侧缘隆凸,内侧缘中央凹陷,称为肾门,是肾动脉、肾静脉、肾盂、神经、淋巴管等结构出入肾的部位。出入肾门的这些结构被结缔组织包裹形成肾蒂,右侧肾蒂较左侧短。肾门向肾实质内凹陷形成一个较大的腔隙,称为肾窦,容纳肾小盏、肾大盏、肾盂、肾血管、神经、淋巴管及脂肪组织等。

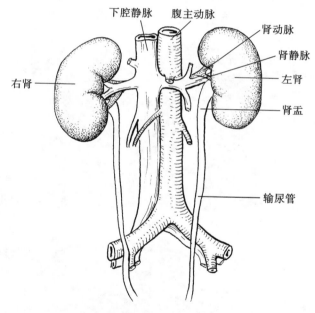

图 6-2　肾的前面观

二、肾的位置与毗邻

肾位于腹后壁,呈"八"字形紧贴在脊柱的两侧,属于腹膜外位器官。左肾上端平第 11 胸椎体下缘,下端平第 2 腰椎体下缘;第 12 肋斜过左肾后面的中部。右肾由于受肝脏的影响,其位置较左肾低半个椎体;第 12 肋斜过右肾后面的上部。成人肾门约平对第 1 腰椎体,肾门在背部的体表投影:一般位于竖脊肌外侧缘与第 12 肋之间的夹角内,临床上称为肾区。某些肾病患者,触压或叩击此区可出现疼痛。肾的位置有个体差异:一般儿童低于成人,女性略低于男性(图 6-3、图 6-4)。

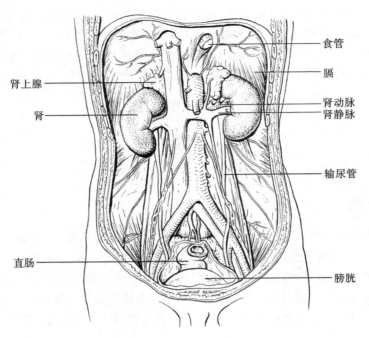

图 6-3　肾及输尿管的位置

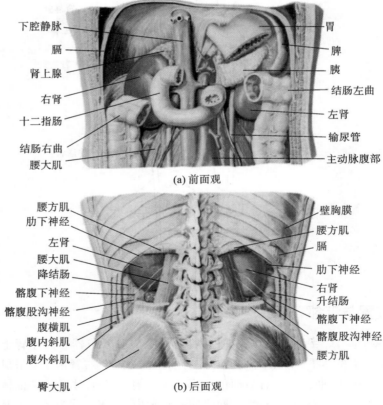

(a) 前面观

(b) 后面观

图 6-4　肾的位置与毗邻

三、肾的被膜

肾的表面有 3 层被膜包裹，由内向外依次为纤维囊、脂肪囊和肾筋膜（图 6-5）。

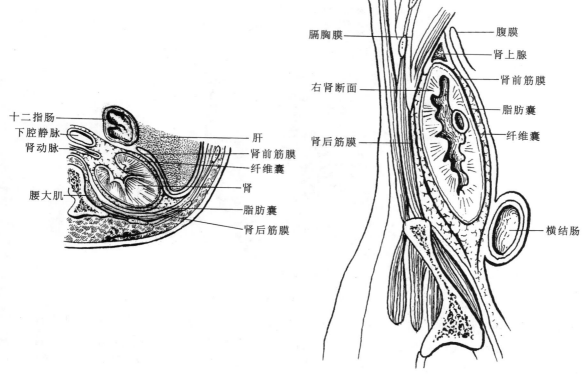

图 6-5　肾的被膜

（一）纤维囊

纤维囊为紧贴肾实质表面的致密结缔组织膜，内含少量弹性纤维，薄而坚韧，与肾实质结合疏松，正常时易于剥离。但在病理情况下，其则会与肾实质发生粘连而不易剥离。

（二）脂肪囊

脂肪囊是包裹在纤维囊周围的囊状脂肪层，并经肾门与肾窦内的脂肪组织相延续，对肾起到保护作用。临床上进行肾囊封闭时，就是将药物注入此层。

（三）肾筋膜

肾筋膜为覆盖在脂肪囊外面的致密结缔组织膜，分前、后两层，包裹肾和肾上腺，在肾的下方则相互分离，其间有输尿管通过。肾筋膜向深面发出许多结缔组织小束，穿过脂肪囊连于纤维囊，对肾有固定作用。

肾的正常位置主要依靠肾的被膜及肾血管维持。此外，肾的邻近器官、腹内压和腹膜对肾也起一定的固定作用。当上述因素发生异常时，肾可能向下移位，出现肾下垂或游走肾。

四、肾的构造

肾实质可分为肾皮质和肾髓质两部分（图 6-6）。

（一）肾皮质

肾皮质主要位于肾实质浅部，富含血管，新鲜标本呈红褐色，肉眼可见许多细小的红色点状颗粒。肾皮质伸入肾髓质内的部分，称为肾柱。

（二）肾髓质

肾髓质位于肾皮质的深部，因血管较少，故呈淡红色，主要由 15～20 个肾锥体构成。肾锥体呈

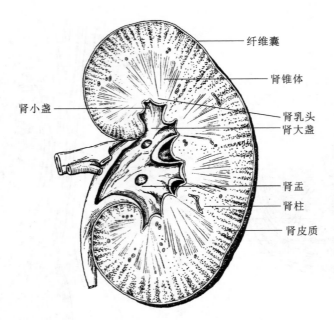

图 6-6　肾的冠状剖面

纤维囊
肾锥体
肾乳头
肾大盏
肾盂
肾柱
肾皮质
肾小盏

圆锥形,其底朝向肾皮质,尖端钝圆,呈乳头状,朝向肾门,称为肾乳头,其顶端有许多乳头管的开口,肾生成的尿液由此孔流入肾小盏。肾小盏是包绕肾乳头的膜性管道,呈漏斗状。2～3 个肾小盏汇合成 1 个肾大盏,2～3 个肾大盏最后汇合成肾盂。肾盂出肾门后,逐渐变细,移行为输尿管。

五、肾的微细结构

肾实质由大量的泌尿小管和少量的肾间质构成。肾间质是指分布于泌尿小管之间的少量结缔组织、血管、神经和淋巴管等结构;泌尿小管是形成尿液的结构,包括肾单位和集合小管(图6-7、图 6-8)。

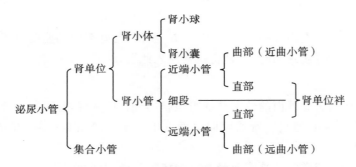

图 6-7　泌尿小管的组成

(一) 肾单位

肾单位是肾的结构和功能的基本单位,由肾小体和肾小管组成。每个肾有 100 万～150 万个肾单位。

1. 肾小体　位于肾皮质内,呈球状,由肾小球和肾小囊组成(图 6-9)。

(1) 肾小球:肾小体内入球微动脉与出球微动脉之间一团盘曲成球状的毛细血管,被肾小囊包裹。肾小球的毛细血管壁极薄,由 1 层有孔的内皮细胞及其外面的基膜构成;入球微动脉粗短,出球微动脉细长,故肾小球的毛细血管内形成较高的压力,有利于原尿的生成。

(2) 肾小囊:肾小管起始部膨大并凹陷形成的双层盲囊。两层之间的腔隙,称为肾小囊腔。肾小囊的壁层由单层扁平上皮构成;脏层的上皮细胞贴附于毛细血管基膜外面,称为足细胞(图

Note

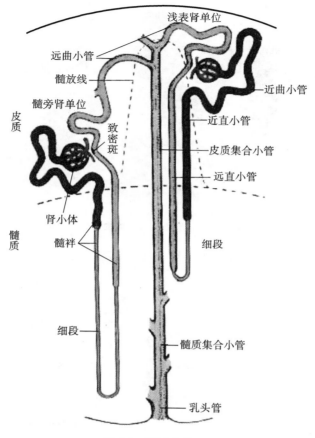

图 6-8 泌尿小管

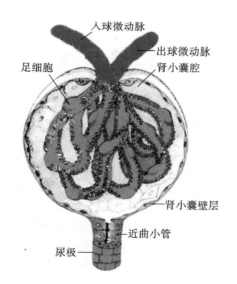

图 6-9 肾小体结构模式图

6-10）。电镜下可见足细胞的胞体大，从胞体上伸出几个较大的初级突起，每个初级突起又发出许多指状的次级突起，相邻足细胞的次级突起相互穿插嵌合，形成栅栏状，紧贴在毛细血管基膜的外面。足细胞次级突起之间有宽约 25 nm 的间隙，称为裂孔，孔上被覆一层薄膜，称为裂孔膜。

血液经肾小球滤过到肾小囊腔内形成原尿，必须经过毛细血管的有孔内皮、基膜和裂孔膜，

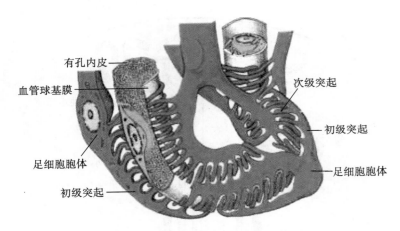

图 6-10　肾小体足细胞与毛细血管结构模式图

这 3 层结构称为滤过膜,又称为滤过屏障(图 6-11)。若滤过膜受损,轻则大分子蛋白质,重则红细胞漏出,形成蛋白尿或血尿。

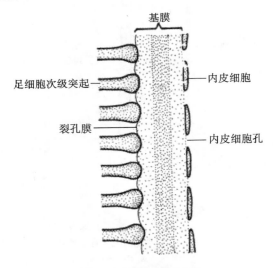

图 6-11　滤过膜模式图

2. 肾小管　与肾小囊壁层相续的一条细长而弯曲的管道,由单层上皮构成,从近端至远端依次分为近端小管、细段和远端小管。

(1)近端小管:分为曲部和直部。

①近端小管曲部(近曲小管):与肾小囊腔相连接,是肾小管的起始部。也是肾小管中最粗、最长的一段,盘曲于肾小体附近。管腔小而不规则,上皮细胞呈单层立方形或锥体形,细胞界限不清晰,其游离面有刷状缘(图 6-12)。电镜下观察:刷状缘是密集排列整齐的微绒毛,扩大了细胞的表面积,有利于近曲小管对水、营养物质和部分无机盐的重吸收。

②近端小管直部:其近端与曲部相续,远端管径突然变细移行为细段。其结构与曲部相似,仅微绒毛不如曲部发达,因而其重吸收的功能不如曲部强。

(2)细段:肾小管各段中管径最细的部分,由单层扁平上皮围成。

(3)远端小管:分为直部和曲部,两者都是由单层立方上皮构成。

①远端小管直部:近端与细段相续,远端与曲部相连,其管壁上皮的结构与近端小管直部相似。由近端小管直部、细段和远端小管直部共同构成的"U"字形袢状结构,称为髓袢(肾单位袢)。髓袢的主要功能是减缓原尿在肾小管中的流速,有利于肾小管对水和部分无机盐的吸收。

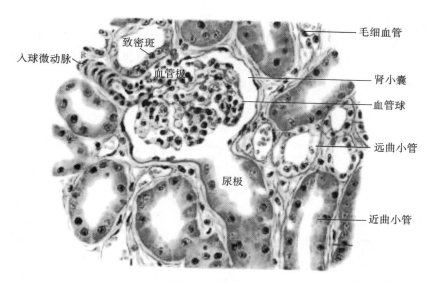

图 6-12　肾切片

②远端小管曲部（远曲小管）：盘曲于肾小体附近，其管腔较大而规则，管壁上皮细胞分界较清晰（图 6-12），游离面微绒毛短而少。远曲小管是离子交换的重要场所，有重吸收钠、水和排出钾等功能。

（二）集合小管

集合小管续接远曲小管，从肾皮质直行向肾髓质，在肾髓质的深部，先后与其他集合小管汇合，最后形成管径较粗的乳头管，开口于肾乳头。集合小管的管径逐渐由细变粗，管壁上皮细胞由单层立方上皮逐渐移行为单层柱状上皮。集合小管具有重吸收原尿中的水和无机盐的功能。

（三）球旁复合体

球旁复合体又称肾小球旁器，由球旁细胞和致密斑等组成（图 6-13）。

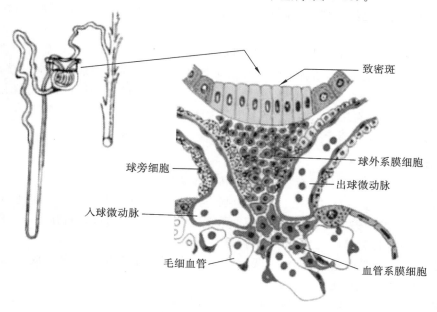

图 6-13　球旁复合体

1. 球旁细胞　位于入球微动脉接近肾小球处，由入球微动脉管壁的平滑肌细胞转变成立方形或多边形的上皮样细胞而成。球旁细胞能分泌肾素，后者在血液内经过复杂的生化反应后，能

微视频
尿液的
产生和
排出途径

Note

够使血压升高。某些肾病伴有高血压,与肾素分泌有关。

2. 致密斑　远曲小管与球旁细胞邻接处,其管壁上皮细胞变成高柱状,密集排列而形成的椭圆形斑状结构,称为致密斑。致密斑是 Na^+ 感受器,能够敏锐地感受远端小管内 Na^+ 浓度的变化,从而调节球旁细胞分泌肾素。

第二节　输尿管道

一、输尿管

输尿管是细长的肌性管道,左右各一,长 25～30 cm,管径 0.5～0.7 cm。输尿管上端与肾盂相接,于腹膜后方,沿腰大肌的前面下行,在小骨盆上口处跨越髂总动脉分叉处的前方入盆腔(图6-14),在膀胱底的外上角斜穿膀胱壁,开口于膀胱底。输尿管全长粗细不均,一般有 3 处较明显的狭窄:①输尿管的起始处;②跨越小骨盆上口处;③斜穿膀胱壁处。当尿路结石下降时,容易嵌顿于这些狭窄处,引起剧烈绞痛。

二、膀胱

膀胱是暂时储存尿液的囊状肌性器官,其形态、大小、位置及壁的厚度均可随年龄、性别和尿液充盈程度的不同而异。正常成人膀胱容量为 300～500 mL,最大容量可达 800 mL,新生儿膀胱的容量约为 50 mL。

(一)形态和位置

1. 形态　膀胱充盈时,略呈卵圆形,而空虚时则呈三棱锥形,可分为尖、体、底和颈四部(图6-14),各部之间无明显界限。其尖朝向前上方,称为膀胱尖;底朝向后下方,称为膀胱底,有两输尿管开口;膀胱尖与底之间的部分,称为膀胱体;膀胱的最下部,称膀胱颈,颈的下端有尿道内口与尿道相接。

2. 位置　成人的膀胱位于盆腔前部,耻骨联合后方(图 6-15、图 6-16)。膀胱空虚时,膀胱尖与耻骨联合上缘平齐;充盈时,膀胱尖则上升至耻骨联合以上,此时腹前壁折向膀胱的腹膜也随之上移,使膀胱的前下壁直接与腹前壁相贴。所以在膀胱充盈时,沿耻骨联合上缘行膀胱穿刺,穿刺针可不经腹膜腔而直接进入膀胱,以避免感染腹膜腔。新生儿的膀胱大部分位于腹腔内,随着年龄增长和盆腔增大而渐渐下降至盆腔内。

(二)膀胱壁的结构

膀胱壁的结构由内向外依次由黏膜、肌层和外膜构成。

1. 黏膜　黏膜的上皮是变移上皮。当膀胱空虚时,黏膜由于肌层的收缩而形成许多皱襞,当充盈时皱襞则全部消失。在膀胱底的内面,两输尿管口与尿道内口之间有 1 个三角形区域,此处黏膜平滑无皱襞,称为膀胱三角(图 6-17),是肿瘤的好发部位。

2. 肌层　由平滑肌构成,可分为内纵、中环、外纵三层,肌束相互交错形成逼尿肌。在尿道内口处,环行肌增厚形成尿道内括约肌。

3. 外膜　除膀胱下面的是纤维膜外,其他部分是浆膜。

(三)毗邻

膀胱尖与耻骨联合相邻,膀胱底在男性与精囊、输精管壶腹和直肠相邻,在女性则与子宫颈和阴道上端相邻。男性的膀胱颈与前列腺相邻接,女性的膀胱颈则直接与尿生殖膈相邻。

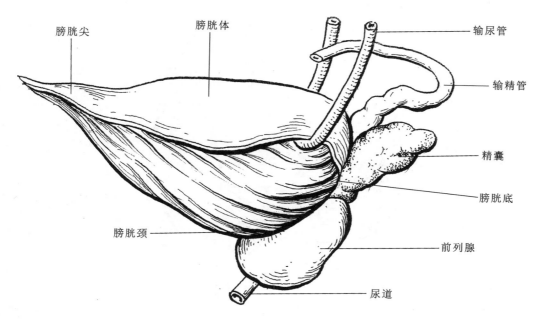

图 6-14 膀胱的形态

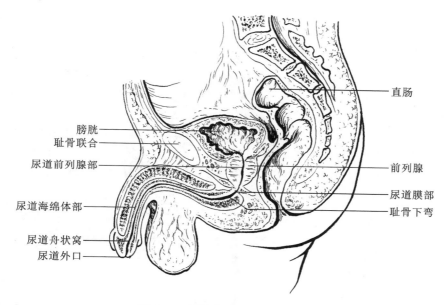

图 6-15 男性盆腔正中矢状切面

三、尿道

尿道是连通膀胱与体外的管道,男性和女性尿道的功能与构造不完全相同。男性尿道除有排尿功能外,兼有排精功能,故在男性生殖系统中叙述。女性尿道短、宽、直,长 3～5 cm,仅有排尿的功能。它起自膀胱的尿道内口,经阴道前方行向前下,穿过尿生殖膈,以尿道外口开口于阴道前庭。在穿过尿生殖膈时,周围有尿道、阴道括约肌环绕,可控制排尿。由于女性尿道短、宽而直,故易引起泌尿系统的逆行性感染。

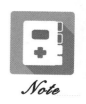

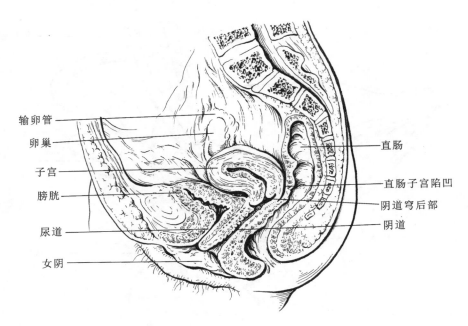

输卵管
卵巢
子宫
膀胱
尿道
女阴

直肠
直肠子宫陷凹
阴道穹后部
阴道

图 6-16　女性盆腔正中矢状切面

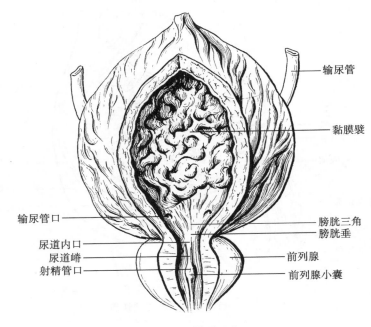

输尿管

黏膜襞

输尿管口
尿道内口
尿道嵴
射精管口

膀胱三角
膀胱垂
前列腺
前列腺小囊

图 6-17　膀胱三角

知识回顾

　　肾是泌尿系统中最重要的器官,其主要功能是产生尿液。肾位于腹后壁,脊柱的两侧。肾门约平第 1 腰椎体。肾实质分肾皮质和肾髓质两部分,表面被覆三层被膜。肾单位是肾结构和功能的基本单位,由肾小体和肾小管组成。输尿管起于肾盂,终于膀胱,是细长的肌性管道,全长有三处狭窄。膀胱是暂时储存尿液的囊状肌性器官,空虚时位于小盆腔内,耻骨联合后方,分为尖、体、底和颈四部分,膀胱底的内面有膀胱三角。女性尿道短、宽、直,只有排尿的功能。

Note

考点检测

扫码看答案

1. 成人肾门平（　　）。
A. 第 10 胸椎　　B. 第 11 腰椎　　C. 第 12 胸椎　　D. 第 1 腰椎　　E. 第 2 腰椎

2. 关于肾的描述正确的是（　　）。
A. 长轴呈垂直状　　　　　B. 位于腹膜后面　　　　　C. 右侧较左侧高
D. 女性肾较男性高　　　　E. 左侧肾蒂较右侧短

3. 不通过肾门的是（　　）。
A. 输尿管　　B. 肾动脉　　C. 肾静脉　　D. 神经　　E. 淋巴管

4. 第 12 肋斜过（　　）。
A. 左肾后面上部　　　　　B. 左肾后面中部　　　　　C. 左肾后面下部
D. 右肾后面中部　　　　　E. 左肾前面中部

5. 肾被膜的最内层是（　　）。
A. 肾筋膜　　B. 腹膜　　C. 脂肪囊　　D. 纤维囊　　E. 以上均不对

6. 包绕肾乳头的是（　　）。
A. 肾盂　　B. 肾小囊　　C. 肾小盏　　D. 肾大盏　　E. 输尿管

7. 有关输尿管的描述错误的是（　　）。
A. 全长 25～30 cm　　　　B. 壁内段垂直穿过膀胱壁　　　　C. 按行程可分三部
D. 壁内段是输尿管狭窄部之一　　E. 有三处狭窄

8. 关于膀胱，描述正确的是（　　）。
A. 属于腹膜内位器官　　　　　　　　B. 空虚时全位于小骨盆腔内
C. 尿道内口位于膀胱尖处　　　　　　D. 膀胱体的下方为前列腺
E. 空虚时，所有黏膜形成许多不规则的皱襞

9. 膀胱三角位于（　　）。
A. 膀胱颈　　B. 膀胱底　　C. 膀胱尖　　D. 膀胱体　　E. 膀胱颈

10. 女性尿道紧邻（　　）。
A. 阴道前壁　　B. 阴道后壁　　C. 直肠前壁　　D. 直肠后壁　　E. 子宫颈

（钟富良）

Note

第七章 生殖系统

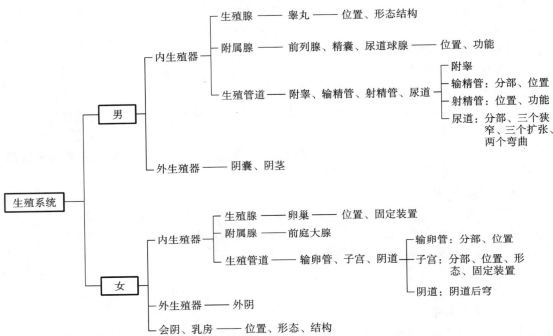

知 识 树

生殖系统是与生殖密切相关器官的总称,分为男性生殖系统和女性生殖系统,主要功能是产生生殖细胞,繁殖新个体,分泌性激素,形成和维持第二性征。生殖系统根据生殖器所在部位的不同,可分为体内的内生殖器和裸露于体表的外生殖器两部分。内生殖器包括生殖腺、生殖管道、附属腺,主要是产生和运输生殖细胞以及分泌性激素,外生殖器则主要是进行性交的器官。内生殖器和外生殖器两部分各司其职,共同完成生殖功能。

第一节 男性生殖系统

男性生殖系统包括内生殖器和外生殖器两部分。内生殖器是由生殖腺、生殖管道和附属腺组成。生殖腺是睾丸;生殖管道包括附睾、输精管、射精管和尿道;附属腺包括前列腺、精囊和尿道球腺。外生殖器包括阴囊和阴茎两部分(图 7-1)。

Note

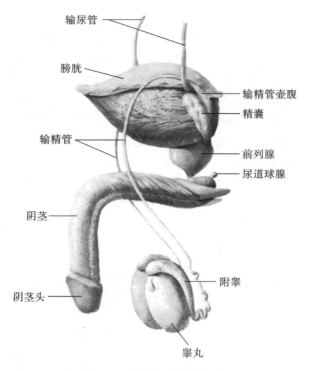

图 7-1 男性生殖系统概观

一、睾丸

睾丸是男性的生殖腺,其主要功能是产生男性生殖细胞——精子繁殖后代,分泌雄激素,形成和维持男性第二性征。

(一)位置和形态

睾丸位于阴囊内,左右各一,一般不等高,左侧多低于右侧。呈卵圆形,表面光滑,为实质性器官,可分为上、下两端,前、后两缘,内、外侧两面。上端与附睾头贴附,下端游离;前缘游离,后缘与附睾和输精管相邻接;内侧面与阴囊隔相依,外侧面与阴囊壁相贴(图 7-2)。性成熟之前,睾丸生长较慢;性成熟后,睾丸迅速生长,老年后因性功能减退,睾丸也随之萎缩变小。

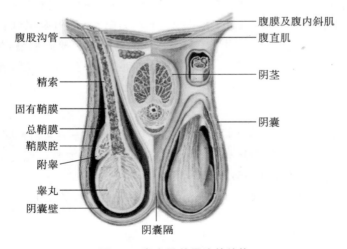

图 7-2 睾丸及其周边的结构

（二）结构

睾丸表面有一层致密坚韧厚实的纤维膜,称为白膜。白膜沿睾丸后缘增厚,并凸入睾丸实质内部形成睾丸纵隔,睾丸纵隔呈放射状发出许多睾丸小隔,睾丸小隔与白膜相连,将睾丸分隔成100～200个睾丸小叶。每个睾丸小叶内有2～4条盘曲的精曲小管,精曲小管又称生精小管,其上皮由生精细胞和支持细胞构成,生精细胞在性激素的作用下可发育为精子,支持细胞可供生精细胞附着,具有支持、保护、营养生精细胞的作用。精曲小管之间的结缔组织称为睾丸间质,间质内有睾丸间质细胞,青春期后可分泌雄激素,与男性第二性征、生理功能等密切相关,同时也可促进生精细胞发育成精子,促进人体物质代谢。精曲小管在靠近睾丸纵隔处汇合成精直小管,进入睾丸纵隔后交织成睾丸网,睾丸网发出12～15条睾丸输出小管,从睾丸后缘上部进入附睾（图7-3）。

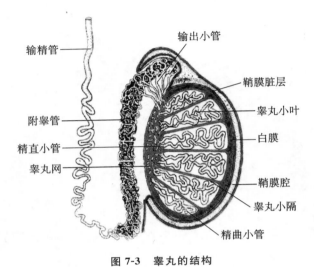

图 7-3　睾丸的结构

二、生殖管道

男性生殖管道主要包括附睾、输精管、射精管和尿道,其主要功能是排出生殖细胞。

（一）附睾

附睾由曲折细小管子构成,弯曲蜷缩成新月形,紧贴睾丸的上端和后缘。上端膨大为附睾头,是由睾丸的输出小管汇合而成,中部为附睾体,下端为附睾尾,附睾尾细长,急转向上直接移行为输精管（图 7-4）。附睾的主要功能是储存精子,同时还可以分泌附睾液,为精子提供激素、酶和营养等物质,有助于精子进一步成熟。因此附睾犹如精子生存的微环境,若其功能受到影响,将会影响精子质量,很有可能导致男性不育。

（二）输精管

输精管是一对弯曲的细管,一端由附睾尾直接移行而成,另一端与精囊腺管汇合后形成射精管,长约 40 cm,管腔为肌性管道,管壁较厚,呈坚韧的圆索状,其主要功能是输送精子至射精管。输精管按其行程可分为 4 部分（图 7-5）。

1. 睾丸部　起自附睾尾,经附睾内侧沿睾丸后缘上行,至睾丸上端移行为精索部,此段最短。

2. 精索部　起自睾丸部,上行穿过腹股沟管浅环,进入腹股沟管移行为腹股沟管部。精索部输精管位置表浅,是男性结扎术的理想部位。

精索是从睾丸上端至腹股沟管深环的一对柔软圆索状结构,内部主要由输精管精索部、睾丸

Note

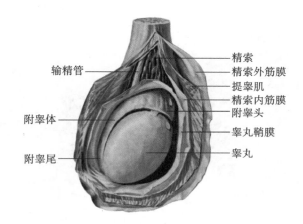

图 7-4　睾丸和附睾

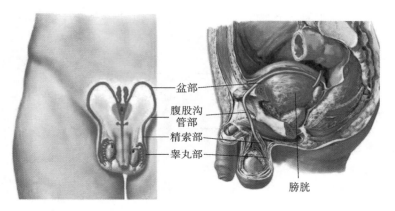

图 7-5　输精管

动脉、输精管血管、蔓状静脉丛、神经、淋巴管和鞘韧带等组成,外部由外向内分别由精索外筋膜、提睾肌和精索内筋膜组成,并形成三层被膜包裹内部结构(图 7-4)。

3. 腹股沟管部　位于腹股沟管内的输精管部分。

4. 盆部　位于盆腔的输精管部分。输精管穿过腹股沟管深环后进入盆腔,行至膀胱底的后方,在此两侧输精管逐渐靠拢并扩大形成输精管壶腹,此段最长。输精管壶腹末端逐渐变细,并与精囊腺的排泄管汇合而成射精管。

（三）射精管

射精管由输精管壶腹末端和精囊腺的排泄管汇合而成,为一肌性管道,向前下方穿过前列腺实质,然后开口于尿道前列腺部精阜的两侧,长约 2 cm。其主要功能是将精子和精囊腺分泌物喷出射入后尿道(图 7-6)。

（四）尿道

1. 位置和形态　男性尿道兼有排尿和排精的功能。起于膀胱的尿道内口,止于阴茎头尖端的尿道外口,成年男性尿道长 16～22 cm,根据其行程可分为以下 3 部分(图 7-7)。

（1）尿道前列腺部:为尿道穿过前列腺的部分,是男性尿道管腔最宽的一段,长约 3 cm。在其后壁上有一纵行隆起,称为尿道嵴,嵴中部隆起的部分称为精阜。精阜两侧有细小的射精管开口和前列腺导管的开口(图 7-8)。

（2）尿道膜部:为尿道穿过尿生殖膈的部分,是男性尿道管腔最窄、管长最短的一段,长约 1.5 cm。其周围有括约肌环绕,该肌为骨骼肌,可随意志收缩和舒张而控制排尿,又称尿道外括

Note

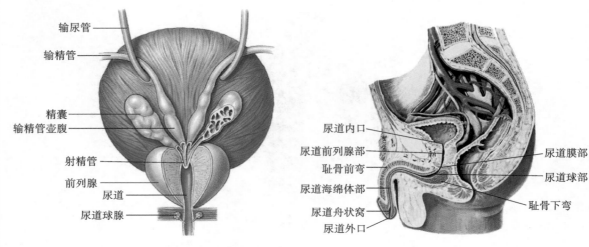

图 7-6　射精管、精囊、前列腺和尿道球腺　　　　图 7-7　男性尿道

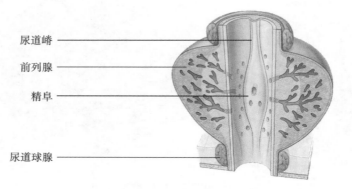

图 7-8　男性尿道前列腺部示意图

约肌。尿道膜部位置固定,骨盆骨折时易损伤此处。

（3）尿道海绵体部:为尿道穿过尿道海绵体的部分,是男性尿道管长最长的一段,长 12～17 cm。其后端的膨大部位称为尿道球部,球部内的尿道最宽,并有尿道球腺的开口。阴茎头内的尿道扩大部分称尿道舟状窝。

临床上常将尿道前列腺部和膜部合称为后尿道,尿道海绵体部称为前尿道。

2. 形态特点　男性尿道全程管腔粗细不均,有三个狭窄、三个扩张和两个弯曲。

（1）三个狭窄:位于尿道内口、尿道膜部和尿道外口,其中尿道外口最为狭窄。临床上向尿道插入导尿管时,通过狭窄处较为困难,操作时应注意防止损伤。同时尿道狭窄处也是结石易嵌顿的部位。

（2）三个扩张:位于尿道前列腺部、球部和尿道舟状窝。

（3）两个弯曲:阴茎自然悬垂时,尿道有两个弯曲,分别为耻骨下弯和耻骨前弯。耻骨下弯位于耻骨联合下方,凸向后下方,位置较为恒定。耻骨前弯位于耻骨联合的前下方,凸向前上方,在阴茎根和阴茎体之间,当将阴茎向上提起时,此弯曲可消失。利用这个特点,临床上在进行导尿或膀胱镜检查时,将阴茎上提,此时,整个尿道只剩有一个凸向后下方的弯曲,便于导管顺利地插入以避免损伤尿道(图 7-9)。

三、附属腺

男性附属腺主要包括精囊、前列腺和尿道球腺(图 7-6)。

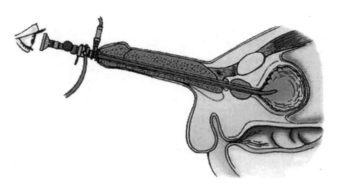

图 7-9 男性导尿示意图

（一）精囊

精囊又称为精囊腺，位于膀胱底后方，左右各一，是长椭圆形的囊状腺体，由迂曲的管道组成，表面凹凸不平，其排泄管与输精管壶腹的末端汇合成射精管，开口于尿道前列腺部。精囊的主要功能是分泌弱嗜碱性淡黄色的黏稠液体，有营养和稀释精子的功能，是精液的主要组成成分，占精液的 70％。

（二）前列腺

前列腺是不成对的实质性器官，由腺组织和结缔组织组成，呈栗子状，底朝上、尖朝下。上端前列腺底与膀胱相贴，下端前列腺尖与尿生殖膈相邻，底与尖之间为前列腺体，体的前面与耻骨联合相贴，后面与直肠相依。前列腺体后面较平坦，正中有一纵行浅沟，称为前列腺沟，直肠指检时可扪及，若前列腺肥大，此沟消失（图 7-10）。前列腺一般分为五叶，前叶、中叶、后叶和两侧叶。前叶位于尿道的前方，中叶位于尿道与射精管之间，左、右侧叶位于前叶、尿道和中叶的两侧，后叶位于左、右侧叶和中叶的后方（图 7-11）。老年人因为性激素分泌减少，腺组织萎缩，结缔组织增生，导致前列腺肥大，压迫中间的尿道，导致排尿困难。前列腺既是内分泌腺，也是外分泌腺，作为内分泌腺其主要功能是分泌前列腺素，作为外分泌腺其主要功能是分泌乳白色的前列腺液，参与精液的组成。

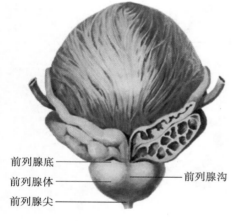

图 7-10 前列腺

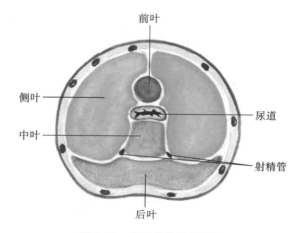

图 7-11 前列腺结构示意图

（三）尿道球腺

尿道球腺是一对位于会阴深横肌肉内的球状腺体，豌豆大小，其排泄管细长，开口于尿道球部。尿道球腺的主要功能是分泌无色透明的黏液，参与精液的组成，同时也可润滑尿道。

精液是由睾丸分泌的大量精子以及各附属腺分泌的液体混合而成,呈乳白色,弱碱性。正常男性每次排精量为 2~4 mL,含精子约 4 亿个,依次经过输精管道排出体外(图 7-12)。

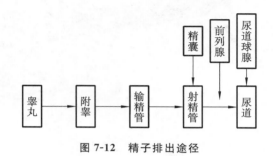

图 7-12　精子排出途径

四、阴囊和阴茎

阴囊和阴茎属于男性外生殖器,裸露于体表。

(一) 阴囊

阴囊位于阴茎后下方,呈囊袋状,主要由外层的皮肤和内层的肉膜组成。皮肤薄而柔软,表面有色素沉着,青春期后长有少量阴毛。肉膜由结缔组织和平滑肌组成,平滑肌可随外界温度的变化而收缩和舒张,以调节阴囊的温度,维持在恒定的范围,有利于睾丸内部精子的发育和生存。在肉膜下还有包裹精索和睾丸的被膜,由外向内依次是精索外筋膜、提睾肌、精索内筋膜和睾丸鞘膜(图 7-4)。

(二) 阴茎

阴茎是性交时的主要器官,分为头、体、根三部分(图 7-13)。阴茎头位于阴茎前端膨大部分,又称龟头,顶端有尿道外口。阴茎头与阴茎体移行处较细,称为阴茎颈。阴茎根位于阴茎的后端,阴囊和会阴部皮肤的深面,固定于耻骨下支和坐骨支处。

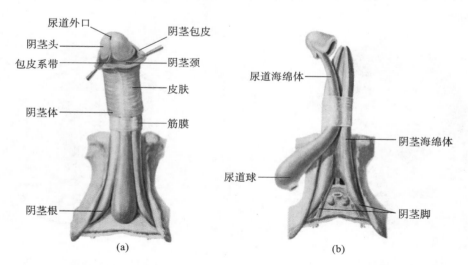

图 7-13　阴茎

Note

阴茎由两条阴茎海绵体和一条尿道海绵体组成,内含丰富的血管、神经、淋巴管。阴茎海绵体位于阴茎的背侧,左右各一条,前端的阴茎海绵体紧密结合,向前延伸并逐渐变细,嵌入阴茎头后面的凹陷;后端的阴茎海绵体互相分离,形成左、右阴茎脚,分别附着于两侧的耻骨下支和坐骨支。尿道海绵体位于阴茎海绵体的腹侧，内有尿道贯穿其全长。尿道海绵体前端膨大，称阴茎头，中间呈圆柱状，后端膨大，称尿道球，位于双侧阴茎脚之间，固定于尿生殖膈下方。

三个海绵体的表面各有一层致密的纤维膜包绕，称为海绵体白膜。海绵体内部由许多海绵状小梁和腔隙构成，腔隙与血管相通，当腔隙内血管充血时，海绵体胀大，阴茎也变粗变硬而勃起。三个海绵体的周围共同被皮肤和筋膜包绕。皮肤薄而柔软，伸展性较好，在阴茎颈处的皮肤游离并反折，形成双层的皮肤皱襞，包绕在阴茎头，称为阴茎包皮。在尿道外口下方有一条皮肤皱襞与阴茎包皮相连，称为包皮系带。包皮系带和阴茎体部的皮肤都含有丰富的神经末梢，与阴茎勃起相关。在婴幼儿时期包皮较长，完整包绕阴茎，使阴茎头及尿道外口不易外露，随着年龄的增长，阴茎逐渐增大，包皮向后退缩，阴茎头也将暴露于包皮外。

第二节　女性生殖系统

女性生殖系统包括内生殖器和外生殖器两部分。内生殖器是由生殖腺、生殖管道和附属腺组成。生殖腺是卵巢；生殖管道包括输卵管、子宫和阴道；附属腺为前庭大腺。外生殖器为外阴（图7-14）。

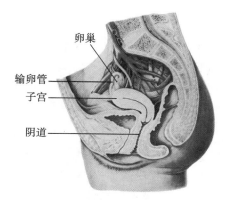

图7-14　女性生殖系统概观

一、卵巢

卵巢是女性的生殖腺，其主要功能是产生女性生殖细胞——卵子，繁殖后代，以及分泌雌激素、孕酮等女性激素。

（一）位置和形态

卵巢（图7-15）为左右各一的实质性器官，位于子宫底两侧，盆腔侧壁的卵巢窝内。幼儿卵巢的位置较高，成人卵巢的位置较低，老年人卵巢的位置更低。卵巢的位置还可随子宫位置的变化而变化。卵巢呈扁椭圆形，灰红色，可分为上、下两端，内、外侧两面，前、后两缘。卵巢的上端与输卵管伞相连，称为输卵管端，下端朝向子宫，称为子宫端；内侧朝向盆腔，与回肠相邻，称为肠面，外侧与盆腔侧壁卵巢窝相贴；前缘较平直并有卵巢系膜附着，称为卵巢系膜缘，卵巢系膜可将卵巢固定于子宫阔韧带，在前缘的中央有神经、血管和淋巴管出入，称为卵巢门；后缘游离凸向后内方，称为独立缘。

卵巢的大小和形态会因年龄不同而异。幼女的卵巢较小，表面光滑；性成熟时卵巢最大，比自身拇指略大，后由于多次排卵，表面变得凹凸不平，出现瘢痕；35—45岁，卵巢开始逐渐缩小；

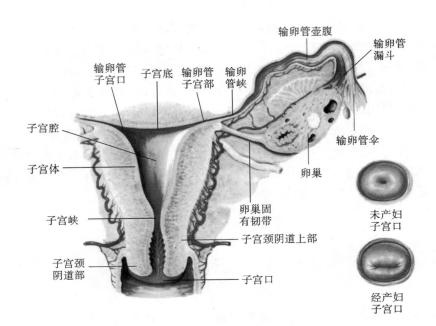

图 7-15 卵巢、输卵管和子宫

绝经期以后,因为月经的停止卵巢逐渐萎缩。

(二) 固定装置

卵巢除了借助卵巢系膜固定于子宫阔韧带外,还依靠卵巢悬韧带和卵巢固有韧带与盆腔侧壁及子宫相连。卵巢悬韧带起自骨盆上口,向下连于卵巢输卵管端,又称骨盆漏斗韧带,内含营养卵巢的血管,是寻找卵巢血管的标志;卵巢固有韧带使卵巢连于子宫底外侧角,由平滑肌、结缔组织、血管、淋巴管、神经等组成,又称卵巢子宫索,对卵巢具有固定作用。

(三) 结构

卵巢表面覆盖单层上皮,上皮下方为致密结缔组织构成的白膜。卵巢的外周浅层称为皮质,中央称为髓质。皮质含有大量不同发育阶段的卵泡,有原始卵泡、初级卵泡、次级卵泡和成熟卵泡。青春期开始后,在垂体分泌的促性腺激素周期性的作用下,每 28 天左右有一个卵泡发育成熟,成熟卵泡逐渐突向卵巢表面,穿破卵巢壁和卵巢被膜,将卵泡内的卵细胞排入腹膜腔。髓质由疏松结缔组织构成,内含许多血管和淋巴管,与皮质无明显界线。

二、生殖管道

女性生殖管道主要包括输卵管、子宫和阴道。

(一) 输卵管

输卵管(图 7-15)是一对细长弯曲的肌性管道,全长 10～14 cm,位于子宫阔韧带的上缘,内侧与子宫底外侧相连,外侧游离,与卵巢接近。输卵管根据其构造和功能可分为四部分:输卵管子宫部,位于子宫底外侧穿过子宫壁的部分,经输卵管子宫口与子宫腔相通;输卵管峡,位于输卵管子宫部后方较细部分,此处短而狭窄,血管较少,是临床上输卵管结扎术的理想部位;输卵管壶腹,向外侧延续于输卵管峡,约占输卵管全长的 2/3,腔大弯曲,血管丰富,是卵细胞与精子结合成受精卵的场所,受精卵经输卵管子宫口进入子宫,植入子宫内膜发育成胎儿,如果受精卵未能移入子宫,而滞留在输卵管内发育,称为输卵管妊娠(图 7-16),是常见的宫外孕之一;输卵管漏斗,为输卵管外侧膨大的部分,形如漏斗,漏斗末端是开口于腹膜腔的输卵管腹腔口,卵巢排出到腹腔的卵子由此进入到输卵管,输卵管末端有许多指状突起,称为输卵管伞,可将卵子从腹腔导

Note

入输卵管,同时也是手术中识别输卵管的标志。

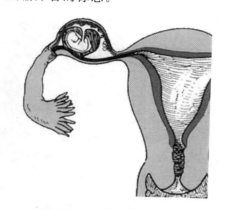

图 7-16 输卵管妊娠示意图

（二）子宫

子宫壁厚腔小,伸展性好,是孕育胎儿和产生月经的肌性器官。

1. 形态 子宫(图 7-15)的大小、形态与年龄及生育状况有关。成人未孕者子宫呈倒置梨形,长约 7.5 cm,宽约 5 cm,厚约 3 cm。可分为底、体、颈三部分。子宫底为两侧输卵管子宫口连线以上部分,宽而圆凸;子宫体位于子宫底的下方;继续向下延续长而狭细的部分即为子宫颈,呈圆柱状,是炎症和肿瘤好发的部位。子宫颈下 1/3 突入阴道,称为子宫颈阴道部,上 2/3 位于阴道上方,称为子宫颈阴道上部。子宫体的下部与子宫颈之间狭窄的部位称为子宫峡,约 1 cm 长,但在妊娠时期,子宫峡可伸展延长,达到 7～11 cm,成为子宫下段,产科通常在此处进行剖腹取胎,一方面可避免进入腹膜腔而减少感染,另一方面,此处壁较薄,血管和肌纤维呈斜行交叉,做横行弧状切口可减少出血和对肌肉的损伤。

子宫内腔狭窄,分为上、下两部分。上部分位于子宫体内,呈三角形腔隙,称为子宫腔,两侧与输卵管相通;下部分位于子宫颈内,呈梭形腔隙,称为子宫颈管。子宫颈管上口与子宫腔相通,下口与阴道相通并称为子宫口。未产妇子宫口呈圆形,边缘光滑,经产妇则为横裂状,子宫口的前缘、后缘则变为前唇、后唇。

2. 位置 子宫位于盆腔中央,膀胱和直肠之间。位置不固定,可随膀胱和直肠的充盈度或自身体位的变化而变化。成人正常子宫伏于膀胱后上方,呈前倾前屈位。前倾是指整个子宫向前方倾斜,子宫长轴与阴道长轴成向前开放略大于 90°的钝角;前屈是指子宫体和子宫颈之间有弯曲,不在一条直线上,两者长轴的夹角成向前开放约 170°的钝角(图 7-17)。

3. 固定装置 维持子宫前倾前屈位的韧带主要包括以下四对(图 7-18)。

（1）子宫阔韧带:起于子宫两侧,止于盆腔侧壁,呈翼状。上缘游离,包被输卵管,其外侧移行为卵巢悬韧带;下缘和外侧缘移行为盆底和盆侧壁的腹膜。子宫阔韧带为冠状位的双层腹膜皱襞,内包有输卵管、卵巢、子宫圆韧带、卵巢固有韧带、血管、神经、淋巴管及大量疏松结缔组织等结构,主要限制子宫向两侧移动。

（2）子宫圆韧带:起于子宫角下方,在子宫阔韧带双层腹膜之间沿着骨盆侧壁向外侧前行,越过髂外血管,经深环穿腹股沟管,出浅环止于阴阜和大阴唇皮下,呈圆索状。由平滑肌和结缔组织构成。主要维持子宫前倾姿势。

（3）子宫主韧带:起于子宫颈两侧,止于盆腔侧壁,呈扇形。由结缔组织和平滑肌纤维构成,是固定子宫颈、防止子宫脱垂的重要结构。

（4）子宫骶韧带:起于子宫颈后面,向后呈弓形绕过直肠两侧,止于盆腔侧壁。该韧带主要

微课 7-1
子宫

Note

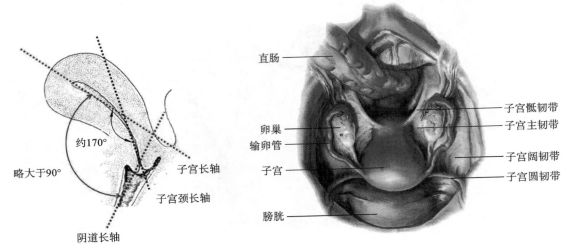

图 7-17　子宫的位置

图 7-18　子宫固定装置

功能是向后上方牵引子宫颈,防止子宫前移,维持子宫前屈位。

除了以上四对韧带之外,子宫正常位置的维持还需依靠尿生殖膈、盆底肌和阴道等结构的承托和固定,若这些装置受到损伤,可导致子宫位置异常,造成子宫脱垂,严重者甚至脱出阴道口。

4. 子宫内膜周期性变化　子宫壁由三层结构构成,由内向外依次是子宫内膜、子宫肌层和子宫外膜。自青春期开始,在卵巢分泌的类固醇激素周期性的作用下,子宫内膜发生每 28 天左右一次的剥脱、出血、修复和增生的过程,称为月经周期。月经周期根据子宫内膜出现的形态与功能的变化,可分为如下三个时期。

(1)月经期:第 1~4 天,从月经开始到月经停止。如果卵细胞未发生受精,黄体发生萎缩,退化形成白体,孕激素和雌激素分泌锐减,前列腺素释放增加,导致子宫内膜剥脱而流血,也就是月经。此期因为子宫内膜脱落形成创面易发生感染,故应注意保持清洁卫生。

(2)增生期:第 5~14 天,从月经停止开始到卵巢完成排卵结束。此期卵泡开始生长并发育成熟,在增生期末发生排卵。同时在雌激素大量分泌的作用下,子宫内膜发生增生、修复、变厚。

(3)分泌期:第 15~28 天,从排卵日开始到下一次月经前。排卵后,残存的卵泡形成黄体。若卵细胞受精,黄体继续生长增大,变为妊娠黄体;若未发生受精,黄体在后期逐渐变为白体。此期孕激素和雌激素继续分泌增多,子宫内膜进一步增生变厚,腺体增生,分泌含有糖原的黏液,为受精卵的着床和发育做准备。

女性从青春期到绝经期,除妊娠时期外,子宫每月都会出现这种周期性的变化,它不仅是子宫自身功能正常的体现,也是卵巢功能正常的外在表现。

(三)阴道

阴道为连接子宫与外生殖器的肌性管道,上宽下窄,前后略扁,具有伸展性,既是女性的性交器官,也是月经排出和胎儿分娩的管道。阴道的上端包绕子宫颈阴道部,两者之间形成环形的凹陷,称为阴道穹隆。阴道穹隆可分为前、后部和左、右侧部,其中阴道穹隆后部最深,并与直肠子宫陷凹紧密相邻,临床上常穿刺阴道后穹隆引流陷凹内的积液(图 7-19)。阴道下端以阴道口开口于阴道前庭。在阴道口的周围有一层处女膜附着,处女膜中间有孔,可呈环形、半月形、伞状或筛状,月经可从孔中排出。

三、附属腺

女性的附属腺主要为前庭大腺(图 7-20),为两个黄豆大小的圆形小体,位于阴道口两侧,其

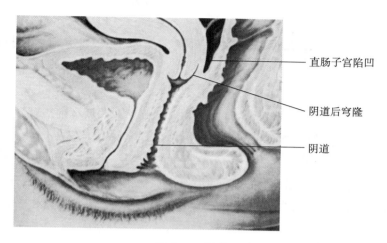

图 7-19 阴道

排泄管的开口在小阴唇和阴道口之间的沟内,主要功能是分泌滑液润滑阴道。

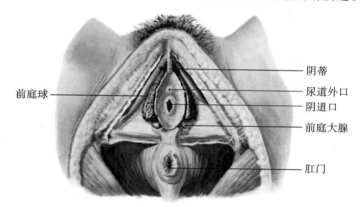

图 7-20 前庭大腺

四、外阴

外阴为女性外生殖器(图 7-21),主要包括以下结构。

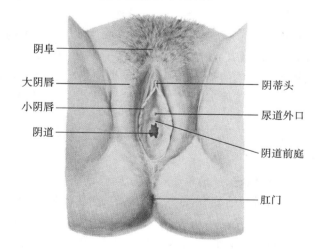

图 7-21 女性外生殖器

（一）阴阜

阴阜位于耻骨联合前面隆起部分，由皮肤和皮下脂肪组成，青春期后，阴阜上的皮肤长有阴毛。

（二）大阴唇

大阴唇是一对较厚的纵行皮肤皱襞，富含色素。双侧的大阴唇在前后端互相连合，分别形成唇前连合和唇后连合，其中唇后连合的后方为肛门。

（三）小阴唇

小阴唇位于大阴唇的内侧，是一对较薄的纵行皮肤皱襞，光滑无毛，环行于尿道外口和阴道口，对其具有保护作用。双侧的小阴唇在前后端互相连合，前端连合形成阴蒂包皮和阴蒂系带，后端连合形成阴唇系带。

（四）阴道前庭

阴道前庭是两侧小阴唇之间的裂隙，前方有尿道外口，后方有阴道口。在阴道口的后外侧，两边各有一个前庭大腺导管的开口。

（五）阴蒂

阴蒂位于小阴唇的顶端，由阴蒂海绵体组成，相当于男性阴茎海绵体。阴蒂可分为阴蒂头、阴蒂体和阴蒂脚三部分。阴蒂尤其是阴蒂头部分，富含神经末梢和血管，感觉敏锐，是激发女性性欲的器官。

（六）前庭球

阴道前庭球位于阴道口和尿道外口两侧、大阴唇皮下，呈马蹄铁形，相当于男性尿道海绵体。

第三节　会阴和乳房

一、会阴

会阴有广义和狭义之分。狭义的会阴仅指肛门与外生殖器之间的软组织，女性狭义的会阴又称为产科会阴，位于阴道前庭与肛门之间，在女性顺产分娩时，易发生撕裂。广义的会阴是指盆膈以下封闭骨盆下口的全部软组织，从耻骨联合下缘向两侧的耻骨下支、坐骨支、坐骨结节和骶结节韧带，再到后方的尾骨尖围成的菱形区域。连结两侧的坐骨结节，将会阴分为前、后两个三角区。前方为尿生殖三角，男性有尿道通过，女性有尿道和阴道通过；后方为肛门三角，有肛管通过（图7-22）。

二、乳房

男性乳房不发达，位置较为恒定，一般位于第4肋间隙或第5肋与锁骨中线交界处，可作为定位标志。女性乳房在青春期后开始发育，在哺乳期有分泌乳汁的功能，既是哺乳器官，也是女性重要的性器官。

成年女性乳房（图7-23）位于胸大肌上、第2～6肋骨之间的浅筋膜内。未育妇女乳房多呈半球状，富有弹性，乳房中央为乳头，顶端有输乳管开口，称为输乳口，周围色素沉着，称为乳晕，乳晕表面有小隆起，小隆起深面为乳晕腺，可分泌脂性物质，润滑乳头。

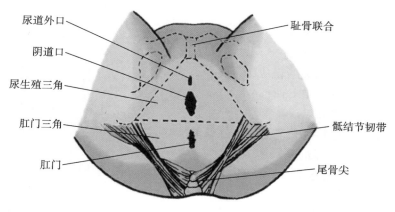

图 7-22　会阴示意图

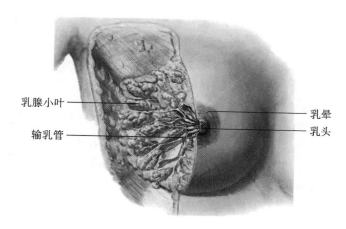

图 7-23　女性乳房

　　乳房主要由乳腺、脂肪组织和纤维组织构成。乳腺被纤维组织分隔成 15～20 个乳腺叶，每个乳腺叶有一条输乳管，以乳头为中心呈放射状排列，主要功能是分泌和输送乳汁。每个乳腺叶又由多个乳腺小叶组成，乳腺小叶内含有许多腺泡。乳房胸壁浅筋膜发出许多纤维束，深层与胸肌筋膜相连，浅层与皮肤和乳头相连，称为乳房悬韧带，对乳房有固定和支持的作用。

知识回顾

　　生殖系统是与生殖密切相关的器官的总称，其功能主要是产生生殖细胞，繁衍后代，同时分泌性激素以维持第二性征。生殖系统主要由内生殖器和外生殖器组成，内生殖器包括生殖腺、生殖管道和附属腺。男性生殖腺有睾丸，主要功能是产生精子和分泌雄激素；生殖管道有附睾、输精管、射精管和尿道，主要功能是排出精子；附属腺有精囊、前列腺和尿道球腺，主要功能是分泌液体以参与精液的组成。女性生殖腺有卵巢，主要功能是产生卵子和分泌女性激素；生殖管道有输卵管、子宫和阴道，主要功能是排出卵子和产生月经；附属腺有前庭大腺，主要功能是分泌滑液以润滑阴道。男性外生殖器有阴囊和阴茎，女性外生殖器有外阴。这些生殖器官共同组成生殖系统，维持生殖功能的完整性。

考点检测

1. 关于男性生殖器的描述错误的是(　　)。
A. 分为内生殖器和外生殖器两部分　　　　B. 内生殖器皆位于盆腔内
C. 外生殖器皆显露于体表　　　　D. 尿道属于输精管道
E. 男性附属腺体分泌物的功能与第二性征的发育无关

2. 不属于男性内生殖器的是(　　)。
A. 前列腺　　　B. 尿道　　　C. 睾丸　　　D. 尿道球　　　E. 尿道球腺

3. 男性生殖腺是(　　)。
A. 睾丸　　　B. 附睾　　　C. 精囊腺　　　D. 尿道球腺　　　E. 前列腺

4. 男性生殖管道不包括(　　)。
A. 附睾　　　B. 尿道　　　C. 睾丸　　　D. 输精管　　　E. 射精管

5. 关于睾丸的描述正确的是(　　)。
A. 位于阴囊内,属于外生殖器　　　B. 下端连于输精管
C. 上端连于精索　　　D. 前缘游离,后缘有血管、神经和淋巴管出入
E. 完全被包裹在睾丸鞘膜内

6. 关于睾丸的描述错误的是(　　)。
A. 睾丸表面的纤维膜称为白膜　　　B. 精曲小管上皮可产生精子并分泌雄性激素
C. 睾丸小叶内含精曲小管　　　D. 睾丸网位于睾丸纵隔内
E. 白膜后缘增厚凸入睾丸内形成睾丸纵隔

7. 分泌雄性激素的是(　　)。
A. 间质细胞　　　B. 精曲小管　　　C. 精直小管　　　D. 白膜　　　E. 附睾

8. 生成精子的是(　　)。
A. 睾丸　　　B. 附睾　　　C. 尿道球腺　　　D. 前列腺　　　E. 输精管

9. 与精子的排出无关的是(　　)。
A. 附睾　　　B. 输精管　　　C. 射精管　　　D. 尿道　　　E. 膀胱

10. 男性输精管结扎常选的部位是(　　)。
A. 睾丸部　　　B. 精索部　　　C. 腹股沟部　　　D. 盆部　　　E. 输精管壶腹处

11. 骑跨性损伤,易损伤男性尿道的(　　)。
A. 前列腺部　　　B. 膜部　　　C. 海绵体部
D. 尿道球部　　　E. 海绵体部和尿道球部

12. 关于女性生殖器的描述正确的是(　　)。
A. 卵子在子宫内受精　　　B. 前庭球是女性生殖器的附属腺体
C. 女性生殖管道就是指输卵管　　　D. 女阴是指阴道前庭
E. 子宫可分为底、体、颈三部分

13. 子宫的正常姿势是(　　)。
A. 前倾前屈　　　B. 前倾后屈　　　C. 直立位　　　D. 后倾后曲　　　E. 后倾前屈

14. 防止子宫向下脱垂的韧带是(　　)。
A. 子宫阔韧带　　　B. 子宫圆韧带　　　C. 子宫主韧带　　　D. 子宫骶韧带　　　E. 以上都不是

15. 妊娠期间形成子宫下段的是(　　)。
A. 子宫底　　　B. 子宫体　　　C. 子宫峡
D. 子宫颈阴道部　　　E. 子宫颈阴道上部

Note

16. 女性内生殖器不包括(　　)。

A. 卵巢　　　　B. 子宫　　　　C. 输卵管　　　　D. 阴道　　　　E. 前庭球

17. 女性生殖腺是(　　)。

A. 卵巢　　　　B. 子宫　　　　C. 输卵管　　　　D. 阴道　　　　E. 前庭球腺

18. 孕育胎儿的器官是(　　)。

A. 卵巢　　　　B. 输卵管　　　　C. 子宫　　　　D. 腹腔　　　　E. 阴道

19. 输卵管结扎术的部位是(　　)。

A. 子宫部　　　　　　B. 输卵管峡部　　　　　　C. 输卵管漏斗部

D. 输卵管伞　　　　　E. 输卵管壶腹部

20. 卵子受精一般在输卵管的(　　)。

A. 漏斗部　　　　B. 壶腹部　　　　C. 峡部　　　　D. 子宫部　　　　E. 以上都不是

（吴小芳）

第八章 腹 膜

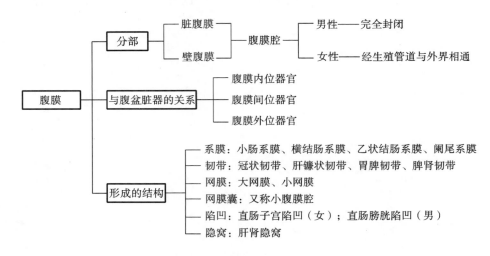

腹膜是覆盖于腹、盆腔壁内和腹、盆腔脏器表面的一层薄而光滑的浆膜,由间皮和少量结缔组织构成,呈半透明状(图 8-1)。

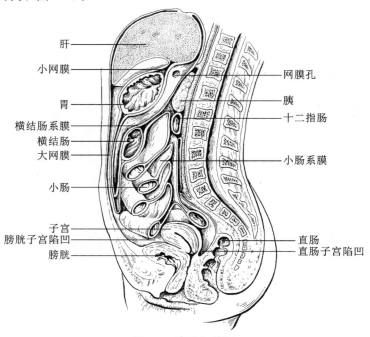

图 8-1 腹腔矢状面

第一节 腹膜的配布与功能

一、腹膜的配布

1. 壁腹膜 衬于腹、盆腔壁内面的腹膜。

2. 脏腹膜 由壁腹膜反折并覆盖于腹、盆腔脏器表面的腹膜。

3. 腹膜腔 壁腹膜和脏腹膜互相延续、移行,共同围成不规则的潜在性腔隙,内含少量浆液,可减少脏器活动的摩擦。男性的腹膜腔是密闭的,而女性的腹膜腔可经输卵管、子宫和阴道与外界形成潜在的通道,致使女性腹膜腔的感染机会较男性多。

二、腹膜的功能

腹膜具有分泌、吸收、支持、防御、保护和修复等功能。

(1)分泌少量浆液,润滑脏器,减少摩擦。

(2)吸收腹腔内的液体和空气。一般认为,上腹部腹膜的吸收能力比下腹部腹膜的吸收能力强。故腹腔炎症或腹部手术的患者多采取半坐卧位,以减缓有害物质吸收的速度(图8-2)。

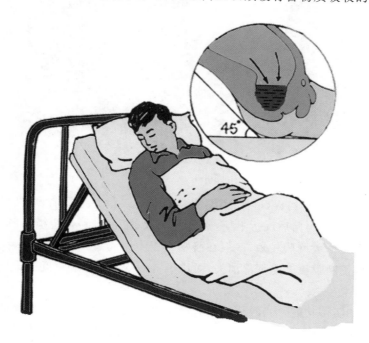

图 8-2 半坐卧位

(3)形成韧带、皱襞等,以支持和固定脏器。

(4)腹膜和腹膜腔内浆液中含有大量的巨噬细胞,可吞噬细菌、病毒等有害物质,具有重要的防御作用。

(5)有较强的修复和再生能力,它所分泌的浆液中含有纤维素,其粘连作用可促进伤口愈合,使炎症局限化。但腹膜损伤、感染等也可因此而造成脏器纤维粘连。

Note

第二节　腹膜形成的结构

脏、壁腹膜在相互移行的过程中,形成网膜、系膜、韧带、隐窝和陷凹等结构。这些结构对脏器起连接和固定作用,也是血管、淋巴和神经出入器官的途径。

一、网膜

网膜分为小网膜和大网膜,是连于胃小弯和胃大弯的腹膜结构,其间有血管、神经、淋巴管和结缔组织等。

1. 小网膜　连于肝门与胃小弯和十二指肠上部之间的双层腹膜结构,可分为两部分,即肝胃韧带和肝十二指肠韧带,肝十二指肠韧带内含有胆总管、肝固有动脉和肝门静脉(图 8-3)。

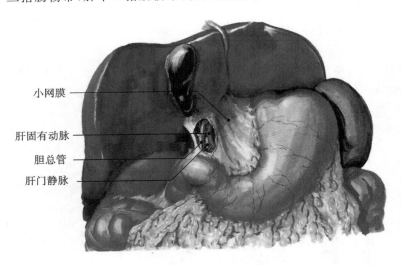

图 8-3　小网膜

2. 大网膜　由四层腹膜构成,形似围裙,先从胃和十二指肠上部前、后两面向下延伸至下腹部,形成大网膜的前两层,再向后反折上行,形成大网膜的后两层,包绕横结肠,再延伸形成横结肠系膜(图 8-4)。小儿的大网膜较短,一般在脐平面以上。随着年龄的增长,大网膜前两层和后两层发生粘连愈合,使网膜囊的前下部消失,而位于胃大弯和横结肠之间的大网膜前两层则形成胃结肠韧带。

大网膜有重要的防御功能。当腹膜腔内有炎症时,大网膜可向病灶处移动,包围病变部位,限制炎症蔓延。小儿的大网膜较短,当阑尾穿孔或下腹部有炎症时,病灶不易被大网膜包围使其局限,故易形成弥漫性腹膜炎。

3. 网膜囊和网膜孔　网膜囊是小网膜和胃后壁与腹后壁的腹膜之间的一个扁窄腔隙,为腹膜腔的一部分,又称小腹膜腔(图 8-5)。其前壁为小网膜、胃后壁和胃结肠韧带,后壁为横结肠及其系膜,右侧借网膜孔与腹膜腔相通。

网膜孔位于肝十二指肠韧带右侧游离缘的后方,在成人可容 1～2 指通过。它的上界为肝尾叶,下界为十二指肠上部,前界为肝十二指肠韧带,后界为覆盖在下腔静脉表面的腹膜,网膜孔是网膜囊与大腹膜腔的唯一通道。

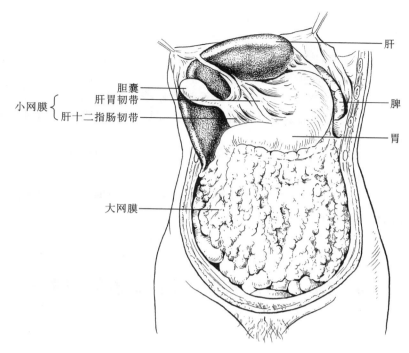

图 8-4　大网膜

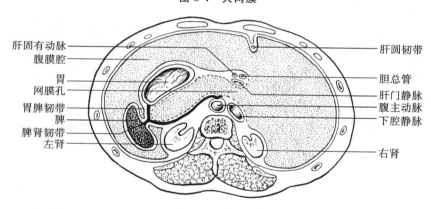

图 8-5　腹腔横断面

二、系膜

系膜是把肠管连在腹后壁的双层腹膜结构,其内包含有血管、神经和淋巴结等。系膜包括小肠系膜、阑尾系膜、横结肠系膜和乙状结肠系膜,分别联系同名肠管。其中小肠系膜最长,呈扇形,它的根部从第 2 腰椎左侧斜向右下至右骶髂关节前方。由于小肠系膜长,因此,空肠、回肠的活动性大,有利于食物在肠腔内充分消化和吸收,但也是导致发生肠扭转的因素之一。

三、韧带

韧带是壁腹膜移行到脏腹膜或连于脏器之间的腹膜结构,对脏器有固定或悬挂作用。在肝、胃、脾、子宫等器官周围有许多韧带。

肝的韧带主要包括:肝镰状韧带和冠状韧带,位于肝的上面;左、右三角韧带,位于肝的两侧;肝胃韧带和肝十二指肠韧带,位于肝的下面。

脾的韧带有:连于脾门的胃脾韧带和脾肾韧带。子宫周围的韧带有子宫阔韧带。

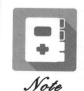

四、陷凹

陷凹是腹膜腔在盆腔脏器之间形成的一些较大的凹陷。

1. 直肠膀胱陷凹 男性直肠与膀胱之间的腹膜间隙。

2. 膀胱子宫陷凹 女性膀胱与子宫之间的腹膜间隙（图 8-1）。

3. 直肠子宫陷凹 女性的直肠与子宫之间的腹膜间隙较深，与阴道后穹隆之间仅隔阴道后壁和一层腹膜（图 8-1）。

站立或坐位时，男性的直肠膀胱陷凹和女性的直肠子宫陷凹是腹膜腔的最低部位。两窝向后延伸，均名直肠旁陷凹。

4. 肝肾隐窝 位于肝右叶后缘和右肾及结肠肝曲之间，卧位时，它是腹膜腔最低的部位，上腹部的脓液及渗出液多聚于此处。

第三节　腹膜与腹、盆腔脏器的关系

腹、盆腔脏器根据腹膜覆盖的程度不同，可分为三类。

一、腹膜内位器官

腹膜内位器官是指表面全部被腹膜所包裹的器官，如胃、空肠、回肠、盲肠、阑尾、横结肠、乙状结肠、脾、卵巢、输卵管、十二指肠上部等。这些器官因功能需要，位置摆动明显，被腹膜覆盖能减少摩擦。

二、腹膜间位器官

腹膜间位器官的表面大部分被腹膜覆盖，如肝、胆囊、升结肠、降结肠、子宫、膀胱和直肠上段。

三、腹膜外位器官

腹膜外位器官只有一面或小部分被腹膜覆盖，如肾、肾上腺、输尿管、胰、十二指肠降部和水平部、直肠中下段等。这些器官大多被腹膜固定在腹后壁。

知识拓展

腹膜刺激征

腹部压痛、反跳痛、腹肌紧张三者同时存在，称为腹膜刺激征，是急性腹膜炎的可靠体征，又称腹膜炎三联征。一般可由腹部感染、胃肠穿孔、梗阻、内脏损伤出血等原因引起。腹膜有丰富的神经和血管，腹膜受炎症刺激后，患者一般表现为腹部难以忍受的剧烈疼痛、大汗淋漓、高热、全身虚弱无力、不语等症状。在局限性腹膜炎，腹部压痛、反跳痛、腹肌紧张三者局限于腹部的一处；而在弥漫性腹膜炎，则遍及全腹，并可见到腹式呼吸变浅，腹壁反射消失，肠鸣音减少或消失，压痛和反跳痛几乎始终存在，而腹壁肌肉痉挛程度则随患者全身情况不同而不一致。一般在消化性溃疡急性穿孔，腹壁肌肉呈木板样强直。

知识回顾

腹膜分壁腹膜、脏腹膜两部分,腹膜腔为壁腹膜和脏腹膜之间的潜在性腔隙。腹、盆腔脏器根据被腹膜覆盖的程度不同,可分为腹膜内位、腹膜间位、腹膜外位器官三类。腹膜还形成连接和固定脏器的网膜、系膜和韧带等结构。站立或坐位时,男性的直肠膀胱陷凹和女性的直肠子宫陷凹是腹膜腔的最低部位,腹膜腔积液可积聚于此。

考点检测

扫码看答案

1. 直立时女性腹膜腔最低部位是(   )。

A. 直肠膀胱陷凹　　　　　　　B. 坐骨直肠窝　　　　　　　　　C. 膀胱子宫陷凹

D. 直肠子宫陷凹　　　　　　　E. 肝肾隐窝

2. 不属于腹膜内位器官的是(   )。

A. 胃　　　　　B. 脾　　　　　C. 子宫　　　　　D. 输卵管　　　　　E. 阑尾

3. 必须经腹膜腔才能手术的脏器为(   )。

A. 膀胱　　　　B. 输尿管　　　　C. 胃　　　　　D. 肾　　　　　E. 直肠中下部

4. 关于腹膜的叙述错误的是(   )。

A. 为浆膜结构　　　　　　　　　　　　　B. 分壁腹膜和脏腹膜

C. 男女均为一密闭的腔隙　　　　　　　　D. 产生少量浆液

E. 有防御功能

5. 没有系膜的器官是(   )。

A. 空回肠　　　　B. 阑尾　　　　C. 横结肠　　　　D. 乙状结肠　　　　E. 直肠

(黄拥军)

Note

第九章 脉管系统

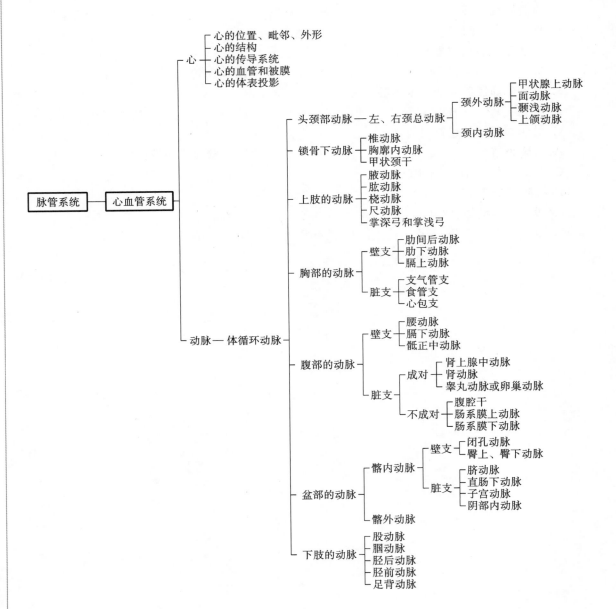

知 识 树

```
                        ┌─ 心的位置、毗邻、外形
                        ├─ 心的结构
                   ┌─ 心 ─┼─ 心的传导系统
                   │     ├─ 心的血管和被膜
                   │     └─ 心的体表投影
                   │                                                      ┌─ 甲状腺上动脉
                   │                                            ┌─ 颈外动脉 ┼─ 面动脉
                   │                    ┌─ 头颈部动脉─左、右颈总动脉┤          ├─ 颞浅动脉
                   │                    │                        └─ 颈内动脉 └─ 上颌动脉
                   │                    │              ┌─ 椎动脉
                   │                    ├─ 锁骨下动脉 ─┼─ 胸廓内动脉
                   │                    │              └─ 甲状颈干
                   │                    │              ┌─ 腋动脉
                   │                    │              ├─ 肱动脉
                   │                    ├─ 上肢的动脉 ─┼─ 桡动脉
脉管系统 ─ 心血管系统 ┤                    │              ├─ 尺动脉
                   │                    │              └─ 掌深弓和掌浅弓
                   │                    │              ┌─ 壁支 ┬─ 肋间后动脉
                   │                    │              │       ├─ 肋下动脉
                   │                    │              │       └─ 膈上动脉
                   │                    ├─ 胸部的动脉 ─┤
                   │                    │              └─ 脏支 ┬─ 支气管支
                   │                    │                      ├─ 食管支
                   │                    │                      └─ 心包支
                   │                    │              ┌─ 壁支 ┬─ 腰动脉
                   │                    │              │       ├─ 膈下动脉
                   │                    │              │       └─ 骶正中动脉
                   └─ 动脉─体循环动脉 ─┼─ 腹部的动脉 ─┤                      ┌─ 肾上腺中动脉
                                        │              │       ┌─ 成对 ────┼─ 肾动脉
                                        │              └─ 脏支 ┤           └─ 睾丸动脉或卵巢动脉
                                        │                      │            ┌─ 腹腔干
                                        │                      └─ 不成对 ──┼─ 肠系膜上动脉
                                        │                                   └─ 肠系膜下动脉
                                        │                            ┌─ 壁支 ┬─ 闭孔动脉
                                        │                            │       └─ 臀上、臀下动脉
                                        │              ┌─ 髂内动脉 ─┤              ┌─ 脐动脉
                                        │              │            └─ 脏支 ──────┼─ 直肠下动脉
                                        ├─ 盆部的动脉 ─┤                           ├─ 子宫动脉
                                        │              │                           └─ 阴部内动脉
                                        │              └─ 髂外动脉
                                        │              ┌─ 股动脉
                                        │              ├─ 腘动脉
                                        └─ 下肢的动脉 ─┼─ 胫后动脉
                                                       ├─ 胫前动脉
                                                       └─ 足背动脉
```

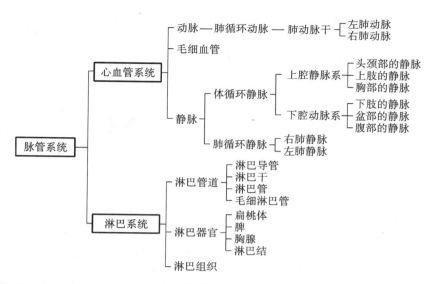

脉管系统是人体内一套连续而封闭的管道系统，包括心血管系统和淋巴系统两部分。心血管系统由心、动脉、毛细血管和静脉组成（图 9-1）。淋巴系统由淋巴管道、淋巴器官和淋巴组织组

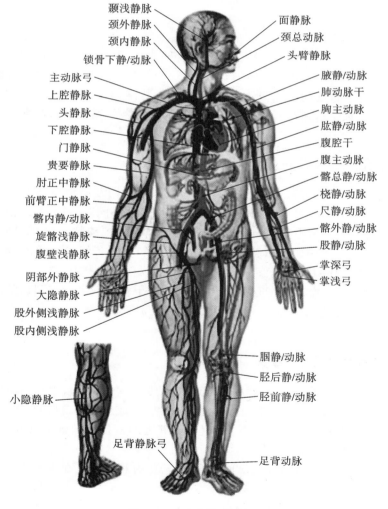

图 9-1　全身血管分布图

Note

成。脉管系统的主要功能是运输物质,即将消化系统吸收的营养物质和肺摄取的氧运送到全身器官的组织和细胞,同时将组织和细胞的代谢产物如二氧化碳及尿素等运送到肺、肾和皮肤等,排出体外,以保证机体新陈代谢的不断进行。脉管系统还兼具内分泌、免疫防御功能。

第一节　心血管系统概述

一、心血管系统的组成

1. 心　中空的肌性器官,主要由心肌构成,是连接动、静脉的枢纽和心血管系统的动力装置。心脏的内部被房间隔和室间隔分为左心和右心,每侧心又分为上部的心房和下部的心室,故心脏有4个腔:左心房、左心室、右心房和右心室。心房接受静脉,心室发出动脉。同侧心房和心室借房室口相通。在房室口和动脉口处均有瓣膜附着,它们颇似泵的阀门,可顺流而开启,逆流而关闭,保证血液定向流动。

2. 动脉　将血液由心室运送至全身各部位的肌性管道,自左、右心室发出,在行程中不断分支,越分越细,最后移行为毛细血管。大动脉的管壁含有较多的弹性纤维,而中、小动脉的管壁则含有较多的平滑肌。

3. 静脉　引导血液返回心的血管。小静脉由毛细血管汇合而成,在向心回流过程中不断接受属支,最后注入心房。与相应的动脉比较,静脉管壁薄,管腔大,弹性小,容血量较大。

4. 毛细血管　连接动、静脉末梢间的管道,管径一般为 $6\sim8\ \mu m$,管壁主要由一层内皮细胞和基膜构成。毛细血管彼此吻合成网,除软骨、角膜、晶状体、毛发、牙釉质和被覆上皮外,遍布于全身各处。毛细血管数量多,管壁薄,通透性大,管内血流缓慢,是血液与血管外组织液进行物质交换的场所。

二、体循环和肺循环的概念

心通过有节律的收缩和舒张,推动血液沿心血管系统周而复始地循环流动,称为血液循环。根据血液循环的途径不同,可分为体循环和肺循环。两个循环同时进行,彼此相通(图 9-2)。

1. 体循环(大循环)　当心室收缩时,血液由左心室射入主动脉,经主动脉及其各级动脉分支流向毛细血管,在此与周围的组织、细胞进行物质交换,再经各级静脉回流,最后经上、下腔静脉等返回右心房。体循环的特点是流程长,血液由动脉血变成静脉血。

2. 肺循环(小循环)　血液由右心室搏出,经肺动脉干及其各级分支到达肺泡毛细血管网进行气体交换,再经肺静脉返回左心房。肺循环的特点是流程较短,只通过肺,主要使静脉血转变成饱含氧的动脉血。

三、血管吻合及其功能意义

人体的血管除经动脉-毛细血管-静脉相通连外,动脉与动脉之间、静脉与静脉之间甚至动脉与静脉之间,可通过血管支(吻合支或交通支)彼此连结,形成血管吻合(图 9-3)。

1. 动脉间吻合　在经常活动或易受压部位,其邻近的多条动脉分支常互相吻合成动脉网,具有缩短循环时间和调节血流量的作用。

2. 静脉间吻合　静脉间吻合比动脉间吻合要丰富,有利于保证在脏器扩大或腔壁受压时血流通畅。

3. 动静脉吻合　在体内的许多部位,小动脉和小静脉之间可借助于血管支直接相连,这种吻合具有缩短循环途径,调节局部血流量和体温的作用。

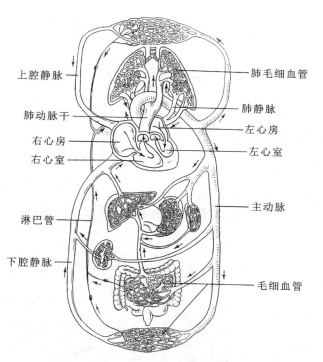

上腔静脉
肺动脉干
右心房
右心室
淋巴管
下腔静脉

肺毛细血管
肺静脉
左心房
左心室
主动脉
毛细血管

图 9-2　血液循环示意图

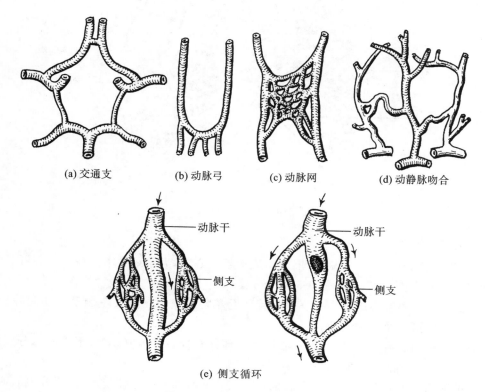

(a) 交通支　　(b) 动脉弓　　(c) 动脉网　　(d) 动静脉吻合

动脉干
侧支
动脉干
侧支

(e) 侧支循环

图 9-3　血管吻合及侧支循环

4. 侧支吻合　发自主干不同高度的侧副管彼此吻合,称侧支吻合。通过侧支建立的循环途径,称侧支循环。侧支循环有利于器官在病理状态下建立代偿的血液供应途径。

第二节　心

一、心的位置、毗邻和外形

(一) 心的位置和毗邻

心位于胸腔中纵隔内,约 2/3 位于正中线的左侧,1/3 位于正中线的右侧。前方紧贴胸骨体和第 2～6 肋软骨,后方平对第 5～8 胸椎,两侧与胸膜腔和肺相邻;上方连接出入心的大血管,下方邻膈(图 9-4)。

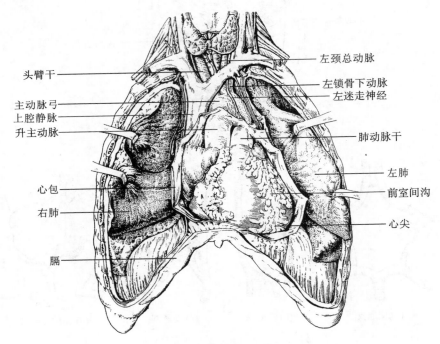

图 9-4　心的位置

标注：左颈总动脉、左锁骨下动脉、左迷走神经、肺动脉干、左肺、前室间沟、心尖、头臂干、主动脉弓、上腔静脉、升主动脉、心包、右肺、膈

(二) 心的外形

心的外形似倒置的、前后稍扁的圆锥体,表面裹以心包,大小约为本人拳头。心可分为一尖、一底、两面、三缘,表面有 4 条沟(图 9-5、图 9-6)。

1. 心尖　由左心室构成,朝向左前下方,贴近左胸前壁。在体表左侧第 5 肋间隙锁骨中线内侧 1～2 cm 处,可扪及心尖搏动。

2. 心底　朝向右后上方,主要由左心房和小部分的右心房构成。上、下腔静脉分别从上、下注入右心房;左、右肺静脉分别从两侧注入左心房。

3. 心的两面　即胸肋面(前面)和膈面(下面)。胸肋面,朝向前上方,大部分由右心房和右心室构成,小部分由左心耳和左心室构成。该面大部分被胸膜和肺遮盖;小部分与胸骨体下部和左侧第 4～6 肋软骨邻近。膈面,大部分由左心室,小部分由右心室构成,几乎呈水平位,包裹其外的心包与膈毗邻。

4. 心的三缘　三缘为左缘、右缘和下缘。左缘大部分由左心室构成,右缘由右心房构成,下缘由右心室和心尖构成。

Note

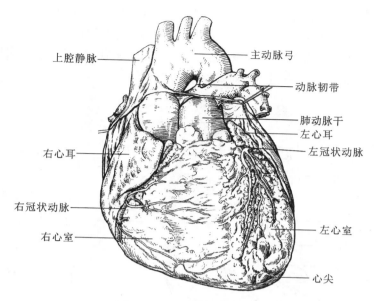

图 9-5　心的外形(前面观)

标注（自上而下，左侧）：上腔静脉、右心耳、右冠状动脉、右心室

标注（右侧）：主动脉弓、动脉韧带、肺动脉干、左心耳、左冠状动脉、左心室、心尖

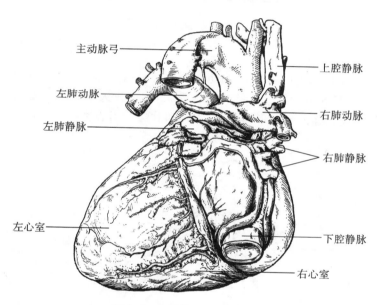

图 9-6　心的外形(后下面观)

标注（左侧）：主动脉弓、左肺动脉、左肺静脉、左心室

标注（右侧）：上腔静脉、右肺动脉、右肺静脉、下腔静脉、右心室

5. 心表面的 4 条沟　4 个心腔的表面分界标志,分别为冠状沟、前室间沟、后室间沟和房间沟。冠状沟又称房室沟,是心房与心室在心表面的分界标志。前室间沟和后室间沟是左、右心室在心表面的分界标志。前、后室间沟在心尖右侧的交汇处稍凹陷,称心尖切迹。房间沟是右心房与右上、下肺静脉交界处的浅沟,与房间隔后缘一致,是左、右心房在心表面的分界标志。

二、心的结构

心被心间隔分为左、右互不相通的两部分,左半心以左房室瓣为界分成左心房和左心室,右半心以右房室瓣为界分成右心房和右心室,即心有左心房、左心室、右心房和右心室 4 个腔室,同侧心房和心室之间借房室口相通,心房接受静脉,心室发出动脉。

(一)右心房

右心房位于心的右上部,壁薄而腔大(图 9-7)。其前上部呈锥体形突出的盲囊部分,称右心耳,后部为腔静脉窦。其内面有许多大致平行排列的肌束,称为梳状肌。在右心房后部的上、下方分别有上腔静脉口和下腔静脉口,在下腔静脉口的前方有冠状窦口。右心房后内侧壁的右侧面中下部有一卵圆形凹陷,称为卵圆窝,为胚胎时期卵圆孔闭合后的遗迹,是房间隔缺损的易发部位。右心房的前下部为右房室口,血液经此流入右心室。

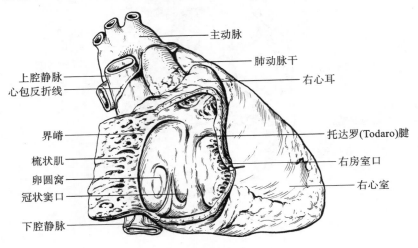

图 9-7　右心房

(二) 右心室

右心室位于右心房的前下方,构成心胸肋面的大部分(图 9-8)。右心室的入口为右房室口,呈卵圆形,口的周缘附有 3 个近似三角形的帆状瓣膜,称为三尖瓣。右心室的出口为肺动脉口,口的周缘附有 3 个彼此相连的半月形瓣膜,称为肺动脉瓣。当心室舒张时,肺动脉瓣可阻止血液反流入心室。

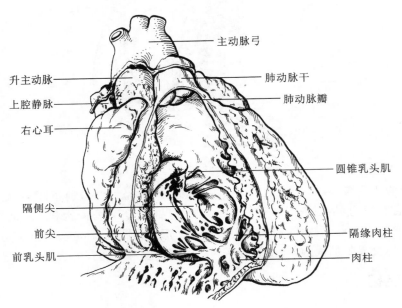

图 9-8　右心室

(三) 左心房

左心房位于右心房的左后方,构成心底的大部,是 4 个心腔中最靠后的一个(图 9-9)。前方有升主动脉和肺动脉,后方与食管相毗邻。左心房可分为前部的左心耳和后部的左心房窦。左心耳结构与右心耳相似，左心房窦又称固有心房，其后壁两侧有左肺和右肺的上、下静脉的 4 个入口，入口处无静脉瓣。左心房的出口为左房室口，血液经此口流入左心室。

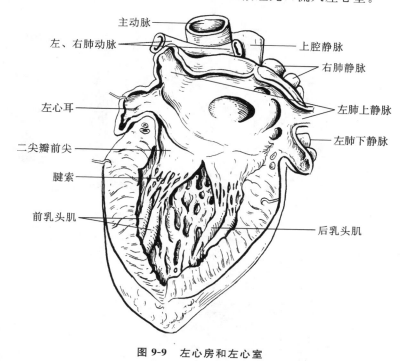

主动脉

左、右肺动脉

左心耳

二尖瓣前尖

腱索

前乳头肌

上腔静脉

右肺静脉

左肺上静脉

左肺下静脉

后乳头肌

图 9-9　左心房和左心室

（四）左心室

左心室位于右心室的左后方，呈圆锥形，锥底被左房室口和主动脉口所占据（图 9-9）。左心室壁的厚度是右心室壁的 3 倍。左心室的入口即左房室口，口的周缘附有 2 个近似三角形的帆状瓣膜，称为二尖瓣。左心室的出口为主动脉口，口的周缘附有 3 个半月形瓣膜，为主动脉瓣，其形态和功能与肺动脉瓣相同。左心室腔以二尖瓣前尖为界，分为左后方的左心室流入道和右前方的流出道两部分。

心似一个"血泵"，而瓣膜则犹如泵的阀门，从而保证了心内血液的定向流动。当心室收缩时，二尖瓣和三尖瓣关闭，主动脉瓣和肺动脉瓣开放，血液射入动脉；当心室舒张时，二尖瓣和三尖瓣开放，主动脉瓣和肺动脉瓣关闭，血液由心房射入心室（图 9-10）。

三、心的传导系统

心的传导系统位于心壁内，由特殊分化的心肌细胞构成（图 9-11）。其主要功能是产生并传导冲动，控制心的正常节律性活动。心的传导系统包括窦房结、结间束、房室结、房室束，左、右束支和浦肯野纤维网。

（一）窦房结

窦房结是心的正常起搏点，位于上腔静脉口与右心房交界处的心外膜深面，呈长梭形。窦房结发出的冲动传至心房肌，使两心房同时收缩，同时经结间束传至房室结。

（二）房室结

房室结是心传导系统在心房与心室互相连接部位的特化心肌结构，位于冠状窦口前上方的心内膜深面，呈扁椭圆形。房室结的主要功能是将窦房结传来的冲动短暂延搁后再下传至心室，保证心房和心室肌依先后顺序分开收缩。

Note

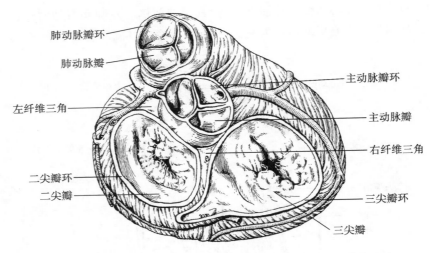

图 9-10　心的瓣膜

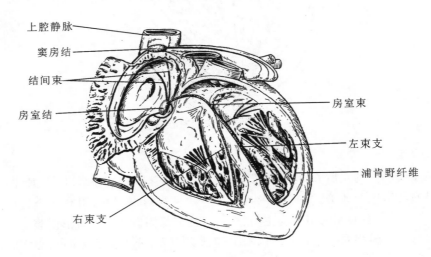

图 9-11　心的传导系统

（三）结间束

结间束是指窦房结与房室结之间存在的特殊连接通路,可分为前结间束、中结间束和后结间束三条。

（四）房室束及其分支

房室束是连接心房与心室的唯一通道,起自房室结前端,沿室间隔膜部下行,至室间隔肌部上缘分为左束支和右束支,分别在室间隔左、右侧面心内膜深面下行,最后的分支交织形成浦肯野纤维网。房室束,左、右束支和浦肯野纤维网的功能是将心房传来的兴奋迅速传播到整个心室。

四、心的血管和被膜

（一）心的血管

心的血液供应来自左、右冠状动脉。回流的静脉血,绝大部分经冠状窦汇入右心房(图 9-12、图 9-13)。

1. 动脉

（1）左冠状动脉:起于主动脉根部的左前壁,向左行于左心耳与肺动脉干之间,然后分为前室间支和旋支。前室间支沿前室间沟下行,与后室间支末梢吻合。前室间支及其分支分布于左

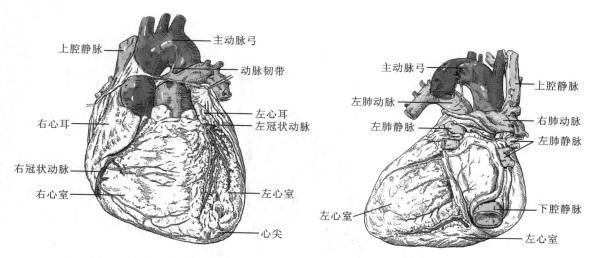

图 9-12　心的血管(前面观)　　　　图 9-13　心的血管(后下面观)

心室前壁、前乳头肌、心尖、右心室前壁一小部分、室间隔的前 2/3 以及心传导系统的右束支和左束支的前半。旋支从左冠状动脉主干发出后即走行于左侧冠状沟内,绕心左缘至左心室隔面,主要分布于左心房、左心室前壁一小部分、左心室侧壁、左心室后壁的一部分或大部分。

(2)右冠状动脉:起于主动脉的右冠状动脉窦,行于右心耳与肺动脉干之间,沿冠状沟右行,绕心右缘进入膈面的冠状沟内。主要分布于后室间沟附近的左、右心室壁,室间隔后 1/3,以及右心房等。

2. 静脉

(1)冠状窦:位于心膈面,左心房与左心室之间的冠状沟内。其主要属支有心大静脉、心中静脉、心小静脉。

(2)心前静脉:可有 1~4 支起于右心室前壁,向上越过冠状沟直接注入右心房。

(3)心最小静脉:位于心壁内的小静脉,自心壁肌层的毛细血管丛开始,直接开口于心房或心室腔。

(二)心的被膜

心的被膜即心包,是包裹心和出入心的大血管根部的纤维浆膜囊,分内、外两层,外层为纤维心包,内层是浆膜心包。纤维心包由坚韧的纤维性结缔组织构成。浆膜心包位于心包囊的内层,分脏、壁两层。壁层衬贴于纤维性心包的内面,与纤维心包紧密相贴。脏层包于心肌的表面,称心外膜。脏壁两层在出入心的大血管根部互相移行,两层之间的潜在腔隙称心包腔,内含少量浆液,起润滑作用(图 9-14)。

五、心的体表投影

心的体表投影可分心外形和瓣膜位置的体表投影(图 9-15)。心外形体表投影通常采用 4 点连线法来确定:①左上点,在左侧第 2 肋软骨的下缘,距胸骨左侧缘约 1.2 cm 处;②右上点,在右侧第 3 肋软骨上缘,距胸骨右侧缘约 1 cm 处;③左下点,于左侧第 5 肋间隙,距前正中线 7~9 cm;④右下点,于右侧第 6 胸肋关节处。左、右上点连线为心的上界;左、右下点连线为心的下界;右上点与右下点之间微向右凸的弧形连线为心的右界;左上点与左下点之间微向左凸的弧形连线为心的左界。

心各瓣膜的体表投影:①肺动脉瓣(肺动脉口),在左侧第 3 胸肋关节的稍上方,部分位于胸骨之后;②主动脉瓣(主动脉口),在胸骨左缘第 3 肋间隙,部分位于胸骨之后;③二尖瓣(左房室口),在左侧第 4 胸肋关节处及胸骨左半的后方;④三尖瓣(右房室口),在胸骨正中线的后方,平对第 4 肋间隙。

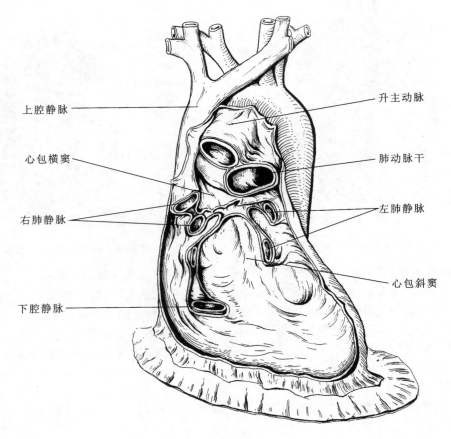

图 9-14　心包

上腔静脉

心包横窦

右肺静脉

下腔静脉

升主动脉

肺动脉干

左肺静脉

心包斜窦

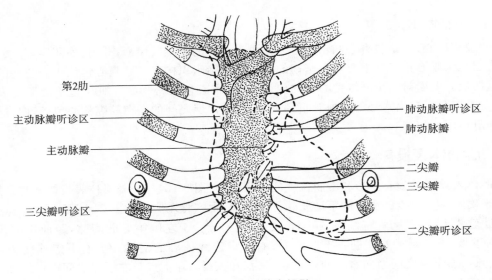

图 9-15　心的体表投影

第2肋

主动脉瓣听诊区

主动脉瓣

三尖瓣听诊区

肺动脉瓣听诊区

肺动脉瓣

二尖瓣

三尖瓣

二尖瓣听诊区

第三节 血 管

一、血管概述

血管分为动脉、毛细血管和静脉三类。

（一）动脉

动脉是指从心运送血液到全身各器官的血管。动脉在行程中不断分支,依次分为大动脉、中动脉、小动脉和微动脉4级,最后移行为毛细血管。动脉管壁较厚,管腔呈圆形,具有一定的弹性,可随心的舒张、血压的高低而明显搏动。动脉的管壁由内向外依次分为内膜、中膜和外膜三层。动脉分支离开主干进入器官前称器官外动脉,进入器官内的分支称器官内动脉(图9-16)。

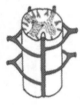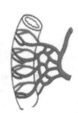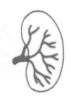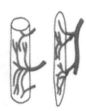

(a) 放射状分布　　(b) 横行分布　　(c) 自门进入分布　　(d) 纵行分布

图9-16　器官内动脉分布模式

器官外动脉分布的基本规律:①动脉的配布具有左、右对称性;②每一大局部(如头颈、躯干和上、下肢)都有1～2条动脉干;③躯干部在结构上有体壁和内脏之分,故动脉也有壁支和脏支之分;④动脉常有静脉、神经伴行,构成血管神经束;⑤动脉在行程中,多居于身体的屈侧、深部或安全隐蔽的部位;⑥动脉常以最短距离到达它所分布的器官;⑦动脉配布形式与器官的形态和功能相适应。

（二）毛细血管

毛细血管直径一般为$6～8\ \mu m$,是管径最细、分布最广的血管,管壁最薄,通透性大,管内血流缓慢,是血液与组织液进行物质交换的场所。根据结构特点,可分为连续毛细血管、有孔毛细血管、血窦三类。

（三）静脉

静脉是运送血液回心的血管,由微静脉起自毛细血管静脉端,在向心回流的过程中不断接受其属支,逐渐汇合成小静脉、中静脉和大静脉,最后注入心房。静脉的数量比动脉多,管径较粗,管腔较大。与伴行的动脉相比,静脉管壁薄而柔软,弹性也小。

静脉在结构和分布上有下列特点:①绝大部分静脉具有静脉瓣,其具有保证血液向心流动和防止血液反流的作用。②体循环的静脉一般分浅、深两组。浅静脉位于皮下浅筋膜内,又称皮下静脉。浅静脉不与动脉伴行,最后注入深静脉。深静脉位于深筋膜深面,与动脉伴行,又称伴行静脉。③静脉吻合比较丰富。④某些部位形成特殊的静脉,如硬脑膜窦和板障静脉等。

二、肺循环的血管

（一）肺循环的动脉

肺循环的动脉是指肺动脉干及其分支。肺动脉干起自右心室,在升主动脉前方向左后上方斜行,至主动脉弓下方分为左、右肺动脉,分别进入左、右肺。在肺动脉干分叉处稍左侧的上方有一纤维性的动脉韧带,是胚胎时期动脉导管闭锁后的遗迹。

（二）肺循环的静脉

肺静脉的属支起自肺泡毛细血管网,在肺内逐级汇合,于肺门处形成左上、下肺静脉和右上、下肺静脉,出肺门后分别单独注入左心房。肺静脉输送的是动脉血,有别于体循环的静脉。

三、体循环的动脉

体循环的动脉是指主动脉及其各级分支。主动脉是体循环的动脉主干,由左心室发出,分为升主动脉、主动脉弓、降主动脉三段。升主动脉向右前上方斜行,达第 2 胸肋关节高度处移行为主动脉弓,再弯向左后方,达第 4 胸椎体下缘处移行为降主动脉。降主动脉沿脊柱左侧下行逐渐转至其前方,达第 12 胸椎高度穿经膈的主动脉裂孔进入腹腔,到腹腔后沿脊柱左前方下降,至第 4 腰椎体下缘处分为左、右髂总动脉。降主动脉以膈为界,穿行在胸腔的一段称为胸主动脉,穿行在腹腔的一段称腹主动脉。髂总动脉沿腰大肌内侧下行,至骶髂关节处分为髂内动脉和髂外动脉（图 9-17）。

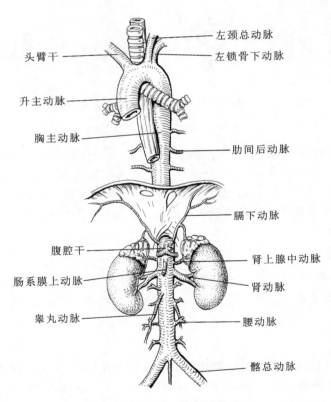

图 9-17　主动脉走行及主要分支

升主动脉根部发出左、右冠状动脉。主动脉弓壁外膜下有丰富的游离神经末梢,称压力感受器,具有调节血压的作用。主动脉弓下方靠近动脉韧带处有 2～3 个粟粒状小体,称主动脉小球,为化学感受器,参与调节呼吸。主动脉弓凸侧从右向左发出三大分支:头臂干、左颈总动脉和左锁骨下动脉。头臂干为一粗短干,向右上方斜行至右胸锁关节后方,分为右颈总动脉和右锁骨下动脉。

（一）头颈部的动脉

头颈部的动脉主干是左、右颈总动脉。左颈总动脉发自主动脉弓,右颈总动脉起自头臂干。

两侧颈总动脉均经胸锁关节后方,沿食管、气管和喉的外侧上行,至甲状软骨上缘高度分为颈内动脉和颈外动脉。颈总动脉上段位置表浅,在活体上可摸到其搏动(图 9-18)。

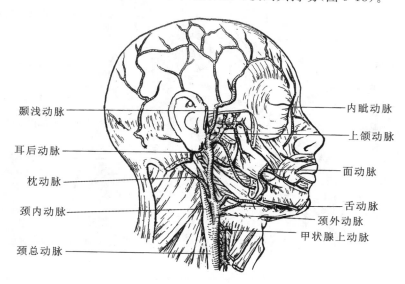

图 9-18　颈总动脉及其分支

1. 颈外动脉　自颈总动脉发出,走行于颈内动脉前内侧,上行穿腮腺至下颌颈处分为颞浅动脉和上颌动脉两个终支。主要分支有甲状腺上动脉、舌动脉、面动脉、颞浅动脉、上颌动脉、枕动脉、耳后动脉和咽升动脉等。

(1)甲状腺上动脉:自颈外动脉起始部发出,行向前下方,分布于甲状腺上部和喉。

(2)面动脉:在颈外动脉约平下颌角高度处发出,向前经下颌下腺深面,于咬肌前缘绕过下颌骨下缘至面部,沿口角及鼻翼外侧上行至内眦,改称为内眦动脉。面动脉分布于面部软组织、下颌下腺和腭扁桃体等处。面动脉在咬肌前缘绕下颌骨下缘处位置表浅,在活体可摸到动脉搏动。当面部出血时,可在该处压迫止血。

(3)颞浅动脉:自颈外动脉发出,在外耳门前方上行,越过颧弓根至颞部皮下,分布于额、颞、顶部软组织和腮腺。在活体外耳门前上方颧弓根部可摸到颞浅动脉搏动,可在此处进行压迫止血。

(4)上颌动脉:自颈外动脉发出,经下颌颈深面入颞下窝,在翼内、外肌之间向前内走行至翼腭窝。沿途分支至外耳道、鼓室、牙及牙龈、鼻腔、腭、咀嚼肌、硬脑膜等处。其中一分支为脑膜中动脉,在下颌颈深面发出,向上穿棘孔入颅腔,分前、后两支,紧贴颅骨内面走行,分布于颅骨和硬脑膜。前支经过颅骨翼点内面上行,颞部骨折时易受损伤,引起硬膜外血肿。

2. 颈内动脉　由颈总动脉发出后,垂直上升至颅底,经颈动脉管入颅腔,分支分布于视器和脑。

(二)锁骨下动脉

左锁骨下动脉起自主动脉弓,右锁骨下动脉起自头臂干。锁骨下动脉从胸锁关节后方斜向外侧,穿经斜角肌间隙,至第 1 肋外缘移行为腋动脉。锁骨下动脉的主要分支有椎动脉、胸廓内动脉和甲状颈干(图 9-19)。

1. 椎动脉　在前斜角肌内侧起自锁骨下动脉,自第 6 颈椎横突孔向上穿行至第 1 颈椎横突孔,再经枕骨大孔入颅腔,分支分布于脑和脊髓。

2. 胸廓内动脉　在椎动脉起点的相对侧发出,向下入胸腔,沿第 1～6 肋软骨后面下降,分支分布于胸前壁、心包、膈和乳房等处。

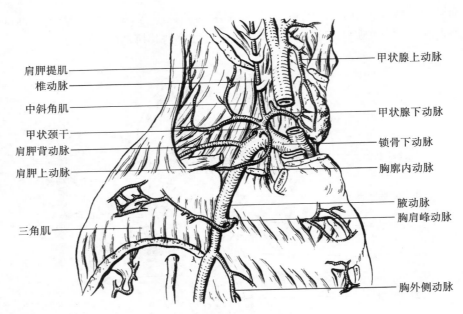

图 9-19　锁骨下动脉及其分支

3. 甲状颈干　为一短干,在椎动脉外侧,前斜角肌内侧缘附近起始,迅即分为甲状腺下动脉、肩胛上动脉等数支。分布于甲状腺、咽和食管、喉和气管以及肩部肌、脊髓及其被膜等处。

（三）上肢的动脉

上肢的动脉由锁骨下动脉移行而来,主要包括腋动脉、肱动脉、桡动脉和尺动脉等。

1. 腋动脉　锁骨下动脉的直接延续,自第 1 肋外侧缘经腋窝至大圆肌下缘移行为肱动脉（图 9-20）。其主要分支有:①胸肩峰动脉:分布于三角肌、胸大肌、胸小肌和肩关节。②胸外侧动脉:分布于前锯肌、胸大肌、胸小肌和乳房。③肩胛下动脉:在肩胛下肌下缘附近发出,向后下行,分为胸背动脉和旋肩胛动脉。前者分布至背阔肌和前锯肌;后者穿经三边孔至冈下窝,营养附近诸肌,并与肩胛上动脉吻合。④旋肱后动脉。

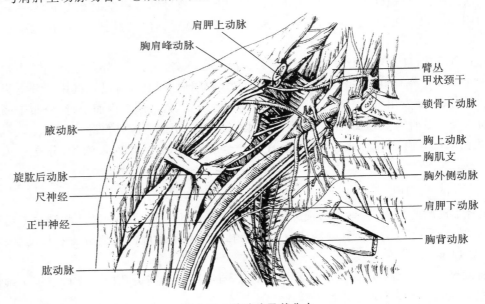

图 9-20　腋动脉及其分支

2. 肱动脉　在大圆肌下缘续于腋动脉,沿喙肱肌和肱二头肌内侧沟下行至肘窝,分为桡动

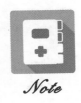

脉和尺动脉。肱动脉最主要分支是肱深动脉,分支分布于肱三头肌和肱骨,其终支参与肘关节网的组成(图 9-21)。

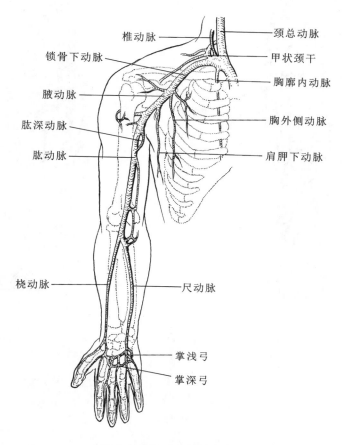

图 9-21　肱动脉及其分支

3. 桡动脉　桡动脉由肱动脉分出,行于前臂前面外侧,上段经肱桡肌与旋前圆肌之间下行,下段在肱桡肌腱和桡侧腕屈肌腱之间下行,于腕关节前方绕桡骨茎突至手背面,穿第 1 掌骨间隙达手掌前面的深部,末端与尺动脉的掌深支吻合,形成掌深弓。前臂远端、桡侧腕屈肌腱外侧的一段位置表浅,是临床上触摸脉搏的部位。桡动脉的掌浅支与尺动脉末端吻合成掌浅弓(图 9-22)。

4. 尺动脉　自肱动脉分出后,斜向下内侧,在指浅屈肌和尺侧腕屈肌之间下降,经屈肌支持带的浅面、豌豆骨的桡侧入手掌,分出掌深支后,其末端与桡动脉的掌浅支吻合成掌浅弓(图 9-22)。

5. 掌深弓和掌浅弓　掌浅弓由尺动脉末端与桡动脉掌浅支吻合而成,位于掌腱膜深面。掌深弓由桡动脉末端和尺动脉的掌深支吻合而成,位于屈指肌腱及其腱鞘的深面(图 9-22)。

（四）胸部的动脉

胸主动脉由主动脉弓延续而来,是胸部的动脉主干,其分支可分为壁支和脏支(图 9-23)。壁支包括肋间后动脉、肋下动脉和膈上动脉,分布于胸壁、腹壁上部、背部和脊髓等处。脏支包括支气管支、食管支和心包支,分布于气管、支气管、食管和心包等处。

（五）腹部的动脉

腹主动脉是腹部的动脉主干,于主动脉裂孔处移行自胸主动脉,沿腰椎左前方下降,至第 4 腰椎体下缘高度分为左、右髂总动脉。腹主动脉也有壁支和脏支之分(图 9-24)。

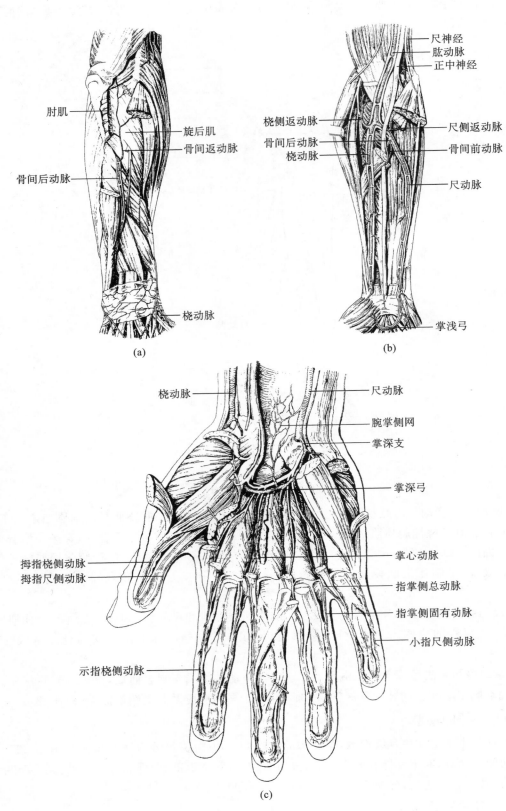

肘肌

旋后肌
骨间返动脉

骨间后动脉

桡动脉

(a)

尺神经
肱动脉
正中神经

桡侧返动脉
骨间后动脉
桡动脉

尺侧返动脉
骨间前动脉

尺动脉

掌浅弓

(b)

桡动脉

拇指桡侧动脉
拇指尺侧动脉

示指桡侧动脉

尺动脉

腕掌侧网
掌深支

掌深弓

掌心动脉

指掌侧总动脉

指掌侧固有动脉

小指尺侧动脉

(c)

图 9-22　桡动脉和尺动脉

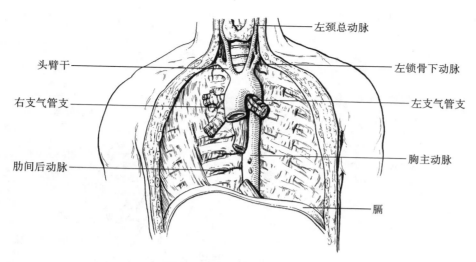

左颈总动脉
头臂干
右支气管支
左锁骨下动脉
左支气管支
肋间后动脉
胸主动脉
膈

图 9-23 胸主动脉及其分支

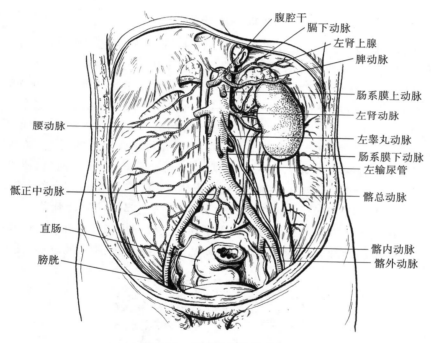

腹腔干
膈下动脉
左肾上腺
脾动脉
肠系膜上动脉
左肾动脉
腰动脉
左睾丸动脉
肠系膜下动脉
左输尿管
骶正中动脉
髂总动脉
直肠
髂内动脉
膀胱
髂外动脉

图 9-24 腹主动脉及其分支

1. 壁支 主要有腰动脉、膈下动脉、骶正中动脉等,分布于腹后壁、脊髓、膈下面和盆腔后壁等处。

2. 脏支 分成对脏支和不成对脏支两种。成对的脏支有肾上腺中动脉、肾动脉、睾丸动脉(男性)或卵巢动脉(女性);不成对的脏支有腹腔干、肠系膜上动脉和肠系膜下动脉。

1) 肾上腺中动脉 在平第 1 腰椎高度起自腹主动脉,分布于肾上腺。

2) 肾动脉 起自腹主动脉侧壁,横行向外,至肾门附近分前、后两干,经肾门入肾,并在入肾门之前发出肾上腺下动脉,分布于肾上腺。

3) 睾丸动脉 细而长,在肾动脉起始处稍下方由腹主动脉前壁发出,沿腰大肌前面斜向外下方走行,穿经腹股沟管,参与精索的组成,分布于睾丸和附睾,故又称精索内动脉。在女性则为卵巢动脉,经卵巢悬韧带下行入盆腔,分布于卵巢和输卵管壶腹部。

4) 腹腔干 一粗而短的动脉干,在主动脉裂孔的稍下方,起自腹主动脉前壁,随即分为胃左动脉、肝总动脉和脾动脉(图 9-25)。

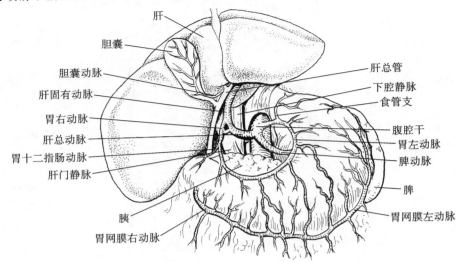

图 9-25　腹腔干及其分支

(1) 胃左动脉:斜向左上方行至胃的贲门,在小网膜两层腹膜之间沿胃小弯向右行,末端与胃右动脉吻合。沿途分支分布于食管的腹段、贲门和胃小弯附近的胃壁。

(2) 肝总动脉:向右行至十二指肠上部的上缘进入肝十二指肠韧带,分为肝固有动脉和胃十二指肠动脉。①肝固有动脉:穿行于肝十二指肠韧带内,在肝门静脉前方、胆总管左侧上行至肝门,分为左、右两支,分别进入肝左、右叶。右支在入肝门之前发出胆囊动脉,分布于胆囊。肝固有动脉在起始处还发出胃右动脉,分布于十二指肠上部和胃小弯附近的胃壁。②胃十二指肠动脉:经胃幽门下缘分为胃网膜右动脉和胰十二指肠上动脉。分布于胃、大网膜、胰和十二指肠。

(3) 脾动脉:沿胰上缘行至脾门,在脾门附近,发出 3～5 支胃短动脉,分布于脾、胃底。

5) 肠系膜上动脉　在腹腔干稍下方,约平第 1 腰椎高度起自腹主动脉前壁,经胰头与胰体交界处后方下行,越过十二指肠水平部前面进入小肠系膜根,向右髂窝方向走行。其主要分支有胰十二指肠下动脉、空肠动脉、回肠动脉、回结肠动脉、右结肠动脉、中结肠动脉(图 9-26)。

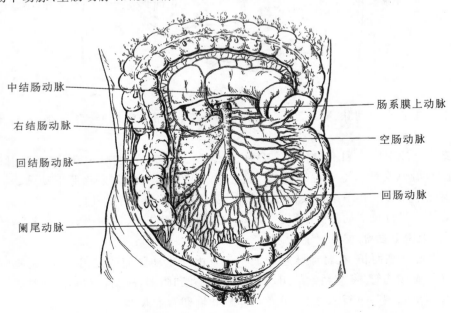

图 9-26　肠系膜上动脉及其分支

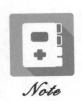

6）肠系膜下动脉　在平第 3 腰椎高度起自腹主动脉前壁,在腹膜壁后面沿腹后壁向左下走行,分支分布于降结肠、乙状结肠和直肠上部(图 9-27)。

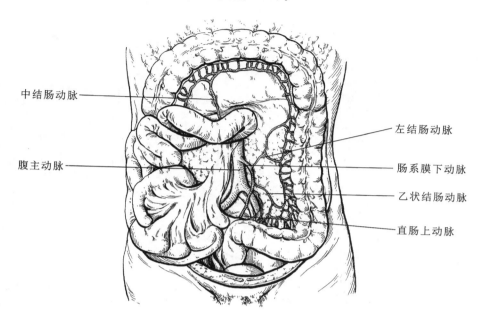

中结肠动脉

左结肠动脉

腹主动脉

肠系膜下动脉

乙状结肠动脉

直肠上动脉

图 9-27　肠系膜下动脉及其分支

（六）盆部的动脉

髂总动脉左、右各一支,在第 4 腰椎体下缘高度自腹主动脉分出,沿腰大肌的内侧行向外下方,至骶髂关节的前方,分为髂内动脉和髂外动脉(图 9-28)。

1. 髂内动脉　盆部的动脉主干,为一短粗干,沿盆腔侧壁下行,发出壁支和脏支。

1）壁支

（1）闭孔动脉:沿骨盆侧壁行向前下,穿经闭膜管出骨盆,分布于大腿内侧群肌和髋关节。

（2）臀上动脉和臀下动脉:分别经梨状肌上、下孔穿出至臀部,分布于臀肌和髋关节等处。

2）脏支

（1）脐动脉:胎儿时期的动脉干,出生后其远侧段闭锁形成脐内侧韧带,近侧段管腔未闭,与髂内动脉起始段相连。其分支分布于膀胱中、上部。

（2）直肠下动脉:分布于直肠下部、前列腺(男)或阴道(女)等处。

（3）子宫动脉:沿盆腔侧壁下行,进入子宫阔韧带底部两层腹膜之间,在子宫颈外侧约 2 cm 处从输尿管前上方跨过,再沿子宫外侧缘上行至子宫底。分支分布于子宫、阴道、输卵管和卵巢,并与卵巢动脉吻合。

（4）阴部内动脉:穿梨状肌下孔出盆腔,经坐骨小孔至坐骨直肠窝,发出肛动脉、会阴动脉、阴茎(蒂)动脉等支,分布于肛门、会阴部和外生殖器。

2. 髂外动脉　髂外动脉沿腰大肌的内侧缘下行,经腹股沟韧带中点深面至大腿前部,移行为股动脉。髂外动脉在腹股沟韧带的稍上方发出腹壁下动脉,进入腹直肌鞘,分布于腹直肌,并与腹壁上动脉吻合。

（七）下肢的动脉

下肢的动脉上由髂外动脉移行而来,主要包括股动脉、腘动脉、胫前动脉、胫后动脉和足背动脉等。

1. 股动脉　股动脉是髂动脉的直接延续,在股三角内下行,经收肌管至腘窝,移行为腘动脉。在腹股沟韧带中点稍下方,股动脉位置表浅,可触及其搏动,此处可用来动脉穿刺和插管,也

Note

197

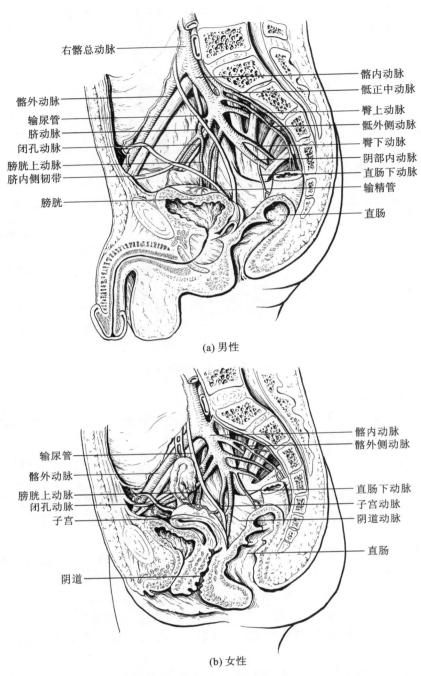

右髂总动脉

髂外动脉
输尿管
脐动脉
闭孔动脉
膀胱上动脉
脐内侧韧带
膀胱

髂内动脉
骶正中动脉
臀上动脉
骶外侧动脉
臀下动脉
阴部内动脉
直肠下动脉
输精管
直肠

(a) 男性

输尿管
髂外动脉
膀胱上动脉
闭孔动脉
子宫

髂内动脉
髂外侧动脉
直肠下动脉
子宫动脉
阴道动脉
直肠

阴道

(b) 女性

图 9-28　盆腔动脉（右侧）

可在此处压迫股动脉进行止血。股动脉的分支分布于股前肌群、内侧肌群和后部肌群（图 9-29）。

　　2. 腘动脉　腘动脉在腘窝深部下行，至腘肌下缘分为胫前动脉和胫后动脉。腘动脉的分支分布于膝关节及邻近的肌（图 9-30）。

　　3. 胫后动脉　胫后动脉沿小腿后面浅、深屈肌之间下行，经内踝后方转至足底，分为足底内侧动脉和足底外侧动脉两条终支。胫后动脉主要分支有腓动脉、足底内侧动脉、足底外侧动脉。其分支分布于小腿外侧肌群、小腿后侧肌群、腓骨、胫骨以及足底等处（图 9-30）。

　　4. 胫前动脉　胫前动脉由腘动脉发出后，穿小腿骨间膜至小腿前面，在小腿前群肌之间下行，至踝关节前方移行为足背动脉。胫前动脉沿途分布于小腿前群肌，其分支参与膝关节网的构

Note

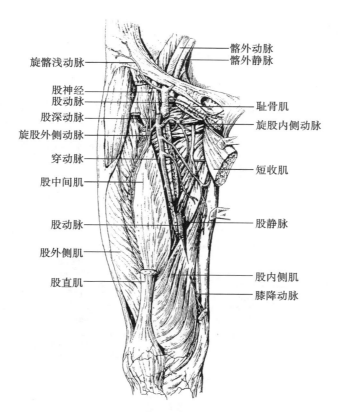

图 9-29 股动脉及其分支

成(图 9-30)。

5. 足背动脉 足背动脉为胫前动脉的直接延续,在第 1 跖骨间隙近侧分为第 1 跖背动脉和足底深支。沿途分布于足背、足趾等处(图 9-30)。

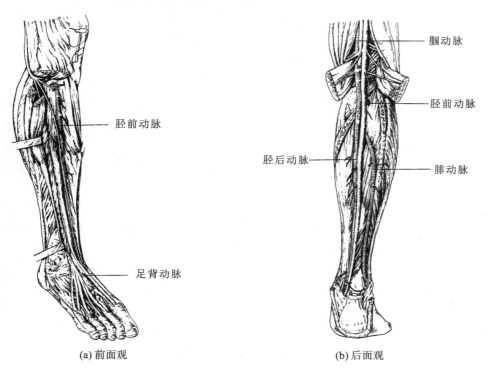

(a) 前面观   (b) 后面观

图 9-30 小腿的动脉

四、体循环的静脉

体循环的静脉有数量多、行程长、分布广等特点,包括上腔静脉系、下腔静脉系和心静脉系。

（一）上腔静脉系

上腔静脉系由上腔静脉及其属支组成,收集头颈部、上肢和胸部（心和肺除外）等上半身的静脉血。

1. 头颈部的静脉　浅静脉包括面静脉、颞浅静脉、颈前静脉和颈外静脉,深静脉包括颅内静脉、颈内静脉和锁骨下静脉等（图 9-31）。

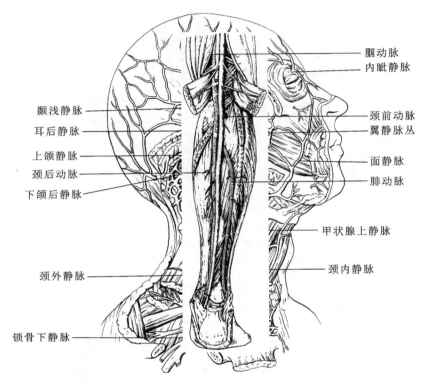

图 9-31　头颈部的静脉

1）颈内静脉　颈内静脉自颅底颈静脉孔处续于乙状窦,在颈动脉鞘内下行,至胸锁关节后方与锁骨下静脉汇合成头臂静脉。收集颅骨、脑、面浅部和颈部大部分区域的静脉血。颈内静脉的属支较多,可分为颅内的属支和颅外的属支。

（1）颅内的属支:包括来自脑、脑膜、颅骨、视器和前庭蜗器等处的静脉,这些静脉最后经乙状窦注入颈内静脉。

（2）颅外的属支:包括面静脉、下颌后静脉、舌静脉、咽静脉、甲状腺上静脉等。①面静脉:起自内眦静脉,在面动脉后方与其伴行,汇入颈内静脉。面静脉通过眼上、下静脉与颅内的海绵窦交通,因面静脉缺乏静脉瓣,面部感染时如果处理不当,可引起颅内感染。故将鼻根至两侧口角的三角区称为"危险三角"。②下颌后静脉:由颞浅静脉和上颌静脉在腮腺内汇合而成,至腮腺下端处分为前、后 2 支,前支汇入面静脉,后支与耳后静脉及枕静脉汇合形成颈外静脉。

2）颈外静脉　颈外静脉由下颌后静脉的后支、耳后静脉和枕静脉在下颌角处汇合而成,沿胸锁乳突肌表面下行,注入锁骨下静脉或静脉角,主要收集头皮和面部的静脉血。

3）锁骨下静脉　锁骨下静脉自第 1 肋外侧续于腋静脉,在胸锁关节后方与颈内静脉汇合成头臂静脉。锁骨下静脉除收集上肢的静脉血外,还接受颈外静脉的静脉血。

2. 上肢的静脉　分浅静脉和深静脉两类。浅静脉位于皮下浅筋膜内,深静脉位于肌之间并与动脉伴行。浅、深两组静脉之间有广泛的交通,最终都汇入腋静脉。

1) 上肢的浅静脉　起自丰富的指背浅静脉,并在手背部形成手背静脉网,最后汇合成头静脉、贵要静脉、肘正中静脉三条(图 9-32)。临床上常用上肢的浅静脉进行取血、输液和注射药物等操作。

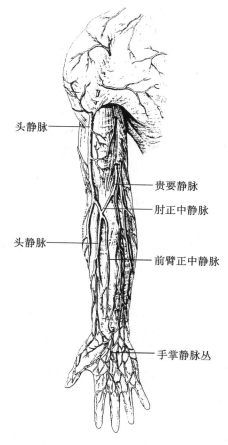

图 9-32　上肢浅静脉

（1）头静脉:起自手背静脉网的桡侧,沿前臂下部的桡侧、前臂上部和肘部的前面以及肱二头肌外侧沟上行,再经三角肌与胸大肌间沟行至锁骨下窝,穿经深筋膜注入腋静脉或锁骨下静脉。收集手和前臂桡侧的浅静脉血。

（2）贵要静脉:起自手背静脉网的尺侧,沿前臂尺侧上行,于肘部转至前面,在肘窝处接受肘正中静脉,再经肱二头肌内侧沟行至臂中点平面,穿经深筋膜注入肱静脉,或伴肱静脉上行,注入腋静脉。贵要静脉收集手和前臂尺侧的浅静脉血。

（3）肘正中静脉:斜行于肘关节前部皮下,连接头静脉和贵要静脉,并借交通支与深静脉相通。

2) 上肢的深静脉　从手掌至腋窝的深静脉都与同名动脉伴行,而且多为两条,伴行静脉之间有广泛的吻合,同时与浅静脉间也有多处吻合。上肢的深静脉主要包括桡静脉、尺静脉、肱静脉和腋静脉。腋静脉位于腋动脉的前内侧,收集上肢浅、深静脉的全部血液,向上移行为锁骨下静脉。

3. 胸部的静脉　胸部的静脉主要有头臂静脉、上腔静脉、奇静脉、半奇静脉及其属支(图 9-33)。

Note

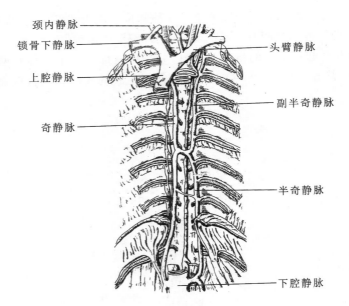

图 9-33　胸部的静脉

（1）头臂静脉：头臂静脉左、右各一支，由颈内静脉和锁骨下静脉在胸锁关节后方汇合而成。头臂静脉还收集椎静脉、胸廓内静脉、肋间最上静脉和甲状腺下静脉的静脉血。

（2）上腔静脉：上腔静脉是上腔静脉系的主干，由左、右头臂静脉汇合而成。沿升主动脉右侧下行，注入右心房。

（3）奇静脉：奇静脉起自右腰升静脉，沿食管后方和胸主动脉右侧上行，至第 4 胸椎体高度，向前绕右肺根上方，注入上腔静脉。奇静脉沿途收集右侧肋间后静脉、食管静脉、支气管静脉和半奇静脉的血液。

（4）半奇静脉：半奇静脉起自左腰升静脉，沿胸椎体左侧上行，注入奇静脉。半奇静脉收集左侧下部肋间后静脉、食管静脉和副半奇静脉的血液。

（二）下腔静脉系

下腔静脉系由下腔静脉及其属支组成，收集下肢、盆部和腹部的静脉血。

1. 下肢的静脉　下肢的静脉与上肢的静脉相似，也分浅静脉和深静脉两类，均有丰富的静脉瓣，浅、深静脉之间有丰富的交通支。

1）下肢的浅静脉　包括小隐静脉和大隐静脉及其属支（图 9-34）。

（1）小隐静脉：小隐静脉起自足背静脉弓，经外踝后方，沿小腿后面上行，注入腘静脉。小隐静脉收集足外侧部和小腿后部的浅静脉血。

（2）大隐静脉：大隐静脉是全身最长的静脉，起自足背静脉弓，经内踝前方，沿小腿内面、膝关节内后方、大腿内侧面上行，至耻骨结节外下方 3～4 cm 处穿经阔筋膜的隐静脉裂孔，注入股静脉。大隐静脉收集足、小腿和大腿的内侧部以及大腿前部的浅静脉血。

2）下肢的深静脉　足和小腿的深静脉均有两条且与同名的动脉伴行，上行至腘窝处汇合成腘动脉，穿经收肌腱裂孔移行为股静脉；股静脉与股动脉并行至腹股沟韧带后方延续为髂外静脉。股静脉收集下肢所有浅、深静脉血。

2. 盆部的静脉　盆部的静脉主干是髂内静脉，与同侧的髂外静脉在骶髂关节前方汇合成髂总静脉（图 9-35）。

（1）髂内静脉：由盆腔的静脉于坐骨大孔前方汇合而形成。其沿髂内动脉上行，至骶髂关节前方与髂外静脉汇合形成髂总静脉。髂内静脉的属支可分为壁支和脏支两类。壁支主要包括臀

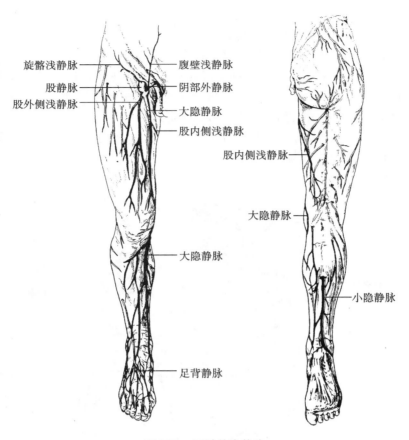

图 9-34 下肢的浅静脉

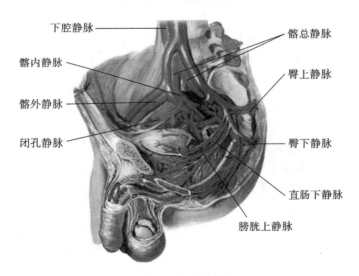

图 9-35 盆部的静脉

上静脉、臀下静脉、闭孔静脉、骶外侧静脉等；脏支主要有直肠下静脉、阴部内静脉、子宫静脉等。髂内静脉的属支在器官壁内或表面形成丰富的静脉<u>丛</u>，如直肠静脉<u>丛</u>、膀胱静脉<u>丛</u>，此外，女性还有阴道静脉丛和子宫静脉丛。

（2）髂外静脉：股静脉的直接延续，起自腹股沟韧带后方，沿骨盆上口上行至骶髂关节前下方，与髂内静脉汇合，形成髂总静脉。其主要属支有腹壁下静脉、旋髂深静脉等，收集下肢和下腹部前壁的静脉血。

203

（3）髂总静脉：由髂内静脉和髂外静脉于骶髂关节前方汇合而成，两侧的髂总静脉斜行向上，在第 5 腰椎的右侧以锐角汇合形成下腔静脉。

3. 腹部的静脉 主要由下腔静脉及其属支和肝门静脉系组成。

1）下腔静脉 下腔静脉由左、右髂总静脉汇合而成，沿脊柱前方和腹主动脉的右侧上升，穿经膈的腔静脉孔上行，开口于右心房。其属支可分为壁支和脏支两类，壁支主要有膈下静脉和腰静脉等，脏支主要有睾丸静脉、肾静脉、肾上腺静脉和肝静脉等。

2）肝门静脉系 肝门静脉系是下腔静脉系的一部分，由肝门静脉及其属支组成（图 9-36）。主要收集除肝以外的所有不成对腹腔器官的静脉血。

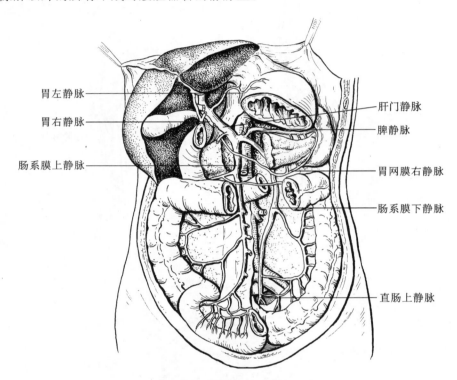

图 9-36 肝门静脉及其属支

（1）肝门静脉：由肠系膜上静脉和脾静脉在下腔静脉前方、胰颈后方汇合而成。其主要属支包括：①肠系膜上静脉，与肠系膜上动脉伴行，收集肠系膜上动脉以及胃十二指肠动脉分布区回流的静脉血。②脾静脉，由来自脾的 5～6 个属支组成，经胰后方右行，与肠系膜上静脉以直角汇合成肝门静脉。脾静脉接受脾动脉分布区回流的静脉血，还收集胃后静脉和肠系膜下静脉等。③肠系膜下静脉，由直肠上静脉延续而来，在肠系膜下动脉左侧上行，注入脾静脉，收集直肠、乙状结肠和降结肠的静脉血。④胃左静脉，与胃左动脉伴行，收集胃前、后壁的静脉血。⑤胃右静脉，与胃右动脉伴行，在胃小弯近幽门处向右注入肝门静脉。胃右静脉与胃左静脉吻合，还接受幽门前静脉的血液。⑥胆囊静脉，收集胆囊壁的静脉血，注入肝门静脉或其右支。⑦附脐静脉，起自腹前壁的脐周静脉网，沿肝圆韧带走行，注入肝门静脉。

（2）肝门静脉系与上、下腔静脉系之间的吻合部位：肝门静脉系与上、下腔静脉系之间存在丰富的吻合。其中主要的吻合部位有食管静脉丛、脐周静脉网和直肠静脉丛等处（图 9-37）。①与食管静脉丛的吻合途径：肝门静脉→胃左静脉→食管静脉丛→食管静脉→奇静脉→上腔静脉。②与脐周静脉网的吻合途径：肝门静脉→附脐静脉→脐周静脉网，向上→胸腹壁静脉→腋静脉或锁骨下静脉→上腔静脉；或向下→腹壁浅静脉→股静脉→髂外静脉→下腔静脉。③与直肠静脉丛的吻合途径：肝门静脉→直肠上静脉→直肠静脉丛→直肠下静脉（至髂内静脉）和肛静脉

（至阴部内静脉）→下腔静脉。

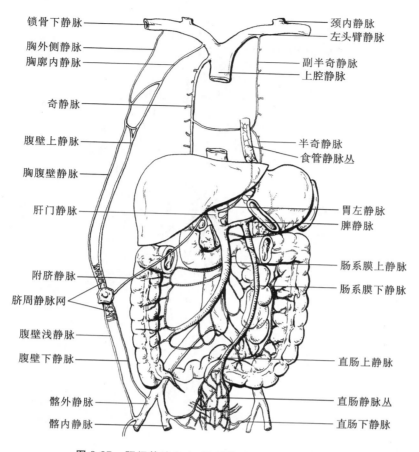

锁骨下静脉

胸外侧静脉

胸廓内静脉

奇静脉

腹壁上静脉

胸腹壁静脉

肝门静脉

附脐静脉

脐周静脉网

腹壁浅静脉

腹壁下静脉

髂外静脉

髂内静脉

颈内静脉

左头臂静脉

副半奇静脉

上腔静脉

半奇静脉

食管静脉丛

胃左静脉

脾静脉

肠系膜上静脉

肠系膜下静脉

直肠上静脉

直肠静脉丛

直肠下静脉

图 9-37　肝门静脉和上、下腔静脉系间吻合模式图

正常情况下这些吻合支细小，血流量少，血液均按正常方向分别回流至各自所属的静脉系。当肝门静脉循环受阻时（如肝硬化），由于肝门静脉内无静脉瓣，其内的血液发生反流，并通过上述诸吻合部位建立侧支循环，分别经上、下腔静脉系回流入右心房。此时吻合部位的血流量增加，血压升高，导致静脉丛充血、曲张，甚至破裂。如食管静脉丛破裂，引起呕血；直肠静脉丛破裂，造成便血；脐周静脉网曲张呈现"海蛇头"体征。当肝门静脉系的侧支循环失代偿时，可引起收集静脉血范围的器官淤血，出现脾肿大和腹膜腔积液等。

第四节　淋巴系统

淋巴系统由淋巴组织、淋巴管道和淋巴器官组成（图 9-38）。淋巴系统内流动着无色透明的液体称为淋巴（液）。淋巴沿淋巴管道向心流动，最后流入静脉。故淋巴系统可视为是心血管系统的辅助系统，协助静脉引流部分组织液。此外，淋巴器官和淋巴组织具有产生淋巴细胞、过滤淋巴和进行免疫应答的功能。

一、淋巴管道

淋巴管道根据结构和功能特点，可分为毛细淋巴管、淋巴管、淋巴干和淋巴导管（图 9-39）。

Note

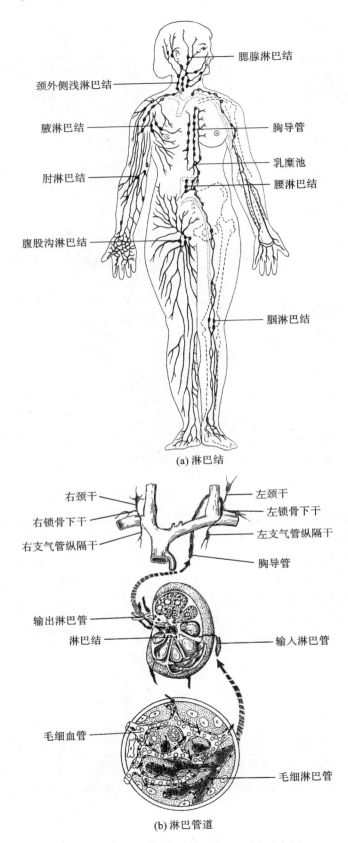

腮腺淋巴结

颈外侧浅淋巴结

腋淋巴结

胸导管

肘淋巴结

乳糜池

腰淋巴结

腹股沟淋巴结

腘淋巴结

(a) 淋巴结

右颈干

左颈干

右锁骨下干

左锁骨下干

右支气管纵隔干

左支气管纵隔干

胸导管

输出淋巴管

淋巴结

输入淋巴管

毛细血管

毛细淋巴管

(b) 淋巴管道

图 9-38　全身浅、深淋巴管道和淋巴结示意图

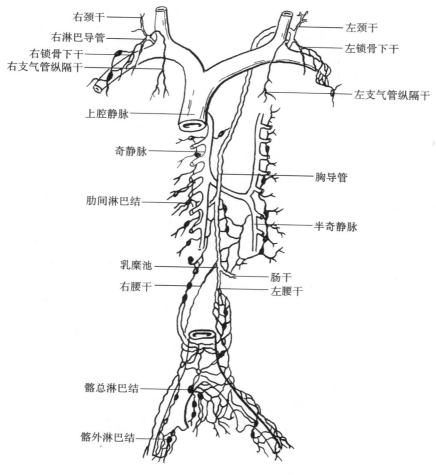

右颈干　右淋巴导管　右锁骨下干　右支气管纵隔干　上腔静脉　奇静脉　肋间淋巴结　乳糜池　右腰干　髂总淋巴结　髂外淋巴结　左颈干　左锁骨下干　左支气管纵隔干　胸导管　半奇静脉　肠干　左腰干

图 9-39　淋巴干和淋巴导管

（一）毛细淋巴管

毛细淋巴管为淋巴管道的起始部，其以盲端起始于组织间隙，并吻合成网状伴毛细血管分布。毛细淋巴管的管壁很薄，仅由一层内皮细胞构成，无基膜，通透性比毛细血管大，一些不易通过毛细血管的大分子物质、病原体及癌细胞等都可进入毛细淋巴管内。

（二）淋巴管

由毛细淋巴管汇合而成，结构与静脉相似，但瓣膜更多。淋巴管分为浅淋巴管和深淋巴管两种，与静脉分布相同。淋巴管在向心的行程中要经过一个或多个淋巴结，淋巴结有滤过淋巴作用。

（三）淋巴干

淋巴干是由最后一级淋巴结的输出淋巴管汇合而成的较粗大淋巴管。全身共有 9 条淋巴干，分别是由头颈部的淋巴管汇合成的左、右颈干；由上肢及部分胸壁的淋巴管汇合成的左、右锁骨下干；由胸腔脏器及部分胸、腹壁的淋巴管汇合成的左、右支气管纵隔干；由下肢、盆部和腹腔成对器官及部分腹壁的淋巴管汇合成的左、右腰干；由腹腔内不成对器官的淋巴管汇合成的一条肠干。

（四）淋巴导管

全身 9 条淋巴干最后汇合成 2 条淋巴导管，即胸导管和右淋巴导管。

1. 胸导管　胸导管是全身最粗大的淋巴管道。起始部为一囊状膨大,称乳糜池,位于第一腰椎体前方,由左、右腰干和肠干汇合而成。胸导管向上穿经主动脉裂孔入胸腔,上行到颈根部呈弓形注入左静脉角。在注入前又接纳了左颈干、左锁骨下干和左支气管纵隔干。胸导管收集左侧上半身和下半身的淋巴。

2. 右淋巴导管　右淋巴导管是由右颈干、右锁骨下干和右支气管纵隔干汇合而成的短干,注入右静脉角。右淋巴导管收集右侧上半身的淋巴。

二、淋巴器官

淋巴器官是以淋巴组织为主要成分构成的器官,包括淋巴结、胸腺、脾和扁桃体等。

(一) 淋巴结

1. 淋巴结的结构　淋巴结为大小不一的圆形或椭圆形灰红色小体,表面覆有由结缔组织构成的被膜,被膜向实质内伸出形成许多条索状的小梁,其实质可分为皮质、髓质和淋巴窦。淋巴结一侧隆凸,另一侧凹陷,凹陷中央处为淋巴结门。与淋巴结隆凸侧相连的淋巴管称输入淋巴管,与淋巴结凹陷侧相连的淋巴管称输出淋巴管。淋巴结门是神经、血管和输出淋巴管出入淋巴结的门户。淋巴结按位置不同分为浅淋巴结和深淋巴结。淋巴结常聚集成群,有浅、深群之分,多沿血管周围分布,位于身体屈侧或隐蔽处。其主要功能是滤过淋巴、产生淋巴细胞和进行免疫应答。

2. 全身主要的淋巴结群

1) 头颈部的淋巴结群　头颈部的淋巴结在头、颈部交界处呈环状排列,在颈部沿静脉纵向排列,少数淋巴结位于消化管和呼吸道周围。主要包括:①下颌下淋巴结,位于下颌下腺周围,收纳面部和口腔的淋巴。②颈外侧浅淋巴结,位于胸锁乳突肌浅面,沿颈外侧的静脉排列,收纳耳后及腮腺下部等处的淋巴。③颈外侧深淋巴结,为颈部最大最重要的一群淋巴结,沿颈内静脉排列,直接或间接地接收头颈部各群淋巴结的输出淋巴管,该淋巴结的输出淋巴管合成颈干(图9-40)。

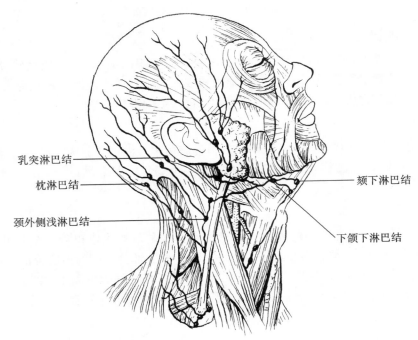

乳突淋巴结

枕淋巴结

颈外侧浅淋巴结

颏下淋巴结

下颌下淋巴结

图 9-40　头颈部的淋巴管和淋巴结

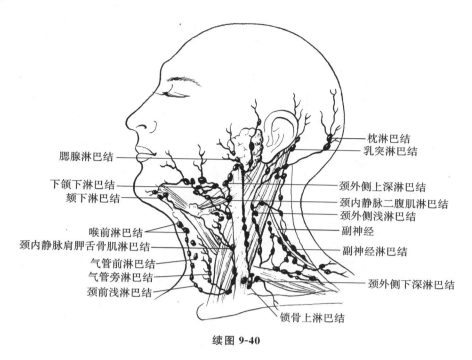

续图 9-40

2）上肢的淋巴结群　上肢浅、深淋巴管分别与浅静脉和深血管伴行，直接或间接注入腋淋巴结群（图 9-41）。腋淋巴结群是上肢主要的淋巴结群，位于腋窝内，淋巴结数目多，由胸肌淋巴结、外侧淋巴结、肩胛下淋巴结、中央淋巴结和尖淋巴结组成。腋淋巴结群沿腋静脉及其属支排列，收纳上肢、胸前外侧壁、乳房外侧部和肩部等处的淋巴，其输出淋巴管合成锁骨下干。

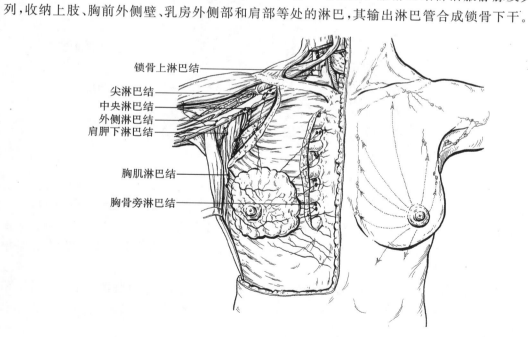

图 9-41　腋淋巴结群

3）胸部的淋巴结群　胸部的淋巴结群包括胸壁淋巴结群和胸腔脏器淋巴结群。胸壁淋巴结群包括胸骨旁淋巴结、肋间淋巴结、膈上淋巴结等（图 9-42）；胸腔器官淋巴结群包括纵隔前淋巴结、纵隔后淋巴结及气管、支气管和肺的淋巴结等（图 9-43）。胸部的淋巴结群主要收纳胸前壁、乳房内侧部、肺及纵隔等处的淋巴，其输出淋巴管合成支气管纵隔干。

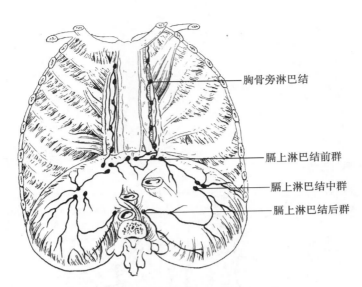

图 9-42　胸骨旁淋巴结和膈上淋巴结

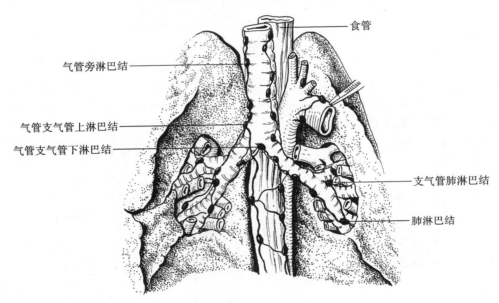

图 9-43　胸腔器官的淋巴结

4）腹部的淋巴结群　腹部的淋巴结群包括分布于腹壁和腹腔脏器的淋巴结（图 9-44）。

（1）腹壁的淋巴结：脐平面以上，腹前外侧壁的浅、深淋巴管分别注入腋淋巴结和胸骨旁淋巴结；脐平面以下，腹壁的浅淋巴管注入腹股沟浅淋巴结，深淋巴管注入腹股沟深淋巴结、髂外淋巴结和腰淋巴结。

（2）腹腔脏器的淋巴结：腹腔成对脏器的淋巴管注入腰淋巴结，不成对脏器的淋巴管注入沿腹腔干、肠系膜上动脉和肠系膜下动脉及其分支分布的淋巴结。腹腔淋巴结、肠系膜上淋巴结和肠系膜下淋巴结的输出淋巴管汇合成肠干。

5）盆部的淋巴结群　主要有髂内淋巴结、髂外淋巴结和髂总淋巴结等，沿同名动脉分布（图 9-44），收纳下肢、盆壁和盆腔脏器的淋巴。髂内淋巴结与髂外淋巴结的输出淋巴管注入髂总淋巴结。髂总淋巴结的输出淋巴管注入腰淋巴结。

6）下肢的淋巴结群　下肢的淋巴结可分为两群，即位于腘窝内的腘淋巴结群和位于腹股沟附近的腹股沟浅、深淋巴结群。

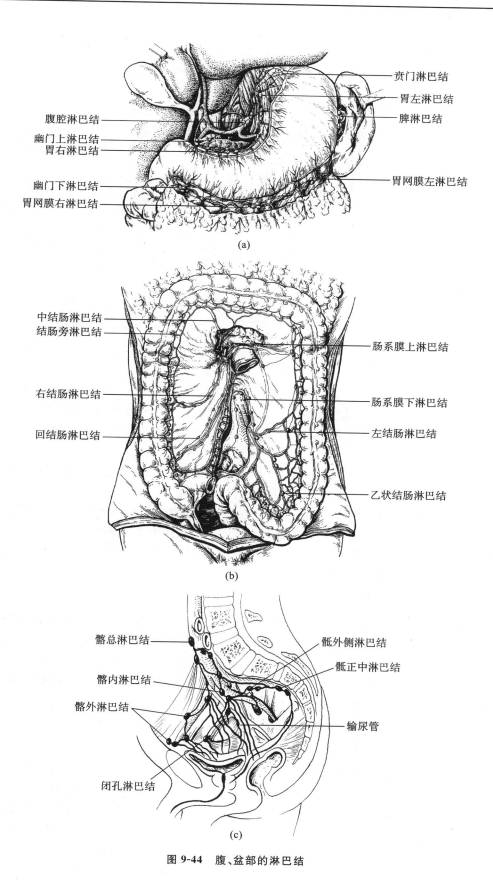

贲门淋巴结

胃左淋巴结

脾淋巴结

腹腔淋巴结

幽门上淋巴结

胃右淋巴结

幽门下淋巴结

胃网膜右淋巴结

胃网膜左淋巴结

(a)

中结肠淋巴结

结肠旁淋巴结

肠系膜上淋巴结

右结肠淋巴结

肠系膜下淋巴结

回结肠淋巴结

左结肠淋巴结

乙状结肠淋巴结

(b)

髂总淋巴结

骶外侧淋巴结

骶正中淋巴结

髂内淋巴结

髂外淋巴结

输尿管

闭孔淋巴结

(c)

图 9-44　腹、盆部的淋巴结

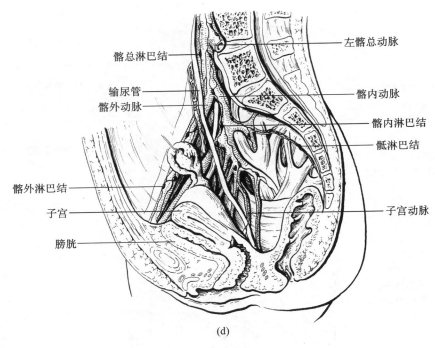

左髂总动脉

髂总淋巴结

输尿管

髂外动脉

髂内动脉

髂内淋巴结

骶淋巴结

髂外淋巴结

子宫

膀胱

子宫动脉

(d)

续图 9-44

（1）腘淋巴结群：腘淋巴结位于腘窝内，根据其分布的位置可分为腘浅淋巴结群和腘深淋巴结群。收纳足外侧缘和小腿后外侧部的浅淋巴管以及足和小腿的深淋巴管，其输出淋巴管沿股血管上行，注入腹股沟深淋巴结。

（2）腹股沟淋巴结：位于腹股沟韧带下方，大腿根部的前面，以阔筋膜为界，分为腹股沟浅淋巴结群和腹股沟深淋巴结群（图 9-45）。①腹股沟浅淋巴结群：位于腹股沟韧带下方和大隐静脉末段周围，收纳腹前壁下部、臀部、会阴和外生殖器的淋巴以及除足外侧缘及小腿后外侧部以外的整个下肢的浅淋巴管。其输出管注入腹股沟深淋巴结或直接注入髂外淋巴结。②腹股沟深淋巴结群：位于大腿阔筋膜的深面，沿股动、静脉根部周围分布，收纳腹股沟浅淋巴结的输出管及下肢的深淋巴管，其输出管注入髂外淋巴结。

（二）脾

脾是人体最大的淋巴器官，位于左季肋区，胃底与膈之间，第 9～11 肋的深面，其长轴与第 10 肋一致。脾为暗红色的实质器官，质软而脆，可分为膈、脏两面，前、后两端，上、下两缘。膈面光滑隆凸，对向膈；脏面凹陷，中央处有脾门，是血管、神经和淋巴管出入之处。

脾由胃脾韧带、脾肾韧带、膈脾韧带和脾结肠韧带支持固定，其位置可随呼吸和体位改变而变化，正常人在左肋弓下缘触不到脾。

脾具有储血、造血、清除衰老红细胞和进行免疫应答等功能（图 9-46）。

（三）胸腺

胸腺位于胸骨柄后方，上纵隔前部，呈椎体形，分为大小不对称的左、右两叶。新生儿和幼儿期的胸腺体积相对较大，青春期后开始萎缩退化，腺组织逐渐被脂肪组织所代替。

胸腺既是淋巴器官，又有内分泌功能，主要产生 T 淋巴细胞和分泌胸腺素。胸腺素能使来自骨髓等处的淋巴细胞，从无免疫功能的细胞转化为有免疫功能的 T 淋巴细胞，参与细胞免疫功能。

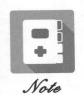

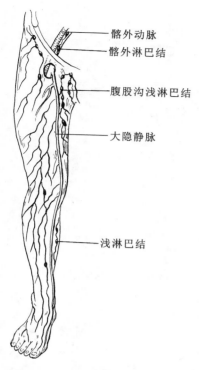

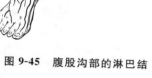

图 9-45　腹股沟部的淋巴结

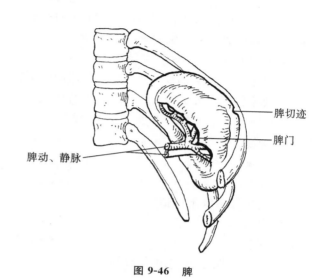

图 9-46　脾

知识回顾

　　心血管系统包括心和血管两部分,血管由动脉、静脉和毛细血管组成。心借助房间隔与室间隔分为左心房、左心室、右心房、右心室 4 个腔。房室口和动脉起始处均有保证血液单向流动的瓣膜,通过心肌的收缩与舒张及瓣膜的开放与关闭保障血液的单向流动,使心在血液循环过程中起着"泵"的作用。动脉是运送血液离心的血管,毛细血管是连接动脉与静脉、血液与组织液进行物质交换的场所,静脉是运送血液回心的血管。根据血液循环路径的不同又分为体循环和肺循环,通过体循环将动脉血运送到全身,为组织器官提供代谢所必需的氧气和营养物质,并带走代谢产生的废物。通过肺循环将静脉血运送至肺泡周围,通过气体交换,补充血液中的氧气并排出二氧化碳。

　　淋巴系统可以看作心血管系统以及血液循环的一个重要补充。全身主要部位的淋巴结具有免疫功能。按照各级淋巴管收集淋巴的范围,全身淋巴管形成了九条淋巴干,九条淋巴干最后汇集形成两条淋巴导管,分别经左、右静脉角流入静脉血液,实现了全身血液循环的平衡。

考点检测

1. 关于脉管系统的描述正确的是(　　　　)。

A. 由心血管系统、静脉系统和淋巴系统组成

B. 心血管系统由动脉、静脉和心构成

C. 淋巴系统由淋巴管道和淋巴器官组成

D. 激素有赖于脉管系统输送,作用于相应的靶器官

E. 静脉系统由上腔静脉和下腔静脉构成

扫码看答案

Note

2. 关于心壁,正确的说法是(　　　)。

A. 卵圆窝位于室间隔的上部　　　　B. 房间隔缺损常见于膜部

C. 室间隔中部凸向右心室　　　　　　D. 整个心脏右心室室壁最厚

E. 心房肌和心室肌相互移行

3. 关于右心房出、入口结构,错误的描述是(　　　)。

A. 上腔静脉口通常无瓣膜　　　　　　B. 冠状窦口位于房室交点的深面

C. 冠状窦口周围多数具有瓣膜　　　　D. 出口处有二尖瓣

E. 下腔静脉瓣连于卵圆窝缘

4. 窦房结位于(　　　)。

A. 下腔静脉口的右侧　　　　　　　　B. 房间隔下方

C. 冠状窦口前上方　　　　　　　　　D. 界嵴处

E. 上腔静脉与右心房交界处心外膜深面

5. 二尖瓣位于(　　　)。

A. 主动脉口　　　　　　　　B. 肺动脉口　　　　　　　　C. 左房室口

D. 右房室口　　　　　　　　E. 冠状窦口

6. 心的传导系统不包括(　　　)。

A. 窦房结　　　　　　　　　B. 房室结　　　　　　　　　C. 腱索

D. 房室束　　　　　　　　　E. 房室束的左、右束支

7. 关于纤维性心包,正确的描述是(　　　)。

A. 分壁层和脏层

B. 后部与左心房后壁间有心包斜窦

C. 与出入心的大血管外膜相续

D. 下方与膈胸膜相贴

E. 与心外膜之间的窄隙称心包腔

8. 冠状窦注入(　　　)。

A. 右心室　　　　B. 右心房　　　　C. 左心房　　　　D. 上腔静脉　　　　E. 左心室

9. 冠状动脉起自(　　　)。

A. 冠状窦　　　　B. 左心室　　　　C. 主动脉弓　　　　D. 胸主动脉　　　　E. 主动脉窦(根部)

10. 主动脉弓的分支有(　　　)。

A. 右颈总动脉　　　　　　　　B. 右锁骨下动脉　　　　　　　　C. 冠状动脉

D. 椎动脉　　　　　　　　　　E. 头臂干

11. 动脉韧带(　　　)。

A. 一般位于右肺动脉与主动脉弓之间

B. 由肌纤维束构成

C. 来源于动脉圆锥

D. 是胎儿时期动脉导管闭锁后的遗迹

E. 连于肺动脉与升主动脉之间

12. 关于颈动脉窦,正确的说法是(　　　)。

A. 位于颈总动脉分叉处的后方　　　B. 是化学感受器

C. 感受血压的变化　　　　　　　　　D. 为一卵圆形小体

E. 大多数人有此结构

13. 颈外动脉的分支不包括(　　　)。

A. 甲状腺上动脉　　　　　　　　　B. 椎动脉

C. 枕动脉和耳后动脉　　　　　D. 面动脉和舌动脉

E. 颞浅动脉和上颌动脉

14. 关于椎动脉,正确的描述是（　　）。

A. 向上穿行全部颈椎的横突孔　　B. 为颈外动脉的分支之一

C. 参与组成大脑动脉环　　　　D. 经枕骨大孔入颅　　　　E. 发出大脑后动脉

15. 颞部出血时,可用于压迫止血的动脉是（　　）。

A. 面动脉　　　　　　　　　B. 颞浅动脉　　　　　　　C. 上颌动脉

D. 内眦动脉　　　　　　　　E. 颈外动脉

16. 下列哪条动脉为腹腔干的三大分支之一?（　　）

A. 胃左动脉　　　　　　　　B. 胃右动脉　　　　　　　C. 肠系膜上动脉

D. 肠系膜下动脉　　　　　　E. 肝固有动脉

17. 不直接起自腹主动脉的是（　　）。

A. 脾动脉　　　　　　　　　B. 肠系膜上动脉　　　　　C. 睾丸动脉

D. 肾动脉　　　　　　　　　E. 肾上腺中动脉

18. 睾丸动脉起自（　　）。

A. 髂内动脉　　　　　　　　B. 髂外动脉　　　　　　　C. 髂总动脉

D. 腹主动脉　　　　　　　　E. 肾动脉

19. 肠系膜上动脉起始部闭塞,不出现血液供应障碍的部位是（　　）。

A. 回肠　　　　B. 阑尾　　　　C. 横结肠　　　　D. 降结肠　　　　E. 升结肠

20. 有关子宫动脉的描述错误的是（　　）。

A. 发自髂内动脉

B. 行于子宫阔韧带两层之间

C. 在子宫颈外侧越过输尿管的后方

D. 沿子宫侧缘上行

E. 分布于子宫、输卵管等处

21. 心脏的静脉血回心的主要途径是（　　）。

A. 心大静脉　　　　　　　　B. 心中静脉　　　　　　　C. 心小静脉

D. 心前静脉　　　　　　　　E. 冠状窦

22. 管腔内无瓣膜的静脉是（　　）。

A. 肝门静脉　　　　　　　　B. 头静脉　　　　　　　　C. 贵要静脉

D. 大隐静脉　　　　　　　　E. 奇静脉

23. 肝门静脉的属支不包括（　　）。

A. 肝静脉　　　　　　　　　B. 肠系膜上静脉　　　　　C. 肠系膜下静脉

D. 脾静脉　　　　　　　　　E. 胆囊静脉

24. 关于大隐静脉,正确的描述是（　　）。

A. 经内踝的后方上行　　　　　B. 因缺少静脉瓣而易曲张

C. 全长伴随隐神经　　　　　　D. 注入股深静脉

E. 起于足背静脉弓内侧端

25. 关于胸导管,描述错误的是（　　）。

A. 由左、右腰干和肠干汇合而成　　B. 穿主动脉裂孔上行

C. 注入左静脉角　　　　　　　D. 收纳下半身和左上半身的淋巴

E. 注入右静脉角

（陈红平）

第十章　感　觉　器　官

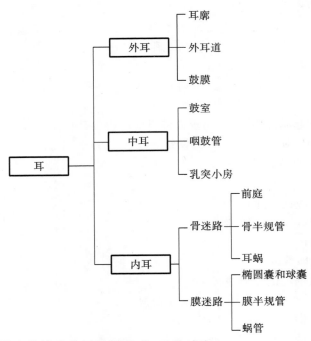

知　识　树

感觉器官由感受器及其辅助装置共同组成，又称感官。

感受器是机体接受内、外环境中的各种刺激，并将刺激转变为神经冲动的结构。该冲动经感觉神经传入中枢神经系统，到达大脑皮质，产生相应的感觉。因此，感受器是人类认识世界的物质基础。本章介绍典型的感觉器官眼、耳。

第一节　视　　器

视器又称眼，能感受光波的刺激。人脑获得的信息中95%以上来自视觉。它由眼球及眼副器两部分组成。

一、眼球

眼球近似球形，位于眼眶的前部，后方由视神经连于间脑。眼球由眼球壁及其内容物组成（图10-1）。

216

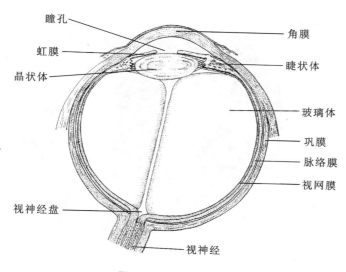

图 10-1 眼球的构造

（一）眼球壁

从外至内,由眼外膜、眼中膜和眼内膜三层构成。

1. 眼外膜 又称纤维膜,由致密结缔组织构成,分为角膜和巩膜两部分。

（1）角膜:占眼外膜的前 1/6,无色透明,前面微凸,有屈光作用。角膜内无血管,但有丰富的游离神经末梢,故感觉敏锐。

（2）巩膜:占眼外膜的后 5/6,为白色不透明的膜,有维持眼球形态和保护眼球内容物的作用。巩膜和角膜交界处有一环形的巩膜静脉窦。

2. 眼中膜 又称血管膜,含有丰富的血管和色素细胞,形成眼的暗箱。中膜由前向后可分为虹膜、睫状体和脉络膜三部分。

（1）虹膜:位于角膜后方,中国人多为棕色。其中央有一圆孔,称瞳孔,为光线入眼的通路,在活体上通过角膜可看见虹膜和瞳孔。虹膜内有两种排列方向不同的平滑肌:一种为在瞳孔周围环行排列的,称为瞳孔括约肌,该肌收缩,瞳孔缩小;另一种为放射状排列的,称为瞳孔开大肌,该肌收缩,瞳孔开大。

（2）睫状体:在虹膜的后方,是中膜最厚的部分,由睫状体发出睫状小带与晶状体相连。睫状体内有平滑肌,称为睫状肌。该肌收缩和舒张,可松弛和拉紧睫状小带,以调节晶状体的曲度。睫状体还有产生房水的作用。

（3）脉络膜:占眼中膜后方的大部分,贴于巩膜的内面。前方连于睫状体,后方有视神经穿过。此膜有营养眼内组织并吸收眼内分散光线等作用。

3. 眼内膜 又称视网膜,紧贴眼中膜,是眼球壁的最内层。由前向后可分为三部分,即虹膜部、睫状体部和视部,前两部分贴于虹膜和睫状体的内面,无感光作用,又称为盲部。视部面积最大,贴在脉络膜的内面,有感光作用。

视网膜后部称眼底(图 10-2),有一圆形隆起,称为视神经盘(视神经乳头),是视神经起始和视网膜中央动、静脉出入处。此处不能感光,故称为盲点。在视神经盘的颞侧约 3.5 mm 处,有一黄色区域,称为黄斑。黄斑中央凹陷,称为中央凹,是感光最敏感的地方。

视网膜的微细结构,可分为内、外两层。外层为单层色素上皮,内层由三层神经细胞组成:最外层为视锥细胞和视杆细胞,是紧靠色素上皮的感光细胞;中层为双极细胞;最内层为神经节细胞(图 10-3)。

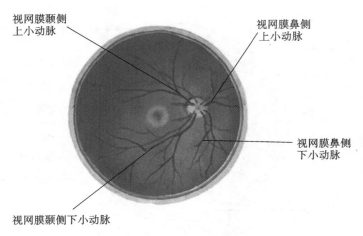

视网膜颞侧上小动脉

视网膜鼻侧上小动脉

视网膜鼻侧下小动脉

视网膜颞侧下小动脉

图 10-2 眼底（右）

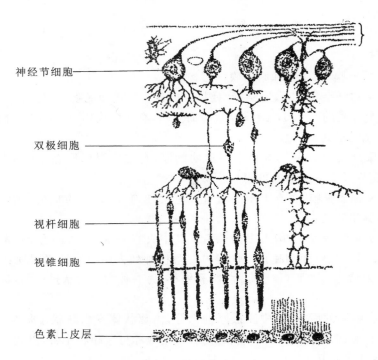

神经节细胞

双极细胞

视杆细胞

视锥细胞

色素上皮层

图 10-3 视网膜的结构

（二）眼球的内容物

眼球的内容物包括房水、晶状体和玻璃体。

1. 房水 眼房是角膜与晶状体之间的空隙，被虹膜分为眼球前房和眼球后房，借瞳孔相通。房水是无色透明循环流动的液体，充满于眼房内。房水由睫状体产生，自眼球后房经瞳孔到眼球前房，然后经角膜与虹膜之间的虹膜角膜角（前房角）入巩膜静脉窦，最后汇入眼静脉，此过程为房水循环。

2. 晶状体 晶状体位于虹膜和玻璃体之间，呈双凸透镜状，富有弹性，无血管和神经。它的主要营养来自房水。晶状体借睫状小带与睫状体相连（图 10-4）。

晶状体的曲度可随睫状肌舒缩而改变。视近物时，睫状肌收缩，睫状小带松弛，晶状体因本身的弹性回缩而变厚，屈光能力增强，使进入眼球的物象聚焦于视网膜上。视远物时，睫状肌松弛，睫状小带被拉紧，晶状体变薄，屈光能力减弱，物象仍聚焦于视网膜上。

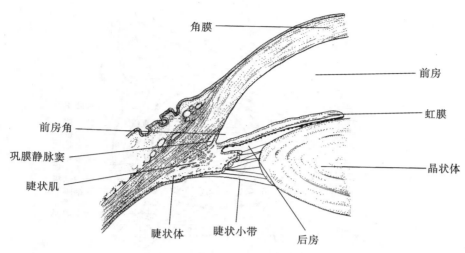

图 10-4　晶状体与睫状体

3. 玻璃体　玻璃体是位于晶状体和视网膜之间,无色透明的胶状物质,具有屈光和支撑视网膜的作用。若玻璃体发生混浊,可影响视力。

角膜、房水、晶状体和玻璃体这些结构都是透明的,具有屈光作用,统称眼的屈光系统。光线通过该系统多次折射后才可到达视网膜。

知识拓展

青光眼、白内障

　　正常情况下,房水不停地进行循环、更新,维持眼内压的正常。若房水在循环过程中任何部位受阻,均可引起眼内压增高,导致视网膜受压而出现视力减退,甚至失明,称为青光眼。

　　正常人体的晶状体透明无血管,病变或创伤致晶状体变混浊而影响视力,称为白内障。

二、眼副器

眼副器包括眼睑、结膜、泪器和眼球外肌等,具有保护、运动和支持眼球等功能(图 10-5)。

(一)眼睑

眼睑俗称眼皮,可分为上睑和下睑,上、下睑之间的裂隙,称为睑裂。睑裂的内侧角和外侧角,分别称为内眦、外眦。上、下睑的前缘生有睫毛。睫毛根部有皮脂腺,称睑缘腺。该腺导管阻塞时,红肿疼痛,称为麦粒肿。眼睑由外向内由皮肤、皮下组织、肌层、睑板和结膜构成。皮下组织疏松,易发生水肿。

(二)结膜

结膜是薄而透明的黏膜,可分为睑结膜、球结膜和结膜穹隆 3 部分。睑结膜贴在眼睑内面,富含血管;球结膜贴在巩膜前面的表面;结膜穹隆为睑结膜与球结膜之间的移行部分,分别形成结膜上穹和结膜下穹。

(三)泪器

泪器由泪腺和泪道构成(图 10-6)。

1. 泪腺　位于眼眶上壁外侧的泪腺窝内,其排泄管开口于结膜上穹。泪腺分泌的泪液,有

Note

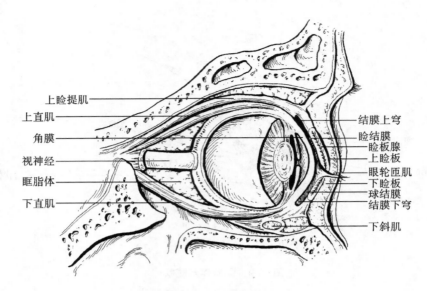

图 10-5　眼副器

上睑提肌
上直肌
角膜
视神经
眶脂体
下直肌

结膜上穹
睑结膜
睑板腺
上睑板
眼轮匝肌
下睑板
球结膜
结膜下穹
下斜肌

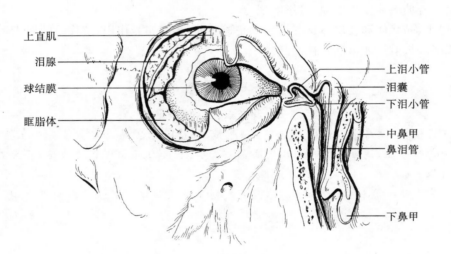

上直肌
泪腺
球结膜
眶脂体

上泪小管
泪囊
下泪小管
中鼻甲
鼻泪管
下鼻甲

图 10-6　泪器

冲洗结膜囊异物、湿润角膜及抑制细菌生长等作用。

2. 泪道　由泪小管、泪囊和鼻泪管组成。

（1）泪小管：泪点分上泪点和下泪点，分别位于内眦的内面，为泪小管的入口。泪小管为连接泪点和泪囊的小管，分为上、下泪小管，共同开口于泪囊。

（2）泪囊：位于眶内侧壁前方的泪囊窝内，上端为盲端，下续鼻泪管。

（3）鼻泪管：连接鼻腔与泪囊的膜性管，开口于下鼻道。

（四）眼球外肌

眼球外肌有 7 块（图 10-7）。上直肌收缩使眼球转向内上方；下直肌收缩使眼球转向内下方；内直肌、外直肌收缩分别使眼球转向内侧和外侧；上斜肌收缩时使眼球转向外下方；下斜肌收缩时使眼球转向外上方。眼球的正常运动，由上述 6 块肌协作完成（图 10-8）。上睑提肌收缩时提起上睑，开大睑裂。

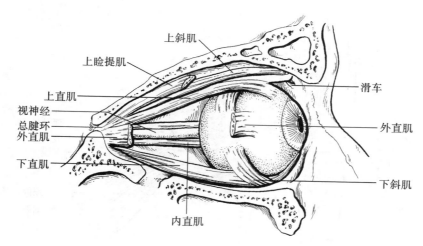

图 10-7 眼球外肌(右)

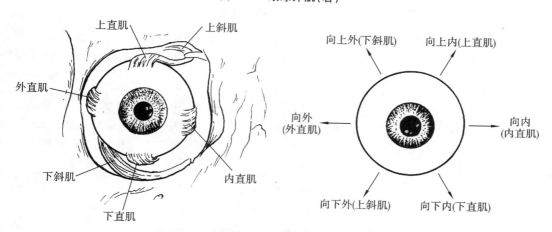

图 10-8 眼球外肌的作用(右)

第二节 前 庭 蜗 器

前庭蜗器又称耳,分为外耳、中耳、和内耳 3 部分(图 10-9)。外耳和中耳有收集和传导声波的功能。内耳有接受声波和位置觉刺激的感受器。

一、外耳

(一) 耳廓

耳廓大部分以弹性软骨作支架,表面覆以皮肤。耳廓的下部无软骨的部分称耳垂,是临床常用的采血部位。耳廓外侧面的中部有一孔,称外耳门,外耳门前外方有一突起,称耳屏。耳廓具有收集声波的功能。

(二) 外耳道

外耳道为外耳门与鼓膜之间的弯曲管道,呈"～"形,成人长约 2.5 cm。外侧 1/3 段为软骨部,朝向内后上方;内侧 2/3 段为骨部,朝向内前下方。故检查鼓膜时,应将耳廓拉向后上方,使外耳道变直以便观察。

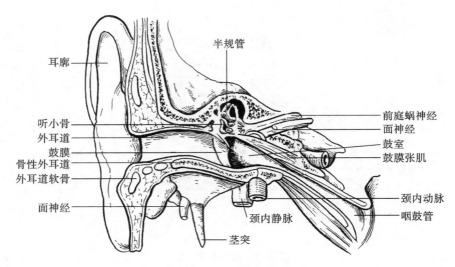

图 10-9　前庭蜗器概观

外耳道表面覆以皮肤,含有毛囊、皮脂腺和耵聍腺。耵聍腺分泌耵聍。外耳道皮下组织少,皮肤与软骨膜或骨膜紧密结合,且皮下组织内有丰富的感觉神经末梢,故炎症肿胀时疼痛剧烈。

(三) 鼓膜

鼓膜位于外耳道与中耳鼓室之间,为椭圆形半透明薄膜,与外耳道下壁成 45°角。鼓膜上方 1/4 薄而松弛,称为松弛部;下方 3/4 坚实紧张,称为紧张部。鼓膜呈漏斗形,其凹面向外侧。向内突的漏斗中心,称为鼓膜脐。鼓膜前下方有一三角形的反光区,称为光锥。当鼓膜异常时,此光锥可变形或消失(图 10-10)。

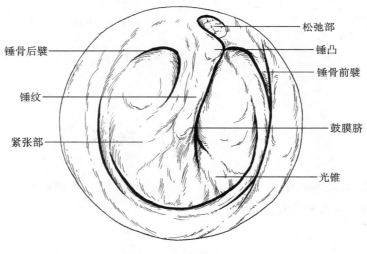

图 10-10　鼓膜(右侧)

二、中耳

中耳包括鼓室、咽鼓管和乳突小房 3 部分。

(一) 鼓室

鼓室是颞骨内不规则的含气小腔,位于鼓膜和内耳之间,向前经咽鼓管通咽腔,向后与乳突小房相通。鼓室内主要有 3 块听小骨;由外至内为锤骨、砧骨和镫骨(图 10-11),锤骨附着于鼓膜内面,镫骨的底封闭前庭窗,砧骨分别与锤骨和镫骨相连,三骨借关节连于听骨链。

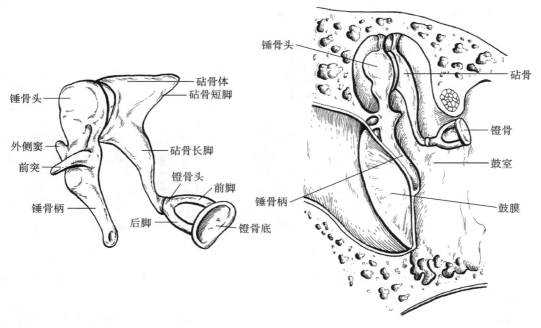

图 10-11 听小骨

（二）咽鼓管

咽鼓管是连通鼓室与鼻咽部的管道。平时咽鼓管咽部的开口处于闭合状态,当吞咽、打哈欠或打喷嚏时开放,以保持骨膜两侧内外压力平衡。骨膜两侧压力均衡对维持其正常位置、形状及振动功能均有重要意义。小儿咽骨管短而宽,管腔较大,接近水平位,故小儿咽部感染可经咽鼓管侵入鼓室,引起中耳炎。

（三）乳突小房

乳突小房是位于颞骨乳突内的许多含气小腔。小腔彼此通连,向前上方开口于鼓室,故中耳炎可蔓延成乳突炎。

三、内耳

内耳位于颞骨岩部内,鼓室与内耳道底之间,构造复杂,故又称迷路(图 10-12)。迷路分为骨迷路和膜迷路。骨迷路是颞骨岩部内的骨性管道,其壁由骨密质构成。膜迷路是套在骨迷路内的膜性管道,膜迷路内含有内淋巴,膜迷路与骨迷路之间的间隙内充满外淋巴。内、外淋巴互不流通。

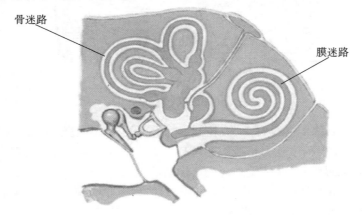

图 10-12 骨迷路和膜迷路

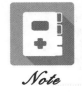

（一）骨迷路

骨迷路分为前庭、骨半规管和耳蜗 3 部分，三者彼此相通（图 10-13）。

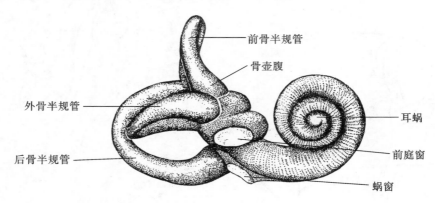

图 10-13　骨迷路

1. 前庭　位于骨迷路中部略呈椭圆形的空腔。前庭后方与 3 个骨半规管相通，前方通耳蜗，外侧壁上有前庭窗和蜗窗。

2. 骨半规管　为 3 个相互垂直的"C"形弯曲小管，分别称为前、后和外骨半规管。每个骨半规管均有两脚中有一脚形成膨大，称为骨壶腹。3 个骨半规管都开口于前庭。

3. 耳蜗　位于前庭的前方，形似蜗牛壳，由一骨性蜗螺旋管（耳蜗管）环绕蜗轴旋转约两圈半构成。自蜗轴向蜗螺旋管中伸出骨螺旋板，其外侧由膜迷路（蜗管）填补封闭，将蜗螺旋管分为上部的前庭阶、中间的蜗管和下部的鼓阶。前庭阶与鼓阶在蜗顶相通；鼓阶外侧壁上有蜗窗，被第二鼓膜封闭。前庭阶可通前庭窗。

（二）膜迷路

膜迷路可分为椭圆囊和球囊、膜半规管及蜗管 3 部分。它们之间互相连通（图 10-14）。

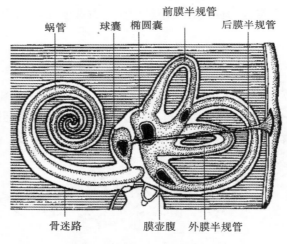

图 10-14　膜迷路

1. 椭圆囊和球囊　位于前庭内。椭圆囊较大，在后上方；球囊较小，在前下方，两囊借小管相通。椭圆囊后壁与 3 个膜半规管相通。球囊有小管与蜗管连通。两囊的壁内分别有椭圆囊斑和球囊斑，均为位置觉感受器，能感受直线变速运动的刺激。

2. 膜半规管　在骨半规管内，在骨壶腹的膨大部，称为膜壶腹，壁内有突起，称为壶腹嵴，也是位置觉感受器，能感受旋转运动的刺激。

3. 蜗管 位于耳蜗螺旋管内,也盘绕蜗轴旋转两圈半。其顶端为盲端,下端借小管与球囊相通。在耳蜗的横断面上,蜗管呈三角形,有上、下和外侧三壁。下壁由骨螺旋管和基底膜组成,并与鼓阶相邻,基底膜上有听觉感受器——螺旋器(Corti 器)(图 10-15)。

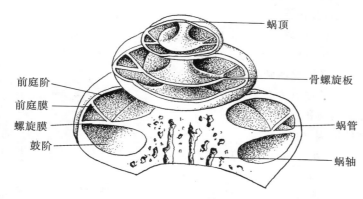

图 10-15 耳蜗的构造

(三)声波的传导途径

1. 空气传导

锤骨→砧骨　　　前庭阶外淋巴→前庭膜

声波→耳廓→外耳道→鼓膜→镫骨→前庭窗→鼓阶外淋巴→蜗管内
　　　　　　　　　　　　　　　　　　蜗窗

淋巴→螺旋器→听神经→大脑皮质听觉中枢

2. 骨传导

前庭阶外淋巴　　前庭膜

声波→颅骨→骨迷路→鼓阶外淋巴→蜗管内淋巴→螺旋器→听神经→
大脑皮质听觉中枢

知识回顾

感觉器官由感受器及其辅助装置共同组成,又称感官。感受器是机体接受内、外环境中的各种刺激的结构,把刺激转变成神经冲动,经感觉神经传入中枢神经,经整合分析产生的感觉,再由高级中枢发出神经冲动,经运动神经传至效应器,对刺激作出反应。

视器俗称眼,能感受到光波的刺激,由眼球及眼副器两部分组成。眼球位于眶的前部,是视器的主要部分,后端由视神经连于间脑。眼球由眼球壁和眼球内容物组成。眼副器包括眼睑、结膜、泪器和眼球外肌等,具有保护、运动和支持眼球的作用。

前庭蜗器又称耳,分为外耳、中耳和内耳 3 部分。外耳和中耳是收集和传导声波的结构,是前庭蜗器的附属器。内耳有听觉感受器和位觉感受器。外耳包括耳廓、外耳道和鼓膜三部分。中耳包括鼓室、咽鼓管和乳突小房。内耳位于颞骨岩部内,鼓室与内耳道底之间,构造复杂,故又称迷路。

声波的传导途径有两种,即空气传导和骨传导。

Note

扫码看答案

Note

考点检测

1. 有关眼球壁的描述,错误的是( )。

A. 角膜无色透明,富含血管和神经末梢

B. 虹膜中央有一圆孔,叫瞳孔

C. 睫状体内含有的平滑肌叫睫状肌

D. 脉络膜含有丰富的血管和色素细胞

E. 黄斑的中央是感光和辨色最敏锐的部位

2. 不运动眼球的肌肉是( )。

A. 提上睑肌　　　B. 外直肌　　　C. 内直肌　　　D. 上斜肌　　　E. 上直肌

3. 产生房水的部位是( )。

A. 虹膜　　　B. 脉络膜　　　C. 睫状体　　　D. 晶状体　　　E. 玻璃体

4. 以下不属于眼的屈光装置的是( )。

A. 虹膜　　　B. 玻璃体　　　C. 房水　　　D. 晶状体　　　E. 角膜

5. 检查儿童耳道时,应将耳廓拉向( )。

A. 前上方　　　B. 前下方　　　C. 后上方　　　D. 后下方　　　E. 外上方

6. 螺旋器位于( )。

A. 膜壶腹　　　B. 椭圆囊　　　C. 球囊　　　D. 基底膜　　　E. 前庭膜

（王海霞）

第十一章 神经系统

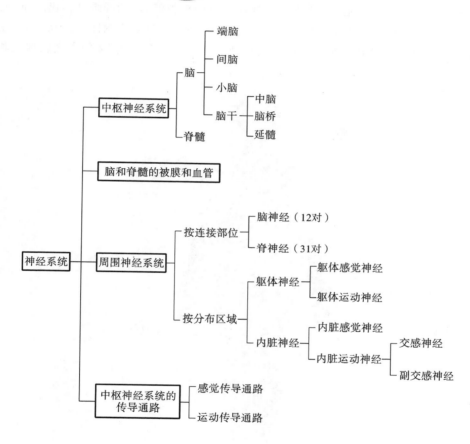

知识树

中枢神经系统
- 脑
  - 端脑
  - 间脑
  - 小脑
  - 脑干
    - 中脑
    - 脑桥
    - 延髓
- 脊髓

脑和脊髓的被膜和血管

周围神经系统
- 按连接部位
  - 脑神经（12对）
  - 脊神经（31对）
- 按分布区域
  - 躯体神经
    - 躯体感觉神经
    - 躯体运动神经
  - 内脏神经
    - 内脏感觉神经
    - 内脏运动神经
      - 交感神经
      - 副交感神经

中枢神经系统的传导通路
- 感觉传导通路
- 运动传导通路

第一节 概 述

神经系统（nervous system）由位于颅腔内的脑和位于椎管内的脊髓以及与之相连并遍布全身的周围神经组成，在人体各系统中处于主导地位。它既能调节人体各系统的功能活动，维持内环境的稳定，使人体成为一个完整的有机体，又能通过各类感受器接受外环境刺激，并作出反应，使人体与外环境保持平衡和统一，从而保证生命活动的正常进行。例如当人们从事体力劳动时，骨骼肌收缩，心跳加速，呼吸加快，而胃肠运动减弱，这些活动都在神经系统的支配下有条不紊地进行；同时其他各系统也支持和影响着神经系统的活动状态，循环系统及时向脑运输氧和营养物质，并运走代谢产物，保证了脑的活动正常进行。人脑的功能不仅与各种感觉和运动行为相关，

Note

而且体现在复杂的高级神经活动如情感、语言、学习、记忆、思考等诸多思维和意识行为方面,人脑的进化发展,使人类远超越于一般动物的范畴,不仅能适应和认识世界,而且能主观能动地改造世界。

一、神经系统的区分及组成

神经系统分为中枢神经系统和周围神经系统。其中中枢神经系统包括脑和脊髓(图 11-1),脑分为端脑、间脑、小脑和脑干四部分,其中脑干自上而下又分为中脑、脑桥和延髓三部分。周围神经系统按与中枢相连部位可分为与脑相连的 12 对脑神经和与脊髓相连的 31 对脊神经;按分布区域可分为躯体神经和内脏神经,躯体神经分布于体表、骨、关节和骨骼肌,内脏神经分布于心肌、平滑肌和腺体。躯体神经和内脏神经中含感觉纤维和运动纤维,感觉纤维即传入纤维,它将机体感受器接受的内外环境刺激转化为神经冲动传向中枢神经;运动纤维即传出纤维,它将中枢神经发放的神经冲动传向效应器。内脏运动神经支配心肌、平滑肌和腺体的活动,不受主观意识控制,故又称自主神经或植物性神经。内脏运动神经根据其功能不同,又分为交感神经和副交感神经。

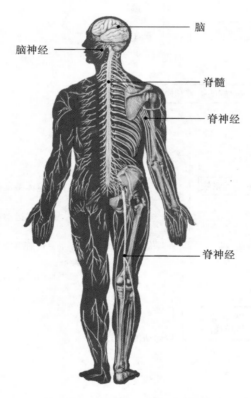

脑

脑神经

脊髓

脊神经

脊神经

图 11-1 神经系统概观

二、神经系统的活动方式

神经系统的基本活动方式是反射(reflection),反射活动的结构基础是反射弧。反射弧包括五个环节:感受器、传入(感觉)神经、神经中枢、传出(运动)神经和效应器(图 11-2)。例如膝跳反射中,感受器是髌韧带内的张力感受器,传入神经是股神经的感觉纤维,中枢是脊髓的腰段,传出神经是股神经的运动纤维,效应器是股四头肌。如果反射弧中任一环节病变,反射弧结构和功能不完整,反射就出现障碍。神经系统常见反射如表 11-1 所示。

Note

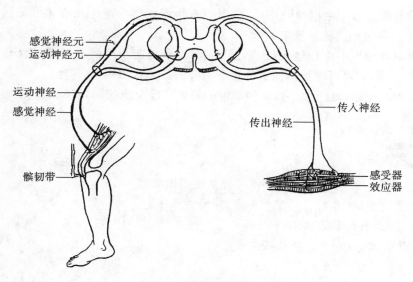

图 11-2 膝跳反射示意图

表 11-1 神经系统常见反射

反射名称	刺　　　激	传入神经	中枢	传出神经	效应器	反　　　应
瞳孔对光反射	用手电照射眼	视神经	中脑	动眼神经	瞳孔括约肌	瞳孔缩小
角膜反射	用细棉絮轻触角膜	三叉神经	脑桥	面神经	眼轮匝肌	眨眼
咽反射	用压舌板轻触咽后壁	舌咽神经，迷走神经	延髓	迷走神经	软腭肌，咽肌	软腭上举，恶心欲吐
肱二头肌反射	叩击肱二头肌腱	肌皮神经	$C_{5\sim6}$	肌皮神经	肱二头肌	屈肘
肱三头肌反射	叩击鹰嘴上方肱三头肌腱	桡神经	$C_{6\sim7}$	桡神经	肱三头肌	伸肘
腹壁反射	用棉签钝端自外向内划腹壁皮肤	肋间神经	$T_{7\sim12}$	肋间神经	腹肌	腹肌紧张收缩
提睾反射	用棉签钝端划大腿内侧根部皮肤	闭孔神经	$L_{1\sim4}$	生殖股神经	睾提肌	睾丸上提
膝反射	叩击髌骨下方髌韧带	股神经	$L_{2\sim4}$	股神经	股四头肌	伸小腿
屈跖反射	用棉签钝端自后向前划足底外侧皮肤	胫神经	$S_{1\sim2}$	胫神经	屈趾肌等	足趾屈曲
跟腱反射	叩击跟腱	胫神经	$S_{1\sim2}$	胫神经	腓肠肌、比目鱼肌	足踝跖屈
肛反射	用棉签钝端划肛门周围皮肤	肛神经	$S_{4\sim5}$	肛神经	肛门括约肌	肛门外括约肌收缩

三、常用术语

1. 灰质与白质　中枢神经系统内，由神经元胞体和树突聚集而成，在新鲜标本上色泽灰暗，称灰质；中枢神经系统内，由神经纤维聚集而成，因多数纤维外包有髓鞘，在新鲜标本上色泽白亮，称白质。分布在大脑、小脑表面的灰质层称为皮质；分布在大脑、小脑深部的白质称为髓质。

2. 神经核与神经节 中枢神经系统内,形态与功能相似的神经元胞体聚集而成的团块,称神经核;周围神经系统内的称神经节。

3. 纤维束与神经 中枢神经系统内,起止、行程和功能相同的神经纤维聚集成束,称纤维束;周围神经系统内,神经纤维聚集而成的粗细不等的条索状结构,称神经。

4. 网状结构 中枢神经系统内,某些部位的神经纤维交织成网,灰质团块散在其中,称网状结构。

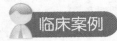 临床案例

中枢神经系统损伤病案

患者,男性,40 岁,半年前背部曾受外伤,现检查如下:

①右腿瘫痪,肌张力增高,肌不萎缩;

②右膝跳反射亢进,右侧病理征阳性;

③右腿本体感觉消失;

④右半身自乳头以下精细触觉消失;

⑤左半身剑突水平以下痛觉、温度觉消失;

⑥其他未见异常。

试分析病变部位、损伤结构,并解释出现上述表现的原因。(提示:病变部位在脊髓胸髓第 4 节段右半横断;脊髓后索薄束、楔束,脊髓丘脑束,皮质脊髓侧束等结构受损)

第二节 脊 髓

一、脊髓的位置和外形

脊髓(sinal cord)位于椎管内,上端于枕骨大孔处续接延髓,下端在成人约平第 1 腰椎体的下缘,在新生儿约平第 3 腰椎体的下缘。成人脊髓长 42~45 cm。

脊髓呈前后稍扁的圆柱形,全长粗细不等,有两处膨大,上方的称颈膨大,位于第 5 颈节至第 1 胸节之间;腰骶膨大位于第 2 腰节至第 3 骶节之间。这两处膨大的形成是由于此处脊髓节段的神经元数量相对较多,是分别发出支配上、下肢各对脊神经的部位。脊髓末端变细呈圆锥状,称脊髓圆锥。自脊髓圆锥向下延续为一条无神经组织组成的细丝,称为终丝,向下终止于尾骨背面(图 11-3)。

脊髓表面有 6 条纵行的沟裂。前面正中较深的沟称为前正中裂,后面正中较浅的沟称为后正中沟,在前正中裂和后正中沟的两侧,各有两条浅沟,分别为前外侧沟和后外侧沟,自上而下分别连有 31 对脊神经的前根和后根。每侧对应的前、后根在椎间孔处合成一条脊神经,从相应的椎间孔穿出。每条脊神经的后根上均有一个膨大的脊神经节(图 11-4)。

二、脊髓节段与椎骨位置的对应关系

脊髓两侧连有 31 对脊神经,一般将每一对脊神经相连的一段脊髓称为一个脊髓节段。脊髓共有 31 个节段,即颈脊髓节段(C)8 个、胸脊髓节段(T)12 个、腰脊髓节段(L)5 个、骶脊髓节段(S)5 个、尾脊髓节段(Co)1 个。

成人脊髓下端约平第 1 腰椎下缘水平,所以成人的脊髓节段与相应的椎骨并不完全对应。

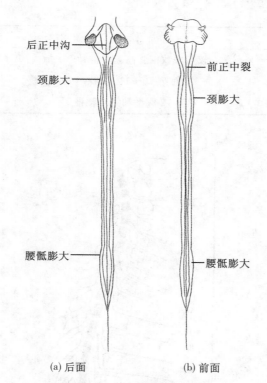

后正中沟

颈膨大

腰骶膨大

前正中裂

颈膨大

腰骶膨大

(a) 后面　　　　　(b) 前面

图 11-3　脊髓的位置和形态

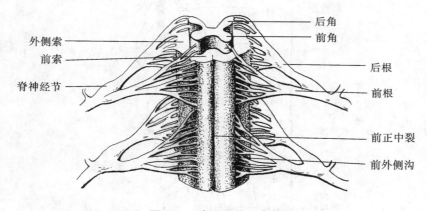

外侧索

前索

脊神经节

后角

前角

后根

前根

前正中裂

前外侧沟

图 11-4　脊髓结构示意图

新生儿脊髓下端可至第 3 腰椎水平，因椎管长于脊髓，使脊神经根与相应椎间孔的距离越来越远，脊神经根自上而下逐渐下行，腰骶尾部的神经根近乎垂直下行。在脊髓圆锥下方，腰骶尾脊神经根在脊髓尾端围绕终丝形成马尾。在成人第 1 腰椎体以下已无脊髓而只有马尾，故临床上常选择在第 3、4 或 4、5 腰椎棘突之间行腰椎穿刺术，而不至于损伤脊髓。

掌握脊髓节段与脊柱椎骨各部的对应关系，对脊髓损伤平面的定位具有重要的临床意义。其推算方法大致如表 11-2 和图 11-5 所示。

表 11-2　脊髓节段与椎骨的对应关系

脊髓节段	对应椎骨	推算举例
上颈髓 $C_{1\sim4}$	与同序数椎骨同高	第 3 颈髓节段平对第 3 颈椎
下颈髓 $C_{5\sim8}$ 和上胸髓 $T_{1\sim4}$	较同序数椎骨高 1 块椎骨	第 3 胸髓节段平对第 2 胸椎
中胸髓 $T_{5\sim8}$	较同序数椎骨高 2 块椎骨	第 6 胸髓节段平对第 4 胸椎

Note

231

脊 髓 节 段	对 应 椎 骨	推 算 举 例
下胸髓 $T_{9\sim12}$	较同序数椎骨高 3 块椎骨	第 10 胸髓节段平对第 7 胸椎
腰髓 $L_{1\sim5}$	平对第 10～11 胸椎	—
骶髓 $S_{1\sim5}$、尾髓	平对第 12 胸椎和第 1 腰椎	—

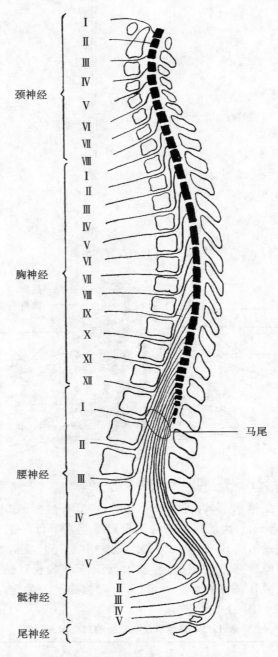

图 11-5 脊髓节段与椎骨对应的关系

三、脊髓的内部结构

横断面上脊髓由灰质、白质和中央管 3 部分构成。中央管贯穿脊髓全长，中央管周围是灰质（gray matter），灰质周围是白质（white matter）。

（一）灰质

灰质近似"H"形，前端扩大部分称前角（anterior horn），后端细长部分称后角（posterior horn），在胸髓和上 3 节腰髓（$T_1 \sim L_3$）之间的前后角之间向外侧突出的部分称侧角（lateral horn），连接两侧灰质的横行部分称灰质连合（图 11-6）。

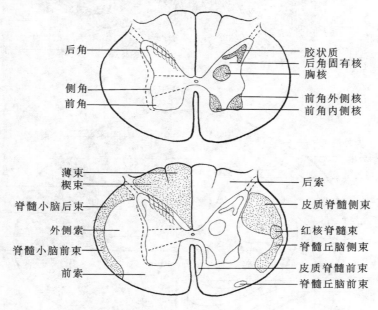

图 11-6　脊髓内部结构示意图

1. 前角（anterior horn）　主要由运动神经元组成。其轴突组成脊神经前根中的躯体运动纤维，支配骨骼肌的运动。前角运动神经元分为内、外侧群，内侧群支配躯干肌；外侧群支配四肢肌。前角运动神经元还可根据其形态和功能分大、小两型细胞：大型细胞为 α 神经元，支配骨骼肌的运动；小型细胞为 γ 神经元，其作用与肌张力调节有关。

2. 后角（posterior horn）　主要由联络神经元（即中间神经元）组成，接受脊神经后根的传入纤维，其轴突可进入对侧白质形成上行纤维束，将脊神经后根传入的神经冲动传导至大脑皮层，也可在不同脊髓节段间起联络作用。

3. 侧角（lateral horn）　仅见于胸 1～腰 3（$T_1 \sim L_3$）脊髓节段，是交感神经的低级中枢，内含交感神经元，其轴突组成脊神经前根中内脏运动的交感神经纤维。在骶髓 2～4 节段，虽无侧角但相当于侧角的部位，由副交感神经元胞体组成的核团，称骶副交感核，是副交感神经的低级中枢。副交感神经元的轴突构成脊神经前根中内脏运动的副交感神经纤维。

（二）白质

每侧白质借脊髓表面的沟、裂分为三部分，前正中裂与前外侧沟之间的白质称前索；前、后外侧沟之间的白质称外侧索；后外侧沟与后正中沟之间的白质称后索。在灰质连合前部，两侧前索相连的部分称白质前连合。

白质内由上、下纵行的纤维束组成，其中向上传递神经冲动的传导束称上行（感觉）纤维束，向下传递神经冲动的传导束称下行（运动）纤维束（图 11-7）。

Note

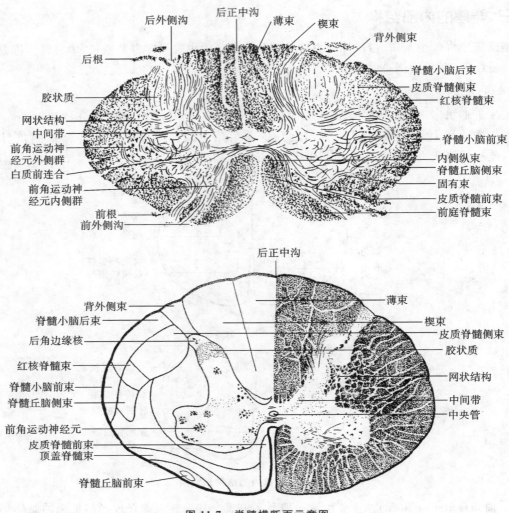

图 11-7　脊髓横断面示意图

1. 上行（感觉）纤维束

（1）薄束和楔束：位于后索。此二束均起自脊神经节内假单级神经元胞体的中枢突，随脊神经后根入脊髓同侧后索直接上升，分别止于延髓内的薄束核和楔束核。薄束由脊髓第5胸节以下的上行纤维组成，行于后索内侧；楔束由脊髓第4胸节以上的上行纤维组成，行于后索外侧。此二束的功能是向大脑皮层传导躯干四肢的本体感觉（来自肌肉、肌腱、关节、骨膜等处的位置觉、运动觉和振动觉）和精细触觉（辨别两点距离和物体纹理粗细）。

（2）脊髓丘脑束（spinothalamic tract）：位于外侧索的前部和前索内，分为脊髓丘脑侧束和脊髓丘脑前束两部分，此束起自灰质后角神经元，其纤维大部分斜经白质前连合交叉到对侧，上行于外侧索和前索内，终于背侧丘脑。其功能是传导躯干四肢的痛觉、温度觉、粗触觉和压觉。

2. 下行（运动）纤维束　主要有皮质脊髓束（corticospinal tract）。皮质脊髓束行于外侧索和前索内。此束起自大脑皮层躯体运动中枢的锥体运动神经元，下行至延髓下端，大部分纤维交叉至对侧组成皮质脊髓侧束（lateral corticospinal tract），少数未交叉的纤维下行于同侧脊髓前索组成皮质脊髓前束（medial corticospinal tract）。皮质脊髓侧束纤维纵贯脊髓全长，向下陆续止于同侧脊髓前角运动神经元；而皮质脊髓前束向下止于双侧脊髓前角运动神经元。皮质脊髓侧束的功能是控制四肢骨骼肌的随意运动；皮质脊髓前束的功能是控制躯干肌的随意运动。

四、脊髓的功能

1. 传导功能 脊髓白质内上下行纤维是联系躯干四肢的周围神经与高位中枢的枢纽,脊髓通过上行纤维束将躯干四肢的各种感觉信息分别传至脑的各部,同时又通过下行纤维束将脑各部发出的运动冲动分别传至相应的效应器。

2. 反射功能 脊髓灰质内存在许多低级反射中枢,可完成一些反射活动。如排便反射、排尿反射、膝跳反射、屈曲反射、对侧伸肌反射等。

第三节 脑

脑(brain)位于颅腔内,由端脑、间脑、小脑、中脑、脑桥及延髓组成。通常将中脑、脑桥和延髓三部分合称为脑干(图 11-8)。

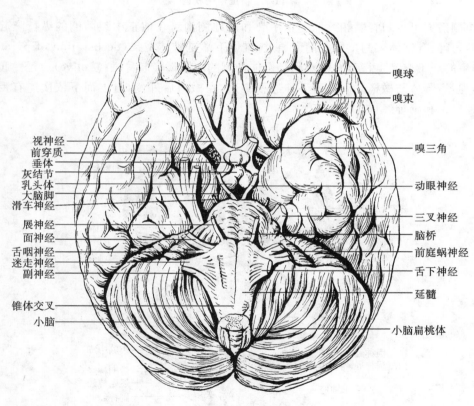

左侧标注(从上到下):
视神经
前穿质
垂体
灰结节
乳头体
大脑脚
滑车神经
展神经
面神经
舌咽神经
迷走神经
副神经
锥体交叉
小脑

右侧标注(从上到下):
嗅球
嗅束
嗅三角
动眼神经
三叉神经
脑桥
前庭蜗神经
舌下神经
延髓
小脑扁桃体

图 11-8 脑底面

一、脑干

脑干(brain stem)自下而上由延髓、脑桥和中脑组成。延髓在枕骨大孔处续接脊髓,中脑向上与间脑相接,脑桥和延髓的背面与小脑相连。延髓、脑桥与小脑之间的腔隙,称第四脑室(fourth ventricle)(图 11-9)。

(一)脑干的外形

1. 腹侧面 延髓属脑干的最下部,向上借延髓脑桥沟(bulbopontine sulcus)与脑桥分界,下

Note

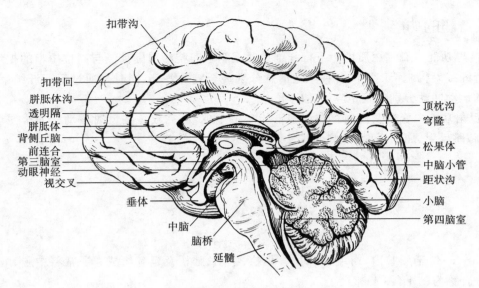

图 11-9　脑正中矢状面

连脊髓，腹侧面上可见与脊髓相续的前正中裂和前外侧沟。在前正中裂两侧的纵行隆起称锥体（pyramid），其内有锥体束的皮质脊髓束通过；锥体下端是锥体交叉（decussation of pyramid），其内有锥体束的纤维交叉走行至脊髓对侧。锥体外侧的卵圆形隆起称橄榄（olive）。延髓腹侧面连有 4 对脑神经：锥体与橄榄之间有舌下神经根穿出，在橄榄后外侧，自上而下依次连有舌咽神经根、迷走神经根和副神经根（图 11-10）。

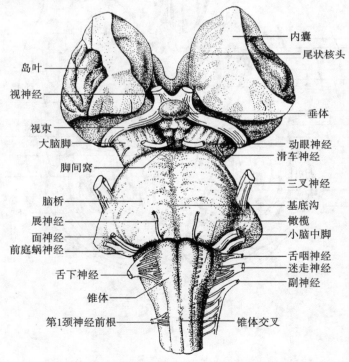

图 11-10　脑干腹侧面

脑桥（pons）位于脑干的中部，腹侧面上端与中脑的大脑脚相连接，下端即延髓脑桥沟。脑桥腹侧面膨隆称脑桥基底部，基底部纵行浅沟称基底沟（basilar sulcus），有基底动脉通过。基底部向两侧延伸逐渐缩细为小脑中脚（middle cerebellar peduncle），与小脑相连。脑桥腹侧面连有 4 对脑神经：基底部与小脑中脚移行处有粗大的三叉神经根出入；延髓脑桥沟内，自内向外依次连有展神经根、面神经根和前庭蜗神经根(图 11-10)。

　　中脑(midbrain)位于脑干的上部,腹侧面有一对粗大的柱状结构,称大脑脚(cerebral peduncle),两脚之间的凹陷称脚间窝(interpeduncular fossa)。脚间窝内有动眼神经根穿出(图 11-10)。

　　2. 背侧面　延髓背侧面下半部形似脊髓,其后正中沟两侧各有一对隆起,内侧隆起称薄束结节(gracile tubercle),深面含薄束核;外侧隆起称楔束结节(cuneate tubercle),深面含楔束核(图 11-11)。楔束结节外上方有小脑下脚(inferior cerebellar peduncle)。延髓上部中央管敞开为菱形窝下部。

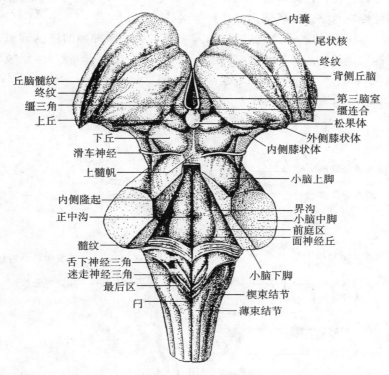

图 11-11　脑干背侧面

　　脑桥背侧面形成菱形窝的上部,两侧为左、右小脑上脚和小脑中脚,两侧小脑上脚之间的薄层白质,称为上髓帆(前髓帆)。

　　中脑背侧面有两对圆形隆起,上方的一对称上丘(superior colliculus),是视觉反射中枢;下方的一对称下丘(inferior colliculus),是听觉反射中枢。下丘下方有滑车神经根穿出,滑车神经也是唯一一对从脑干背面发出的脑神经(图 11-11)。中脑内的室腔称中脑水管(mesencephalic aqueduct)。

　　菱形窝(rhomboid fossa)即第四脑室的底,呈菱形,由脑桥和延髓上半部背侧面构成,中部有横行的髓纹可作为脑桥和延髓在背侧面的分界线。菱形窝正中有纵行的正中沟(median sulcus),正中沟两侧为内侧隆起(medial eminence),外侧还有纵行的界沟(sulcus limitans),界沟的外侧为呈三角形的前庭区(vestibular area),其深面有前庭神经核,前庭区的外侧角上有一小隆起,称听结节(acoustic tubercle),内含蜗神经核。内侧隆起靠近髓纹上方的近似圆形隆起,称面神经丘(facial colliculus),其深面有展神经核。在髓纹以下可见两个三角区,位于外侧的称迷走神经三角(vagal triangle),内含迷走神经背核;位于内侧的称舌下神经三角(hypoglossal triangle),内含舌下神经核(图 11-11)。

　　3. 第四脑室(fourth ventricle)　第四脑室是位于延髓、脑桥与小脑之间的腔隙。由菱形窝和第四脑室盖构成。第四脑室盖如同一个帐篷形,前部由上髓帆和小脑上脚组成,后部由下髓帆

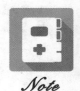

237

和第四脑室脉络组织构成。第四脑室脉络组织的两侧分别有两个第四脑室外侧孔,下部有一个第四脑室正中孔。第四脑室向上经中脑水管通第三脑室,并借第四脑室正中孔和外侧孔通蛛网膜下隙。

（二）脑干的内部结构

脑干的内部结构包括灰质、白质及网状结构,但其结构远比脊髓复杂。

1. 灰质 脑干内灰质与脊髓不同,它不形成连续的灰质柱,而是分散成不连续的灰质团块,主要以神经核的形式存在。神经核分为两种:一种是与第3～12对脑神经相连的脑神经核;另一种是参与组成各种传导通路或反射通路的非脑神经核。

1) 脑神经核 脑神经的起始核或终止核,其位置与各对脑神经的连脑部位大致对应,由内侧向外侧呈纵行排列。脑神经核按性质、功能不同可分四种类型,即躯体运动核（somatic motor nucleus）、内脏运动核（visceral motor nucleus）、内脏感觉核（visceral afferent nucleus）和躯体感觉核（somatic afferent nucleus）（图 11-12）。

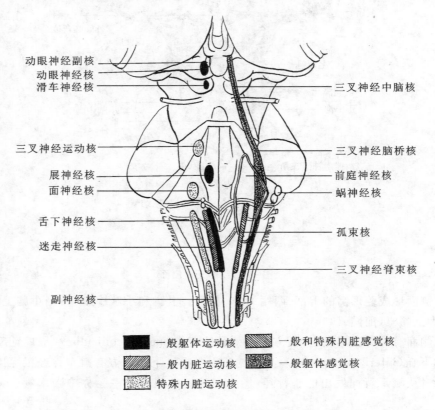

图 11-12 脑神经核示意图

（1）躯体运动核:位居脑干内中线两侧,自上而下共有 8 对（图 11-12）。

①动眼神经核（oculomotor nucleus）:位于中脑上丘平面,此核发出纤维加入动眼神经。

②滑车神经核（trochlear nucleus）:位于中脑下丘平面,此核发出纤维组成滑车神经。

③三叉神经运动核（motor nucleus of trigeminal nerve）:位于脑桥中部展神经核的外上方,此核发出纤维加入三叉神经运动根。

④展神经核（abducens nucleus）:位于脑桥中下部面神经丘深面,此核发出纤维组成展神经。

⑤面神经核（facial nucleus）:位于脑桥中下部,此核发出纤维加入面神经。

⑥疑核（nucleus ambiguus）:位于延髓上部,此核发出纤维分别加入舌咽神经、迷走神经和副神经。

⑦舌下神经核（hypoglossal nucleus）：位于延髓上部舌下神经三角深面，此核发出纤维组成舌下神经。

⑧副神经核（spinal accessory nucleus）：位于延髓下部和第1～5颈髓，此核发出纤维组成副神经根。

（2）内脏运动核：位于躯体运动核的外侧，有4对核团（图11-12）。

①动眼神经副核（accessory nucleus of oculomotor nerve）：位于动眼神经核上端的背内侧，发出纤维加入动眼神经。

②上泌涎核（superior salivatory nucleus）：位于脑桥下部的网状结构内，发出纤维加入面神经。

③下泌涎核（inferior salivatory nucleus）：位于延髓上部的网状结构内，发出纤维加入舌咽神经。

④迷走神经背核（dorsal nucleus of vagus nerve）：位于迷走神经三角深面舌下神经核的外侧，发出纤维加入迷走神经。

（3）内脏感觉核：仅有一对孤束核（nucleus of solitary tract），位于延髓上部界沟外侧。接受味觉及一般内脏感觉。

（4）躯体感觉核：位于内脏感觉核的腹外侧，共有3对核团。

①三叉神经感觉核（sensory nuclei of trigeminal nerve）：纵贯脑干全长，由三叉神经中脑核、三叉神经脑桥核和三叉神经脊束核三部分组成。一般认为三叉神经中脑核接受头面部骨骼肌的本体感觉；三叉神经脑桥核接受头面部的触觉；三叉神经脊束核接受头面部的痛觉、温度觉。

②蜗神经核（cochlear nuclei）：位于菱形窝听结节深面，接受蜗神经传入的听觉。

③前庭神经核（vestibular nuclei）：位于第四脑室底前庭区的深面，接受前庭神经传入的平衡觉。

2）非脑神经核 参与组成各种神经传导通路或反射通路（图11-13、图11-14）。

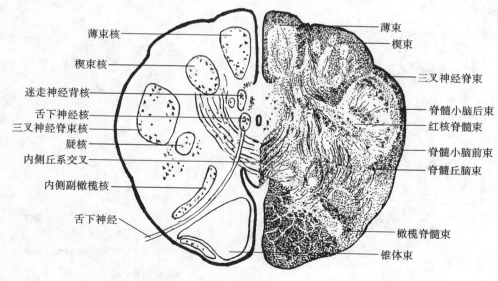

图 11-13 延髓横断面（经内侧丘系交叉）

（1）薄束核（gracile nucleus）和楔束核（cuneate nucleus）：分别位于延髓薄束结节和楔束结节的深面，接受薄束和楔束的纤维。由此二核发出的纤维，左右交叉形成内侧丘系交叉，交叉后的纤维走向对侧形成内侧丘系，传导本体感觉和精细触觉。

（2）红核（red nucleus）：位于中脑上丘平面的被盖部，呈圆柱状。主要接受来自小脑和大脑

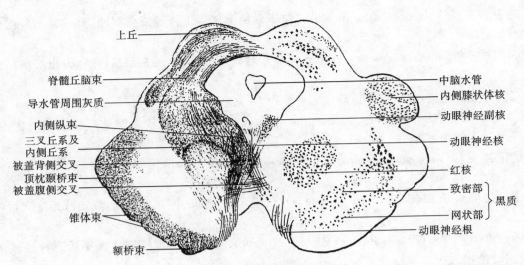

图 11-14　中脑横断面(经上丘)

皮质的传入纤维,并发出红核脊髓束,交叉后下行至脊髓。

(3) 黑质(substantia nigra):位于中脑被盖和大脑脚底之间的板状灰质,延伸于中脑全长。细胞内含有黑色素,故呈黑色,同时还含有多巴胺。多巴胺是一种神经递质,经其传出纤维释放到大脑的新纹状体。临床上因黑质病变,多巴胺减少,可引起震颤麻痹或帕金森病。

2. 白质

(1) 上行纤维束(图 11-15～图 11-18)。

①内侧丘系(medial lemniscus):属于上行传导束,由薄束核和楔束核发出的纤维,呈弓状绕过中央管,在其腹侧左、右交叉,称内侧丘系交叉(decussation of medial lemniscus);交叉后的纤维在中线两侧集中上升为内侧丘系。内侧丘系传导来自对侧躯干和四肢的意识性本体觉和精细触觉冲动(图 11-15)。

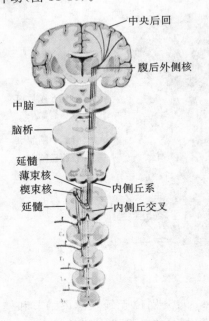

图 11-15　内侧丘系

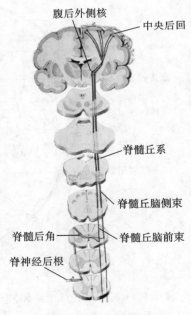

图 11-16　脊髓丘系

②脊髓丘系(spinal lemniscus):主要是脊髓丘脑束入脑干后的延续,行于延髓的外侧区,止于背侧丘脑腹后外侧核。脊髓丘系传导对侧躯干及上、下肢的痛觉、温度觉和触觉(图 11-16)。

③三叉丘系(trigeminal lemniscus)：由三叉神经脑桥核和三叉神经脊束核发出的传入纤维，交叉到对侧，行于内侧丘系外方，止于背侧丘脑腹后内侧核。三叉丘系传导头面部的痛觉、温度觉和触觉(图 11-17)。

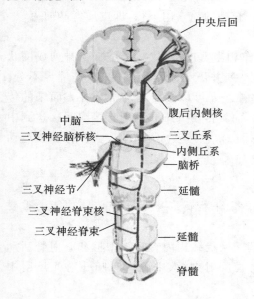

图 11-17　三叉丘系

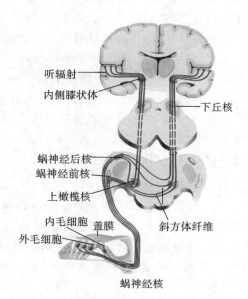

图 11-18　外侧丘系

④外侧丘系(lateral lemniscus)：蜗神经核发出的纤维在脑桥腹侧左、右交叉至对侧形成斜方体，斜方体的纤维折而上行，称外侧丘系。外侧丘系止于间脑的内侧膝状体，传导听觉信息(图 11-18)。

(2) 下行纤维束(图 11-19、图 11-20)。

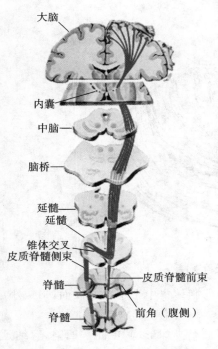

图 11-19　皮质脊髓束

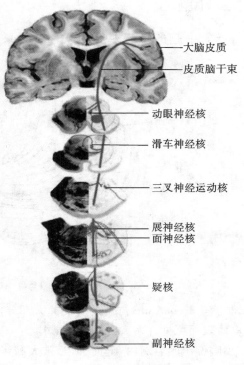

图 11-20　皮质核束

锥体束（pyramidal tract）：由大脑皮质发出的运动纤维下行而成，包括皮质核束和皮质脊髓束。由大脑皮质发出的运动纤维一部分下行到脑干中，陆续终止于脑神经运动核的称皮质核束；另一部分继续下降至延髓上部构成锥体。在锥体下端，大部分纤维左、右相互交叉至对侧，下行于脊髓外侧索，即皮质脊髓侧束；小部分未交叉的纤维在脊髓的前索内下行，即皮质脊髓前束。

除锥体束外，还有红核脊髓束、前庭脊髓束等。

3. 网状结构（reticular formation） 在脑干中有分布相当宽广、胞体和纤维交错排列成网状的区域，称为网状结构，需说明的是其内的纤维和细胞排列并不是杂乱无章的，只是境界不分。网状结构内神经元的特点是树突多而且很长，说明这些神经元可以接受和加工从各方面来的传入信息，即网状结构接受来自几乎所有感觉系统的信息，而其传出纤维联系则直接或间接达到中枢神经系统各个地方。因此，网状结构的功能也是多方面的，它涉及大脑觉醒、脑和脊髓的运动控制以及各种内脏活动的调节。

（三）脑干的功能

1. 传导功能 联系大脑皮质与脊髓和小脑，脑干内上下行传导束是实现传导功能的重要结构。

2. 反射功能 脑干内有许多反射的低级中枢，如延髓网状结构内有呼吸中枢和心血管活动中枢，这两个中枢又称"生命中枢"。另外，脑桥内有角膜反射中枢、中脑内有瞳孔对光反射中枢等。

3. 网状结构的功能

（1）参与上行激动系统的构成，维持大脑皮质处于觉醒状态。

（2）参与躯体运动的调节，脑干网状结构内有两个区域对肌的运动和肌紧张起抑制或易化作用。

（3）参与内脏活动的调节。

二、小脑

（一）小脑的位置和外形（图 11-21、图 11-22）

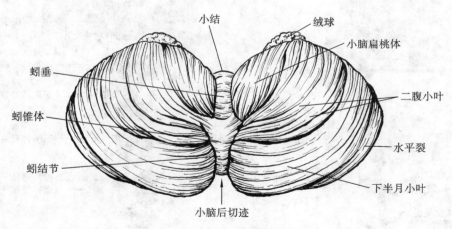

图 11-21 小脑的外形（上面观）

小脑（cerebellum）占据颅后窝的大部分，大量的神经元胞体集中于小脑的表面，形成小脑皮质，皮质表面可见许多大致平行的皱褶。

小脑位于颅后窝内，上面平坦，被大脑半球遮盖。下面呈半球形，其中间部凹陷，容纳延髓。小脑中间部狭窄，称小脑蚓（vermis），两侧部膨大，称小脑半球（cerebellar hemisphere）。半球上面前 1/3 与后 2/3 交界处，有一深沟，称原裂。小脑半球下面靠近延髓的部分较突出，称小脑扁

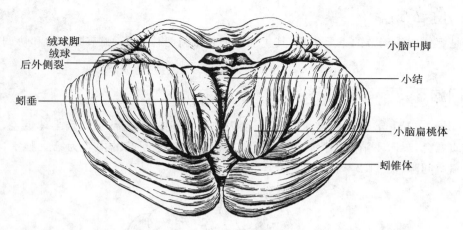

图 11-22　小脑的外形（下面观）

桃体。临床上当颅内压增高时，小脑扁桃体会被挤入枕骨大孔，形成小脑扁桃体疝，压迫延髓，危及生命。

根据小脑的发生、功能和纤维联系，可把小脑分为 3 叶。

1. 绒球小结叶　包括小脑半球前部的绒球和小脑蚓下部的小结，其间有绒球脚相连，在种系发生上最古老，称古小脑，与小脑的平衡功能有关。

2. 前叶　原裂以前的半球和蚓部称前叶，加上后叶小脑蚓下部的蚓锥体和蚓垂，合称旧小脑，在种系发生上出现较早，与调节肌张力有关。

3. 后叶　原裂以后，包括小脑半球大部分和小脑蚓的部分皆属后叶，此叶最大，随大脑的发展而变大，又称新小脑。其功能是参与精巧随意运动的调节及调节肌张力。

（二）小脑的内部结构（图 11-23）

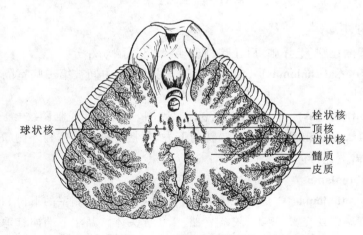

图 11-23　小脑内部核团

小脑由表面的皮质、内部的髓质及深部的小脑核构成。

在小脑髓质中埋有 4 对灰质核团，包括齿状核、顶核、栓状核、球状核。其中齿状核最大，位于小脑半球的中心部，接受新小脑皮质的纤维，是小脑传出纤维的主要发起核，它与球状核、栓状核的传出纤维共同组成小脑上脚。

小脑传出纤维主要发自齿状核，与球状核、栓状核的传出纤维共同组成小脑上脚，在中脑交叉后，小部分纤维止于红核，大部分纤维止于背侧丘脑。

（三）小脑的功能

小脑是躯体运动调节的重要中枢，其主要功能是维持身体平衡、调节肌张力和协调肌群的随意运动。

三、间脑

间脑（diencephalon）位于两半球之间，连接大脑半球和中脑，上部被大脑半球覆盖，外侧与大脑半球实质愈合，界限不清，仅有前下部及后方小部分游离。间脑的内腔为第三脑室，即两侧间脑之间的扁窄间隙（图 11-24）。

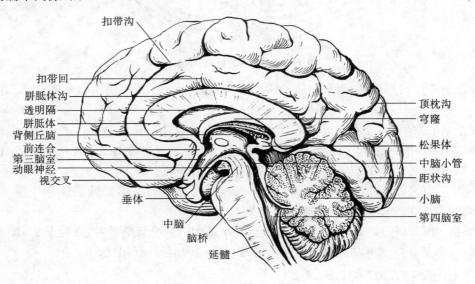

图 11-24　脑正中矢状面

（一）间脑的外形

间脑可分为背侧丘脑、上丘脑、后丘脑、底丘脑和下丘脑 5 部分。

1. 背侧丘脑（dorsal thalamus）　为两个卵圆形灰质团，中间被第三脑室隔开，前端称丘脑前结节，后端称丘脑枕。

2. 上丘脑（epithalamus）　位于第三脑室顶部周围，主要包括丘脑髓纹、缰三角和松果体等。

3. 后丘脑（metathalamus）　位于丘脑枕的下方，包括内侧膝状体和外侧膝状体，前者借下丘臂连于下丘，后者借上丘臂连于上丘。

4. 底丘脑（subthalamus）　为间脑和中脑的移行区。

5. 下丘脑（hypothalamus）　位于丘脑沟以下，构成第三脑室侧壁的下份和底壁。在脑底面，下丘脑由前向后可见到视交叉、视束、灰结节、漏斗和乳头体。漏斗下端连有垂体。

第三脑室（third ventricle）为两侧背侧丘脑和下丘脑之间的矢状位狭窄裂隙。其前部借左、右室间孔与大脑半球左、右侧脑室相通，后方借中脑水管与第四脑室相通，顶部为第三脑室脉络丛组织，可产生脑脊液。

（二）间脑的内部结构和功能

1. 背侧丘脑　背侧丘脑内部被"Y"形的白质纤维板（称内髓板）分为 3 个核群，即前核群、内侧核群和外侧核群（图 11-25）。

（1）前核群：居内髓板分叉处前方，与内脏活动有关。

（2）内侧核群：居内髓板内侧。可能为联合躯体和内脏感觉的整合中枢。

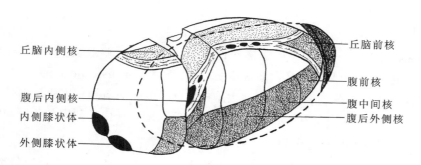

图 11-25　背侧丘脑核团示意图

（3）外侧核群：居内髓板外侧，可分为腹侧和背侧两部。腹侧部又可分为腹前核、腹中间核（腹外侧核）和腹后核，腹后核又分为腹后内侧核和腹后外侧核。腹后内侧核接受三叉丘系和自孤束核发出的味觉纤维，腹后外侧核接受脊髓丘系和内侧丘系的纤维。来自躯体全身的浅、深感觉都要到腹后核中继后，才能传到大脑皮质。背侧丘脑受损，患者常见表现为感觉丧失或过敏，并可伴有剧烈的自发疼痛。

2. 后丘脑　包括内侧膝状体和外侧膝状体。

（1）内侧膝状体：为听觉传导通路的中继站，由此发出纤维组成听辐射，将听觉冲动传导至大脑皮质听觉中枢。

（2）外侧膝状体：为视觉传导通路的中继站，由此发出纤维组成视辐射，将视觉冲动传导至大脑皮质视觉中枢。

3. 下丘脑　下丘脑含多个核群，重要的有视上核和室旁核（图 11-26）。其中视上核位于视交叉的外上方，主要分泌血管升压素（抗利尿激素）；室旁核位于第三脑室侧壁内，主要分泌催产素。视上核和室旁核分泌的激素，经下丘脑垂体束运输至神经垂体储存并释放入血液发挥其作用。

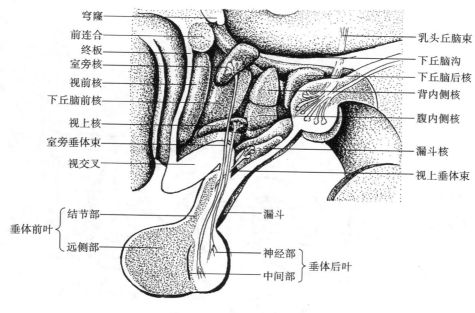

图 11-26　下丘脑主要核团

四、端脑

端脑(telencephalon)是脑最发达、最高级的部分。端脑被大脑纵裂分为左、右大脑半球,大脑纵裂底部有连接左、右大脑半球的白质纤维板,称胼胝体(corpus callosum)。大脑半球与小脑之间为大脑横裂。大脑半球表层的灰质,称大脑皮质(cerebral cortex);皮质深面是髓质(白质),髓质内埋藏的灰质核团,称基底核(basal nuclei)。每侧大脑半球内部的室腔称侧脑室。

(一) 大脑半球的外形与分叶

大脑半球表面凹凸不平,满布深浅不同的沟,称大脑沟(cerebral sulci),沟与沟之间的隆起称大脑回(cerebral gyri)。每侧大脑半球可分为 3 个面,即上外侧面、内侧面和下面;并借 3 条位置较恒定的大脑沟分为 5 个叶(图 11-27、图 11-28)。

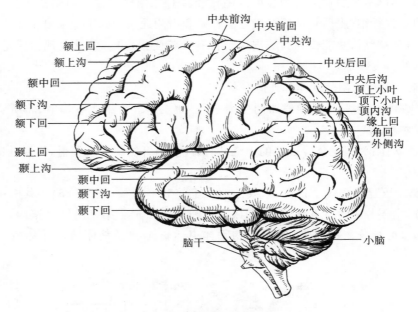

图 11-27 大脑半球外侧面

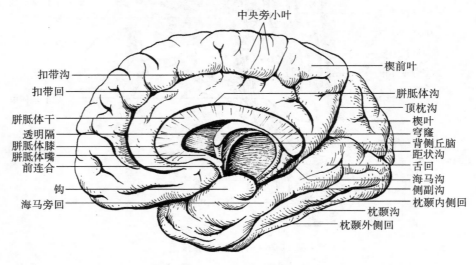

图 11-28 大脑半球内侧面

Note

1. 位置恒定的大脑沟 中央沟（cental sulcus）起自半球上缘中点稍后方，向前下斜行于半球上外侧面，沟的上端延伸至半球内侧面。外侧沟（lateral sulcus）起自半球下面，转向上外侧面，行向后上。顶枕沟（parietooccipital sulcus）位于半球内侧面后部，自胼胝体后端稍后下斜向后上并延伸至半球上外侧面。

2. 分叶 额叶（frontal lobe）是中央沟前方、外侧沟上方的部分；顶叶（parietal lobe）是中央沟后方、外侧沟上方的部分；枕叶（occipital lobe）是顶枕沟以后较小部分；颞叶（temporal lobe）是外侧沟之下、枕叶之前的部分；岛叶（insula）是藏于外侧沟深面的部分，被额、顶、颞叶所掩盖，也称脑岛。

3. 大脑半球的主要沟、回

（1）上外侧面：

①额叶：中央沟前方与之平行的沟称中央前沟，中央沟与中央前沟之间的脑回称中央前回；自中央前沟水平向前分出两条与半球上缘几乎平行的沟，分别称额上沟和额下沟，额上沟以上为额上回，额上沟、额下沟之间为额中回，额下沟以下为额下回。

②顶叶：中央沟后方与之平行的沟称中央后沟，中央沟与中央后沟之间的脑回称中央后回；中央后沟中部向后发出与半球上缘平行的沟，称顶内沟，顶内沟以上为顶上小叶，顶内沟以下为顶下小叶。顶下小叶又分为围绕外侧沟末端的缘上回和围绕颞上沟末端的角回。

③颞叶：有与外侧沟大致平行的颞上沟和颞下沟，两沟将颞叶分为颞上回、颞中回和颞下回；在颞上回中部、外侧沟深处横行的脑回称颞横回。

④枕叶：在上外侧面上的沟回多不恒定。

（2）内侧面：中部有连接左、右大脑半球的胼胝体，胼胝体上方与之平行的沟称胼胝体沟，此沟上方与之平行的沟称扣带沟，扣带沟与胼胝体沟之间的脑回称扣带回。扣带回外周部分的前份属额上回，中份为中央旁小叶（paracentral lobule），是中央前、后回延伸至内侧面的部分。自顶枕沟前下行向枕后部的弓形沟称距状沟，顶枕沟与距状沟之间的三角区称楔叶，距状沟以下为舌回。距状沟前下方，自枕叶向前伸向颞叶的沟称侧副沟，侧副沟的内侧为海马旁回（parahippocampnl gyrus），其前端弯曲向后的部分称钩。

围绕在胼胝体周围的扣带回、海马旁回及钩等脑回，因其位置在大脑半球与间脑交界处的边缘，总称为边缘叶（limbic lobe）。

（3）下面：额叶下面有纵行的白质带，称嗅束，其前端膨大，称嗅球，嗅球与嗅神经的嗅丝相连，嗅束向后扩大为嗅三角。嗅球、嗅束和嗅三角接受嗅觉传导。

（二）大脑皮质的功能定位

大脑皮质是人体感觉、运动功能的最高级中枢和人类思维意识、语言活动的物质基础。人类在长期进化过程和自身的实践活动中，通过感觉器官接受不同的感觉信息，再传向大脑皮质，经过大脑皮质的整合分析，或产生特定的意识性感觉，或储存记忆，或产生运动信息。不同功能相对集中在大脑皮质某些特定的区域从而形成特定功能区，称为大脑皮质的功能定位（图 11-29、图 11-30）。

1. 躯体感觉中枢（somatic sensory area） 位于中央后回和中央旁小叶后部，接受背侧丘脑腹后核传来的对侧浅感觉和深感觉纤维。身体各部在此区的投射特点：①呈倒置人形，但头面部是正立，自中央旁小叶后部开始依次是下肢、躯干、上肢、头颈部的投射区；②左右交叉投射；③身体各部在该区投射范围的大小与该部感觉的敏感度成正比，如手指、唇、舌的感觉器丰富，感觉灵敏度高，在大脑皮质感觉区的投射范围就较大（图 11-31）。

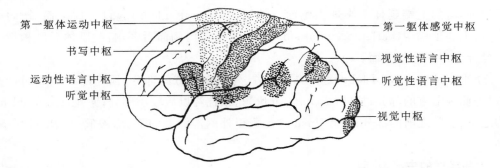

第一躯体运动中枢

书写中枢

运动性语言中枢

听觉中枢

第一躯体感觉中枢

视觉性语言中枢

听觉性语言中枢

视觉中枢

图 11-29　大脑皮质重要中枢

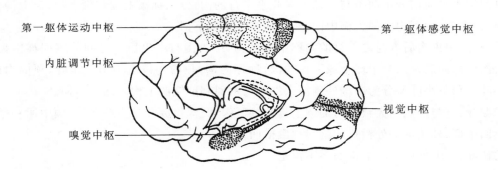

第一躯体运动中枢

内脏调节中枢

嗅觉中枢

第一躯体感觉中枢

视觉中枢

图 11-30　大脑皮质重要中枢——内侧面

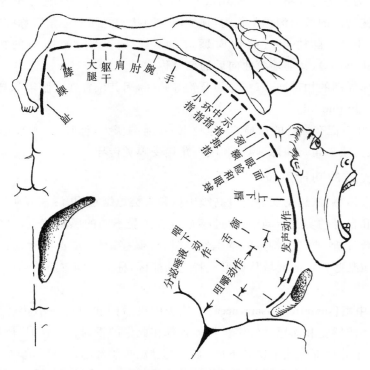

图 11-31　躯体运动区、感觉区管理特点示意图

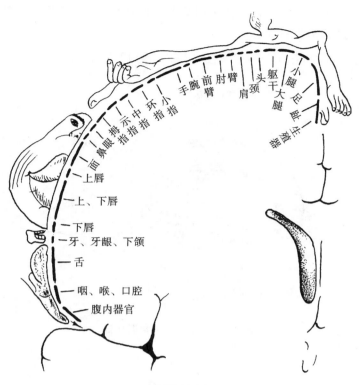

续图 11-31

2. 躯体运动中枢（somatic motor area）　位于中央前回和中央旁小叶前部，管理全身骨骼肌的随意运动。身体各部在此区投射特点与躯体感觉中枢相似：①呈倒置人形，但头面部正立。中央前回最上部和中央旁小叶前部与下肢和会阴部的运动有关，中部与躯干和上肢运动有关，下部与面、舌、咽、喉的运动有关；②左右交叉支配，一侧运动区支配对侧肢体的运动。但一些与联合运动有关的肌，则受两侧运动区的支配，如面上部肌、眼球外肌、咽喉肌、咀嚼肌、呼吸肌和会阴肌等，故在一侧运动区受损后上述肌不表现瘫痪；③身体各部在该区投射范围的大小与该部运动的灵巧、精细程度成正比，如手的运动灵活程度高于足，在大脑皮质运动区的投射范围就远大于足（图 11-31）。

3. 视觉中枢（visual area）　位于距状沟上、下的枕叶皮质内，接受同侧外侧膝状体发出的视辐射。

4. 听觉中枢（auditory area）　位于颞横回，每侧听觉中枢接受双侧的听觉冲动。故一侧听区受损，不致引起明显听觉障碍。

5. 语言中枢　语言中枢是人类区别于其他动物所特有的功能区。所谓语言功能是指能理解别人说话和写、印出来的文字，并能用文字或口语表达自己的思维活动。凡不是由于听觉、视觉或骨骼肌运动障碍而引起的语言功能障碍，均称为失语症。

（1）运动性语言中枢（motor speech area）：又称说话中枢，位于额下回后部。此中枢受损，患者虽可发音但丧失说话能力，称为运动性失语症。

（2）听觉性语言中枢（auditory area）：又称听话中枢，位于颞上回后部。此中枢受损，患者听力虽正常，但听不懂别人讲话的意思，自己说话错误、混乱而不自知，称为感觉性失语症。

（3）视觉性语言中枢（visual area）：又称阅读中枢，位于角回。此中枢受损，患者视力虽正常，但不能理解文字符号的意义，称为失读症。

Note

（4）书写中枢（writing area）：位于额中回后部。此区受损，患者手的运动虽然正常，但不能写出正确的文字符号，称为失写症。

（三）端脑的内部结构（图 11-32、图 11-33、图 11-34）

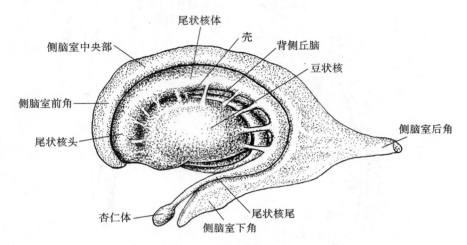

图 11-32 基底核和背侧丘脑

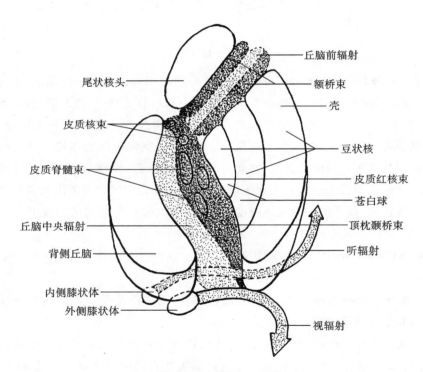

图 11-33 内囊示意图

1. 基底核（basal nuclei） 大脑半球基底部白质内的灰质核团，包括尾状核、豆状核、屏状核和杏仁体。尾状核和豆状核合称为纹状体（corpus striatum）（图 11-32、图 11-33）。

（1）尾状核（caudate nucleus）：略呈"C"字形弯曲，分头、体、尾三部分。头端粗大，位于额叶内，并与豆状核相连；体部弓形向后围绕豆状核和背侧丘脑；尾部向前伸入颞叶。

（2）豆状核（lentiform nucleus）：位于尾状核和背侧丘脑的外侧，岛叶深部。其内部被两个白质板分成三部分，外侧部称为壳（putamen）；内侧两部称为苍白球（globus pallidus）。从种系发

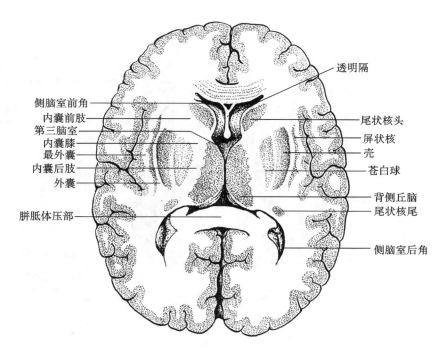

图 11-34 脑水平切染色示内囊图

生上尾状核和豆状核的壳发生较晚,称之为新纹状体;苍白球较古老,称之为旧纹状体。纹状体是锥体外系的重要组成结构,其功能是维持肌张力,协调骨骼肌的运动。

(3) 杏仁体(amygdaloid body):连于尾状核末端,是边缘叶的一个皮质下中枢,与内脏活动有关。

(4) 屏状核(claustrum):位于豆状核与岛叶皮质之间的薄层灰质,其功能不明。屏状核与豆状核之间的白质称外囊。

2. 大脑髓质 大脑髓质位于皮质深面,由大量神经纤维组成。主要包括联络纤维、连合纤维和投射纤维。

(1) 联络纤维:联系同侧大脑半球各部皮质的纤维。

(2) 连合纤维:联系两侧大脑半球的纤维,主要有胼胝体(图 11-28)。

(3) 投射纤维:大脑半球皮质与皮质下结构之间的上、下行纤维,这些纤维都经过内囊。

(4) 内囊(internal capsule):在大脑水平切面上呈左、右开放的"＞＜"形。前部位于豆状核与尾状核之间,称内囊前肢(脚),有下行的额桥束和上行到额叶的丘脑前辐射通过;后部位于豆状核与丘脑之间,称内囊后肢(脚),有皮质脊髓束、丘脑中央辐射、视辐射和听辐射等通过;前后脚相交处称内囊膝,有皮质核束通过(图 11-33、图 11-34)。

3. 侧脑室 侧脑室位于大脑半球内,左右各一,可分为 4 部分。中央部位于顶叶内,是一近似水平位的裂隙,由此发出 3 个角。前角向前伸入额叶内;后角伸入枕叶;下角最长,伸入颞叶内。侧脑室内有脉络丛,可产生脑脊液(图 11-35)。

4. 边缘系统(limbic system) 边缘系统由边缘叶及与其密切联系的皮质和皮质下结构(如杏仁体、下丘脑、丘脑前核等)共同组成。边缘系统与内脏活动、摄食、记忆、情绪反应和性活动等有关。

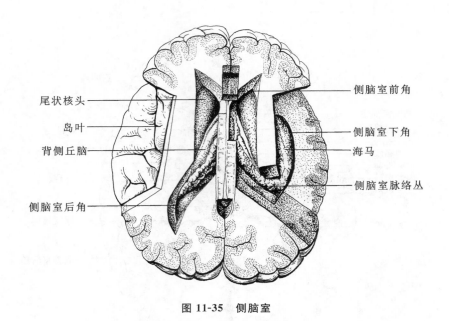

图 11-35 侧脑室

尾状核头

岛叶

背侧丘脑

侧脑室后角

侧脑室前角

侧脑室下角

海马

侧脑室脉络丛

第四节　脑和脊髓的被膜

脑和脊髓的表面包被有三层被膜,由外向内依次为硬膜、蛛网膜和软膜。硬膜由厚而坚韧的结缔组织组成;蛛网膜为紧贴硬膜内面的半透明薄膜,与软膜之间有结缔组织相连;软膜薄而透明,富含血管,紧贴脑和脊髓的表面,并深入其沟裂中。它们对脑和脊髓具有保护、支持和营养作用(图 11-36、图 11-37)。

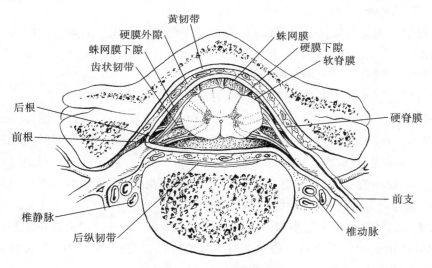

黄韧带

硬膜外隙

蛛网膜下隙

齿状韧带

后根

前根

椎静脉

后纵韧带

蛛网膜

硬膜下隙

软脊膜

硬脊膜

前支

椎动脉

图 11-36 脊髓被膜断面观

一、硬膜

硬膜(dura matter)是一层坚韧的结缔组织膜,包被于脑的部分称硬脑膜;包被于脊髓的部分称硬脊膜。

1. 硬脊膜　上端附于枕骨大孔边缘，并与硬脑膜相延续，下端自第 2 骶椎以下包裹终丝，附于尾骨的背面。硬脑膜与椎管内面的骨膜及黄韧带之间的腔隙，称硬膜外隙（epidural space）。硬膜外隙不与颅腔相通，略呈负压，内含疏松结缔组织、脂肪组织、淋巴管和椎管内静脉丛，并有脊神经根通过。临床上的硬膜外麻醉是将麻醉药物注入此隙，以便阻断脊神经根内的上、下行神经传导。

2. 硬脑膜　坚厚而有光泽，它与硬脊膜不同，由两层合成。外层相当于颅骨内面的骨膜。硬脑膜两层之间有丰富的血管、神经走行。硬脑膜与颅盖诸骨连接较疏松，易于分离，当颅骨外伤导致硬脑膜血管破裂时，可在颅骨与硬脑膜之间形成硬脑膜血肿。硬脑膜在颅底处则与

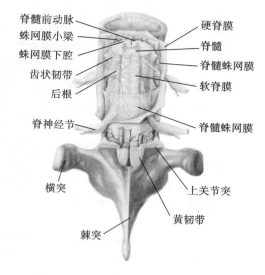

图 11-37　脊髓被膜整体观

颅骨结合紧密，故颅底骨折时，易将硬脑膜与脑蛛网膜同时撕裂，脑脊液可流入鼻腔，形成脑脊液鼻漏。

硬脑膜在某些部位内层折叠成板状结构，伸入脑的某些裂隙中，形成硬脑膜隔，对脑有固定和承托作用，重要的有大脑镰和小脑幕。

①大脑镰（cerebral falx）：形似镰刀，伸入大脑纵裂内。

②小脑幕（tentorium of cerebellum）：半月状，呈水平位伸入大脑半球枕叶和小脑之间的大脑横裂中，小脑幕的前内侧缘游离，呈一弧形切迹，称为小脑幕切迹，切迹与鞍背之间形成一环形孔，内有中脑通过。小脑幕将颅腔不完全地分隔成上、下两部，当上部颅脑病变引起颅内压增高时，可使海马旁回和钩向下移位，嵌入小脑幕切迹，形成小脑幕切迹疝，压迫动眼神经根和大脑脚，产生同侧瞳孔散大、同侧动眼神经所支配的眼球外肌瘫痪致眼球外斜、对侧肢体瘫痪等相应症状。

硬脑膜在某些部位内、外两层分开，形成内含静脉血的腔隙，称硬脑膜窦（sinuses of dura mater）（图 11-38）。硬脑膜窦内缺少瓣膜，窦壁无平滑肌，故无收缩性，因此损伤后出血较多。主要的硬脑膜窦如下。

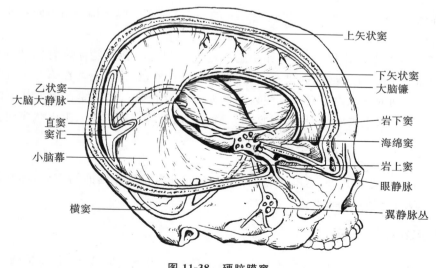

图 11-38　硬脑膜窦

①上矢状窦（superior sagital sinus）：位于大脑镰的上缘内。

②下矢状窦（inferior sagital sinus）：位于大脑镰的下缘内。

③直窦（straight sinus）：位于大脑镰和小脑幕相接处，向后通窦汇。

④窦汇（conflunce of sinuses）：由上矢状窦与直窦在枕内隆凸处共同汇合而成。

⑤横窦（transverse sinus）：成对，位于小脑幕的后缘，此窦向前下续乙状窦。

⑥乙状窦（sigmoid sinus）：成对，位于乙状窦沟内，向前下经颈静脉孔续颈内静脉。

⑦海绵窦（cavernous sinus）：位于蝶骨体蝶鞍的两侧，为硬脑膜两层间的不规则腔隙，形似海绵，故而得名。窦内有颈内动脉、展神经通过，在海绵窦外侧壁内，自上而下有动眼神经、滑车神经、眼神经和上颌神经通过（图11-39）。海绵窦向后外通乙状窦或颈内静脉，前方借眼静脉与面静脉相交通，故面部感染可蔓延至海绵窦，引起海绵窦炎，并可累及上述神经，出现相应症状。

硬脑膜窦血液的流注关系如下：

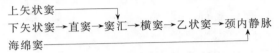

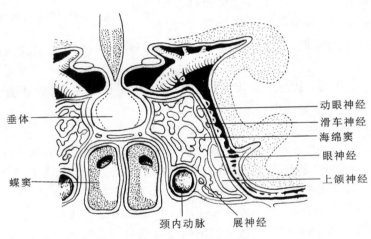

图 11-39　海绵窦（额状切面）

二、蛛网膜

蛛网膜薄而透明，缺乏血管和神经。按其所在部位可分为相互连续的两部分，即包被脑的蛛网膜和包被脊髓的蛛网膜。蛛网膜和软膜之间的腔隙，称蛛网膜下隙（subarachnoid space），此隙内充满脑脊液。

蛛网膜下隙在某些部位扩大成池，如小脑和延髓之间的小脑延髓池及脊髓圆锥以下至第2骶椎水平扩大部分的终池。终池内只有马尾、终丝和脑脊液，故临床上常在第3、4或第4、5腰椎间进行腰椎穿刺，抽取终池内脑脊液或注入药物而不伤及脊髓。蛛网膜在上矢状窦的两侧形成许多细小的突起，突入上矢状窦，称蛛网膜粒。脑脊液通过蛛网膜粒渗入上矢状窦内。

三、软膜

软膜（pia mater）薄而透明，含有丰富的血管，也可分为相互连续的两部分，即软脑膜和软脊膜，分别贴于脑和脊髓的表面，并深入其沟裂。

四、脑脊液及其循环

脑脊液（cerebral spinal fluid）是各脑室脉络丛产生的无色透明液体，充满于脑室系统、脊髓中央管和蛛网膜下隙。脑脊液对中枢神经系统起缓冲、保护、运送营养物质、运输代谢产物和维持正常颅内压等作用。成人脑脊液总量约为 150 mL，它处于不断产生、循环和回流的动态平衡状态（图 11-40）。

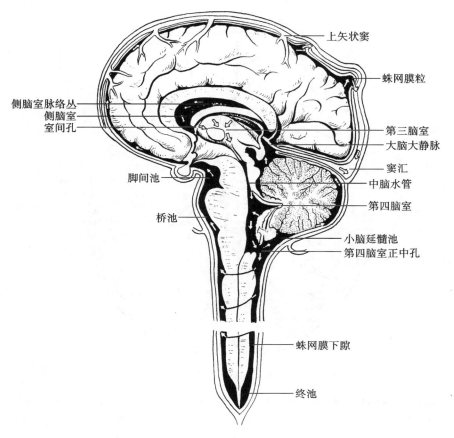

图 11-40　脑脊液循环

脑脊液流注途径如下：

左右侧脑室脉络丛 —室间孔→ 第三脑室脉络丛 —中脑水管→ 第四脑室脉络丛 —正中孔/外侧孔→ 蛛网膜下隙

→ 蛛网膜粒 → 上矢状窦 → 乙状窦 → 颈内静脉

若脑脊液的循环通路发生阻塞，可导致脑脊液在脑室内潴留，造成脑积水或颅内压增高，临床上可通过腰椎穿刺抽取脑脊液进行检验以协助诊断神经系统疾病。

第五节　脑和脊髓的血管

一、脑的血管

脑是体内代谢最旺盛的器官，因而血液供应非常丰富。脑血流量占心搏出量的 1/6，耗氧量占全身耗氧量的 20% 以上。氧和葡萄糖几乎不能在脑内储存，因此脑细胞对于缺血、缺氧非常敏感。

（一）动脉

脑的动脉来自颈内动脉和椎动脉。颈内动脉供应大脑半球前 2/3 和间脑前部,椎动脉供应大脑半球后 1/3、间脑后部、脑干和小脑(图 11-41)。

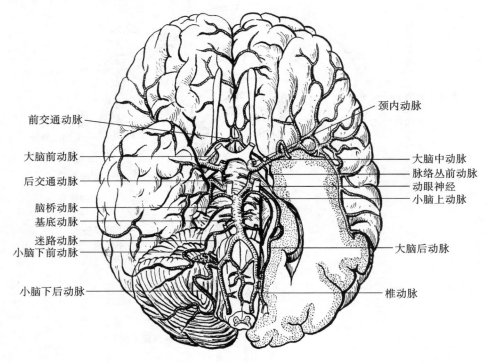

前交通动脉
大脑前动脉
后交通动脉
脑桥动脉
基底动脉
迷路动脉
小脑下前动脉
小脑下后动脉

颈内动脉
大脑中动脉
脉络丛前动脉
动眼神经
小脑上动脉
大脑后动脉
椎动脉

图 11-41　脑的动脉

1. 颈内动脉(internal carotid artery)　颈内动脉起自颈总动脉,向上经颅底的颈动脉管入颅,向前穿过海绵窦后,在视交叉的外侧分为大脑前动脉和大脑中动脉等分支。颈内动脉在海绵窦内呈"S"状弯曲,位于蝶骨体外侧和上方的一段称虹吸部,是动脉硬化的好发部位。

(1) 大脑前动脉(anterior cerebral artery):在大脑纵裂内沿胼胝体的背面向后走行,供应大脑半球的内侧面顶枕沟以前的部分及上外侧面的上缘。

(2) 前交通动脉(anterior communicating artery):左、右大脑前动脉进入大脑纵裂之前有横支相连,称前交通动脉。

(3) 大脑中动脉(middle cerebral artery):沿外侧沟向后上走行,供应大脑半球上外侧面的大部和岛叶。

(4) 后交通动脉(posterior communicating artery):在视束下面后行,与大脑后动脉吻合。

2. 椎动脉(vertebral artery)　左右椎动脉自锁骨下动脉发出,向上依次穿第 6 至第 1 颈椎的横突孔和枕骨大孔入颅腔,沿延髓腹侧面上行,至脑桥基底部合成一条基底动脉,至脑桥上缘分为左、右大脑后动脉两大终支,供应大脑半球的枕叶及颞叶的下面。此外基底动脉沿途还发出小脑下前、后动脉及小脑上动脉、脑桥动脉、迷路动脉等。

3. 大脑动脉环(cerebral arterial circle)　大脑动脉环又称 Willis 动脉环,围绕着视交叉、灰结节和乳头体,由前交通动脉、大脑前动脉、颈内动脉、后交通动脉和大脑后动脉互相吻合组成。大脑动脉环将颈内动脉和椎动脉相互沟通,当某一处发育不良或被阻断时,大脑动脉环使血液重新分配和代偿,以维持脑的血液供应(图 11-42)。

4. 大脑前、中、后动脉的分支类型(图 11-43)

(1) 皮质支:从大脑前、中、后动脉发出,由浅入深地分布于大脑皮质各层和髓质浅层。这类分支从脑的表面到较深的各层都有广泛的吻合。

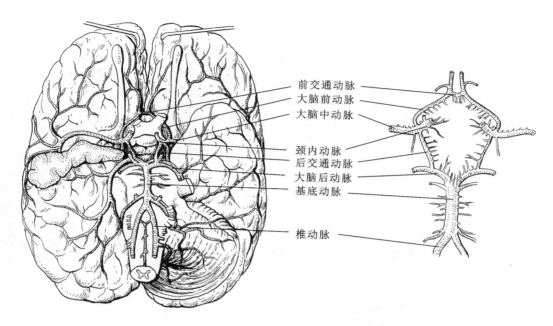

前交通动脉
大脑前动脉
大脑中动脉

颈内动脉
后交通动脉
大脑后动脉
基底动脉

椎动脉

图 11-42　大脑动脉环

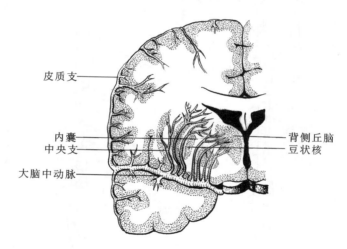

皮质支

内囊
中央支

大脑中动脉

背侧丘脑
豆状核

图 11-43　大脑动脉的皮质支和中央支

（2）中央支：从大脑动脉环或大脑前、中、后动脉的起始段发出，垂直向上穿入脑实质内，主要供应中脑、间脑、基底核和内囊等处。

（二）静脉

脑的静脉一般不与动脉伴行，可分为浅、深静脉，最后都注入硬脑膜静脉窦。

1. 浅静脉　收集大脑髓质浅层和皮质各层的静脉血，汇合成大脑上、中、下静脉，分别注入上矢状窦、海绵窦、横窦等（图 11-44）。

2. 深静脉　收集大脑髓质深层、基底核、间脑和各脉络丛的静脉血，汇合成大脑大静脉（Galen 静脉），向后注入直窦。

二、脊髓的血管

（一）动脉

脊髓的动脉主要来自椎动脉、颈升动脉、肋间后动脉和腰动脉的脊髓支。椎动脉经枕骨大孔入颅后，发出脊髓前、后动脉。脊髓前动脉左、右各一，很快就合成一条动脉干，沿脊髓前正中裂

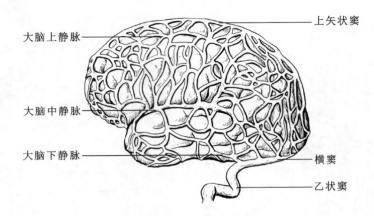

大脑上静脉 —— 上矢状窦

大脑中静脉

大脑下静脉 —— 横窦

—— 乙状窦

图 11-44　大脑浅静脉

下降;两条脊髓后动脉分别沿脊髓后外侧沟下降。脊髓前、后动脉在下降的过程中,先后与来自肋间后动脉和腰动脉的脊髓支吻合,共同营养脊髓(图 11-45)。

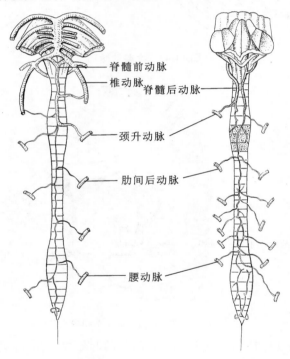

脊髓前动脉
椎动脉
脊髓后动脉

颈升动脉

肋间后动脉

腰动脉

图 11-45　脊髓的动脉(前、后观)

(二)静脉

脊髓的静脉与动脉伴行,多数静脉注入硬膜外隙椎内静脉丛。

第六节　中枢神经系统的传导通路

中枢神经系统的传导通路分为感觉(上行)传导通路和运动(下行)传导通路。实际上它们分别是反射弧组成中的传入和传出部分。

一、感觉传导通路

(一)躯干和四肢本体感觉和精细触觉传导通路(意识性)

本体感觉亦称深感觉,是指肌、腱、关节的位置觉、运动觉和振动觉。该传导通路还传导浅感觉中的精细触觉(即辨别两点间距离和感受物体的纹理粗细等)。躯干和四肢的本体感觉和精细触觉传导通路由三级神经元组成(图 11-46)。

(1)第 1 级神经元为脊神经节细胞,周围突分布于躯干、四肢的肌、腱、关节及体表的感受器,中枢突经脊神经后根进入脊髓,在脊髓同侧的后索内组成薄束和楔束上升,两束分别止于延髓的薄束核和楔束核。

(2)第 2 级神经元的胞体在薄、楔束核内,由此发出的纤维左右交叉后转向上行,即内侧丘系,止于背侧丘脑的腹后外侧核。

(3)第 3 级神经元位于背侧丘脑腹后外侧核,由此发出的纤维组成丘脑中央辐射,经内囊后肢投射到中央后回的中、上部和中央旁小叶后部。

此通路损伤时,患者在闭眼时不能确定损伤同侧(交叉下方损伤)或损伤对侧(交叉上方损伤)关节的位置和运动方向,以及两点间距离。

本体感觉通路除到大脑皮质外,还有到小脑的。前者为意识性通路,后者不产生意识性感觉,而是形成反射,调节肌张力和协调运动,故称非意识性通路。

(二)痛觉、温度觉、粗触觉和压觉传导通路

痛觉、温度觉、粗触觉和压觉又名浅感觉。浅感觉传导通路由三级神经元组成。

1. 躯干和四肢的痛觉、温度觉、粗触觉和压觉传导通路(图 11-47)

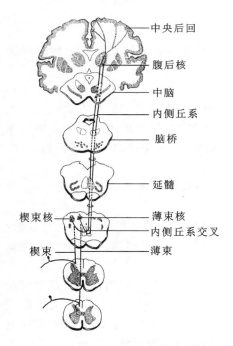

10-46 躯干四肢本体觉和精细触觉传导通路

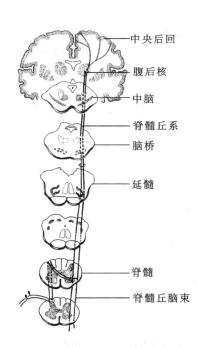

图 10-47 躯干四肢痛觉、温度觉和粗触觉传导通路

(1)第 1 级神经元为脊神经节细胞,周围突分布于躯干和四肢皮肤内的感受器;中枢突经后根进入脊髓,在后角后方上升 1～2 个脊髓节段后终于后角固有核。

(2)第 2 级神经元位于后角固有核,由其发出的纤维交叉到对侧的外侧索和前索上行,形成

脊髓丘脑束。脊髓丘脑束进入脑干后组成脊髓丘系,终止于背侧丘脑的腹后外侧核。

（3）第 3 级神经元胞体位于丘脑腹后外侧核,由此发出的纤维组成丘脑中央辐射,经内囊后肢投射到中央后回中、上部和中央旁小叶后部。

在脊髓内,脊髓丘脑束纤维的排列有一定的顺序:自外向内、由浅入深,依次排列着来自骶、腰、胸、颈部的纤维。因此,当脊髓内肿瘤压迫一侧脊髓丘脑束时,痛觉、温度觉障碍首先出现在身体对侧上半部(压迫来自颈、胸部的纤维)。若受到脊髓外肿瘤压迫,则发生感觉障碍的顺序相反。

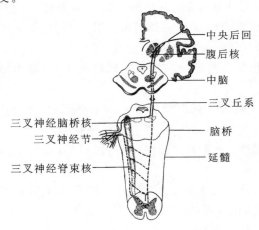

图 11-48　头面部浅感觉传导通路

2. 头面部的痛觉、温度觉、粗触觉和压觉传导通路（图 11-48）

（1）第 1 级神经元为三叉神经节细胞,其周围突经三叉神经分支分布于头面部皮肤及口、鼻腔黏膜的感受器;中枢突经三叉神经根入脑干,终止于同侧的三叉神经感觉核。

（2）第 2 级神经元的胞体在三叉神经感觉核内,它们发出的纤维交叉到对侧,组成三叉丘系,止于背侧丘脑的腹后内侧核。

（3）第 3 级神经元位于腹后内侧核,由其发出的纤维组成丘脑中央辐射,经内囊后肢投射到中央后回下部。

在此通路中,若三叉丘系及以上部位受损,则导致对侧头面部浅感觉障碍。

（三）视觉传导通路和瞳孔对光反射通路

1. 视觉传导通路　视觉传导通路由三级神经元组成。

（1）第 1 级神经元是视网膜的双极细胞,其周围突与视网膜的视锥细胞和视杆细胞形成突触,中枢突与节细胞形成突触。

（2）第 2 级神经元是视网膜的节细胞,其轴突在视神经盘处集合成视神经。视神经经视神经管入颅形成视交叉,向后延续为视束。在视交叉中,来自双眼视网膜鼻侧半的纤维交叉后进入对侧视束;来自视网膜颞侧半的纤维不交叉,进入同侧视束。因此,左侧视束内含有来自两眼视网膜左侧半的纤维,右侧视束内含有来自两眼视网膜右侧半的纤维。视束绕过大脑脚向后,终止于外侧膝状体。

（3）第 3 级神经元在外侧膝状体内,其发出的纤维组成视辐射,经内囊后肢投射到视觉中枢,产生视觉。

2. 视野及视觉传导通路损伤　当眼球固定不动向前平视时,所能看到的空间范围称视野。由于眼球屈光装置对光线的折射作用,鼻侧半视野的物象投射到颞侧半视网膜,上半视野的物象投射到下半视网膜,反之亦然。

视觉传导通路的不同部位受损,可引起不同的视野缺损:①一侧视神经损伤可致该侧视野全盲;②视交叉的交叉纤维损伤可致双侧视野颞侧半偏盲;③一侧视交叉外侧部的不交叉纤维损伤,则患侧视野的鼻侧半偏盲;④一侧视束及以上的部位(视辐射、视区皮质)受损,可致双侧视野的病灶对侧同向性偏盲(如右侧视束受损,则右侧视野鼻侧半和左侧视野颞侧半偏盲)。

3. 瞳孔对光反射通路　光照一侧瞳孔,引起两眼瞳孔缩小的反应称为瞳孔对光反射。光照侧瞳孔发生的反应称直接对光反射,未接受光照射侧瞳孔发生的反应称间接对光反射。

瞳孔对光反射的通路为光照一侧视网膜→视神经→视交叉→视束→顶盖前区→两侧动眼神经副核→两侧动眼神经→睫状神经节→睫状短神经→双侧瞳孔括约肌收缩→两侧瞳孔缩小(图 11-49)。

Note

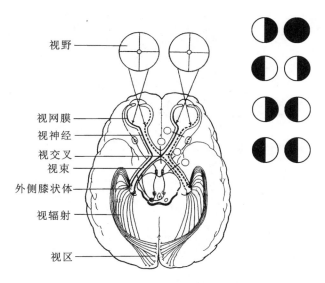

图 11-49　瞳孔对光反射通路

主要感觉传导通路小结如表 11-3 所示。

表 11-3　主要感觉传导通路小结

传导通路名称	一级神经元	二级神经元	三级神经元	纤维交叉部位	投 射 中 枢
躯干、四肢意识性本体感觉和精细触觉	脊神经节	薄束核、楔束核	丘脑腹后外侧核	延髓丘系交叉	中央后回中上部、中央旁小叶后部及中央前回
躯干、四肢浅感觉	脊神经节	脊髓后角固有核	丘脑腹后外侧核	脊髓白质前连合	中央后回中上部、中央旁小叶
头面部浅感觉	三叉神经节	三叉神经脑桥核、三叉神经脊束核	丘脑腹后内侧核	延髓和脑桥	中央后回下部
视觉	视网膜双极细胞	视网膜节细胞	外侧膝状体	视交叉	枕叶内面距状沟周围皮质

二、运动传导通路

运动传导通路包括锥体系和锥体外系两部分,管理骨骼肌的运动。

(一) 锥体系

锥体系(pyramidal system)管理骨骼肌随意运动,由上运动神经元和下运动神经元组成。上运动神经元(upper motor neurons)为锥体细胞,其胞体位于中央前回和中央旁小叶前部,发出的纤维组成下行的锥体束。由于终止的部位不同,锥体束分为皮质脊髓束和皮质核束。下运动神经元(lower motor neurons)为脑神经运动核和脊髓前角运动细胞。

1. 皮质脊髓束(corticospinal tract)　由中央前回上、中部和中央旁小叶前部等处发出的纤维组成,经内囊后肢下行至延髓锥体。在锥体下端,75%～90%的纤维左右交叉至对侧,形成锥体交叉。交叉后的下行纤维位于脊髓外侧索内,构成皮质脊髓侧束,终止于前角,支配对侧上、下肢肌和躯干肌;少部分未交叉的纤维在同侧脊髓前索内下行,称皮质脊髓前束,终于双侧前角,支配双侧躯干肌。所以躯干肌受两侧大脑皮质支配,一侧皮质脊髓束在锥体交叉以上受损,主要引起对侧肢体瘫痪,而躯干肌运动无明显影响(图 11-50)。

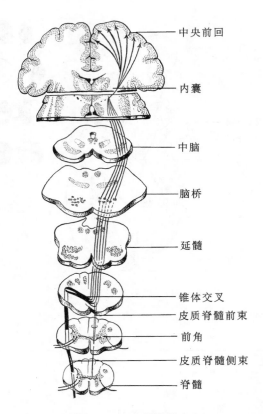

图 11-50　皮质脊髓束

2. 皮质核束(corticonuclear tract)　主要由中央前回下部锥体细胞发出的纤维集合而成,经内囊膝部至脑干,由此向下陆续分出纤维,大部分终止于双侧脑神经运动核(包括动眼神经核、滑车神经核、展神经核、三叉神经运动核、面神经核上半部、疑核和副神经核),支配眼外肌、咀嚼肌、面上部表情肌、胸锁乳突肌、斜方肌和咽喉肌。小部分终止于对侧面神经核下半部和舌下神经核,支配对侧面下部表情肌和舌肌(图11-51)。

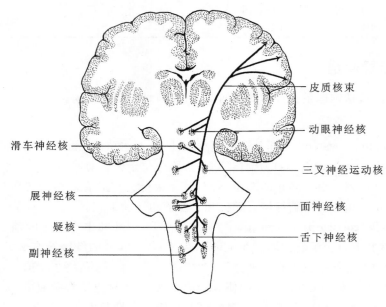

图 11-51　皮质核束

如果皮质核束受损,使对侧眼裂以下的面肌和对侧舌肌瘫痪,表现为病灶对侧鼻唇沟消失、口角低垂并向病灶侧偏斜、流涎、不能鼓腮露齿,伸舌时舌尖偏向病灶对侧,为核上瘫。一侧面神经核或面神经(下运动神经元)损伤,可致病灶侧所有面肌瘫痪,表现为额横纹消失、眼不能闭、口角下垂、鼻唇沟消失等;一侧舌下神经(下运动神经元)受损,可致病灶侧全部舌肌瘫痪,表现为伸舌时舌尖偏向病灶侧,称核下瘫(图 11-52、图11-53)。

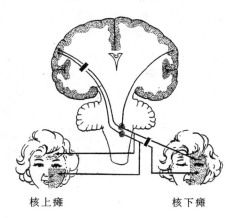

核上瘫　　　　　核下瘫

图 11-52　面神经核上、下瘫

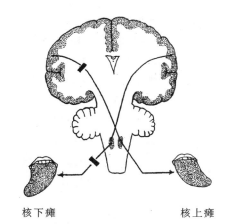

核下瘫　　　　　核上瘫

图 11-53　舌下神经核上、下瘫

锥体系的任何部位损伤都可引起其支配区的随意运动障碍,即瘫痪。由上运动神经元损伤而出现的瘫痪,称上运动神经元瘫;由下运动神经元损伤而引起的瘫痪,称下运动神经元瘫。上、下运动神经元损伤后虽均出现瘫痪,但其临床表现不同(表 11-4)。

表 11-4　上运动神经元瘫和下运动神经元瘫的区别

项　　目	上运动神经元瘫	下运动神经元瘫
损伤部位	大脑皮质运动区或锥体系	脑干躯体运动核或脊髓前角细胞
瘫痪的范围	较广泛,全肌群瘫痪	较局限,单一或几块肌瘫痪
瘫痪特点	痉挛性瘫痪(硬瘫)	迟缓性瘫痪(软瘫)
肌张力	增高	降低
反射	腱反射亢进,浅反射消失	腱反射减弱或消失,浅反射消失
病理反射	阳性(＋)	阴性(－)
肌萎缩	不明显,可有轻度的废用性萎缩	明显,且早期出现

（二）锥体外系

锥体外系(extrapyramidal system)是锥体系以外影响和控制躯体运动的神经传导通路的统称,主要功能是调节肌张力,协调肌群运动,维持身体平衡,支配习惯性和节律性动作等。

第七节　脊　神　经

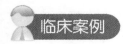

脊神经损伤病案

患者,男,34 岁,2 天前跌倒后出现右手腕不能上抬。患者 2 天前骑自行车时不慎摔倒,当时右侧身体着地,右侧身体疼痛且右上肢不能活动。急诊 X 线未见骨折。查体:右前臂内侧可见局部淤血,压痛(十),屈肘、伸肘肌力 5 级,腕背伸肌力 1～2 级,伸指肌力 2～级,屈腕肌力 5 级,右前臂和手的桡侧痛觉减退,双侧肱二头肌、肱三头肌反射对称引出。

试分析该案例中相关肌运动功能障碍可能涉及的神经损伤原理。

周围神经系统是指中枢神经系统以外的神经系统,由神经和神经节构成。根据与中枢神经相连部位的不同,分为与脑相连的脑神经和与脊髓相连的脊神经。根据分布的区域不同,又可分为躯体神经和内脏神经;因为二者都经脑神经和脊神经与中枢相连,故脊神经和某些脑神经均含有躯体神经和内脏神经成分。(图 11-54)。

脊神经(spinal nerves)共 31 对,借前根和后根与脊髓两侧相连。前根由运动性神经纤维组成,后根由感觉性神经纤维组成,二者在椎间孔处汇合,形成脊神经。在椎间孔附近,后根有一椭圆形膨大,称脊神经节。31 对脊神经中有 8 对颈神经、12 对胸神经、5 对腰神经、5 对骶神经和 1 对尾神经。第 1 对颈神经通过寰椎与枕骨之间穿出椎管,第 2～7 对颈神经都通过相同序数颈椎上方的椎间孔穿出椎管,第 8 对颈神经通过第 7 颈椎下方的椎间孔穿出,12 对胸神经和 5 对腰神经都通过相同序数椎骨下方的椎间孔穿出,第 1～4 对骶神经通过相同序数的骶前、后孔穿出,第 5 对骶神经和尾神经由骶管裂孔穿出。腰、骶、尾神经根行程较长,在椎管内形成马尾(图 11-55)。

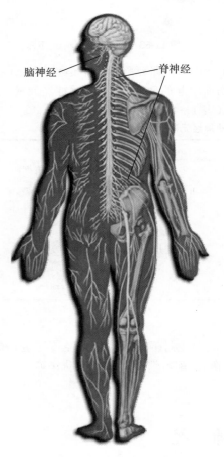

图 11-54　周围神经

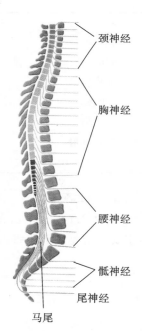

图 11-55　脊神经

脊神经都是混合神经,含有感觉神经纤维和运动神经纤维。根据脊神经分布范围和功能的不同,又将脊神经所含的神经纤维成分分成 4 种(图 11-56)。

1. 躯体感觉(传入)纤维　分布于皮肤、骨骼肌、肌腱和关节,将皮肤的浅感觉以及骨骼肌、肌腱和关节的深感觉冲动传入中枢。

2. 内脏感觉(传入)纤维　分布于内脏、心血管和腺体,传导这些结构的感觉冲动,是内脏神

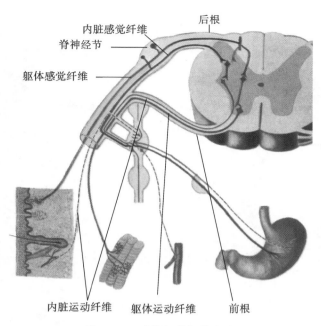

图 11-56　脊神经的纤维成分

经的组成部分。

3. 躯体运动(传出)纤维　分布于骨骼肌,支配骨骼肌的运动。

4. 内脏运动(传出)纤维　分布于平滑肌、心肌、腺体,支配肌的运动和腺体的分泌。

脊神经干很短,出椎间孔后立即分成 4 支(图 11-57):脊膜支、交通支、后支、前支。

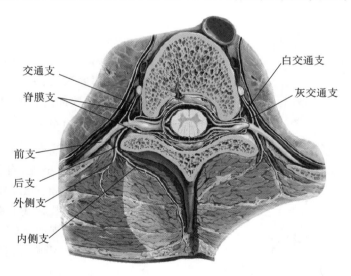

图 11-57　脊神经的分支

(1) 脊膜支为极小的分支,发出后返回椎管,分布于脊膜、椎骨、椎骨的韧带及脊髓的血管。

(2) 交通支发出后在椎体两侧前行,与交感干相连,由内脏运动和感觉神经纤维组成。

(3) 脊神经后支较细,呈阶段性分布于躯干背侧。后支发出后穿过相邻椎骨的横突之间向后行走(骶神经后支从骶后孔穿出),分为内侧支和外侧支(图 11-58),主要分布于躯干背侧的皮肤及深层的肌肉。

(4) 脊神经前支粗大,分布于躯干前面和外侧、四肢。除第 2~12 对胸神经前支保持着明显的节段性,直接分布于躯干外,其余脊神经前支节段性不明显,分别交织成丛,形成颈丛、臂丛、腰丛和骶丛(图 11-59)。由丛发出分支到头颈、上肢和下肢。

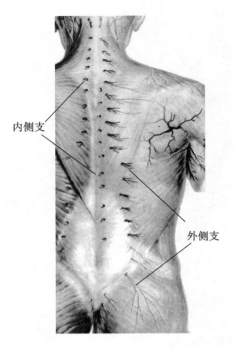

图 11-58　脊神经的后支分布概况

图 11-59　脊神经丛

一、颈丛

（一）颈丛的组成和位置

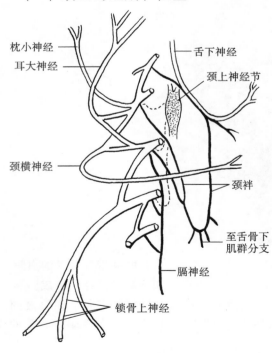

图 11-60　颈丛

胛提肌、舌骨下肌群外，主要有膈神经。

颈丛由第 1～4 颈神经的前支构成，位于胸锁乳突肌上部的深面、中斜角肌和肩胛提肌的前方，主要分布于颈部的肌肉和皮肤（图 11-60）。

（二）颈丛的分支

颈丛的分支有浅支和深支。

1. 浅支　为数小支，自胸锁乳突肌后缘中点的附近穿过深筋膜浅出，分别走向颈侧部、头后外侧、耳廓、肩部及胸壁上部，分布于相应区域的皮肤。其主要分支如下（图11-61）。

（1）枕小神经：沿胸锁乳突肌表面行向后上方，分布于枕部及耳廓背面上部的皮肤。

（2）耳大神经：沿胸锁乳突肌表面行向前上，至耳廓及其附近的皮肤。

（3）颈横神经：横过胸锁乳突肌浅面向前，分布于颈部皮肤。

（4）锁骨上神经：2～4 条，行向外下方，分布于颈侧部、胸壁上部和肩部的皮肤。

2. 深支　除发出小支支配颈深部肌肉、肩

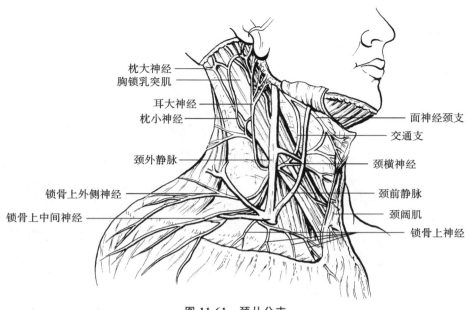

图 11-61　颈丛分支

膈神经(phrenic nerve)为混合性神经,是颈丛的重要分支,先在前斜角肌上端的外侧,继而沿该肌前面下降至其内侧,在锁骨下动、静脉之间经胸廓上口进入胸腔,然后经肺根前方,紧贴心包下行至膈。其运动纤维支配膈肌的运动,感觉纤维分布于心包、膈肌中心腱附近的胸膜和腹膜。右膈神经的感觉纤维一般认为还分布到肝和胆囊表面的腹膜(图 11-62)。

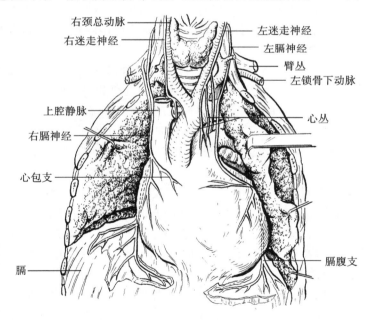

图 11-62　膈神经

二、臂丛

(一) 臂丛的组成和位置

臂丛由第 5～8 颈神经前支和第 1 胸神经前支大部分纤维组成,从前、中斜角肌间隙穿出,经锁骨后方进入腋窝。组成臂丛的 5 条脊神经前支经过反复分支、组合后,在胸小肌的后方围绕腋动脉形成内侧束、外侧束及后束。由此三束再分出若干长、短神经,分布到上肢的肌肉和皮肤(图

11-63)。

在锁骨中点后方,臂丛各分支较集中,位置较浅,此点为进行臂丛阻滞麻醉的部位。

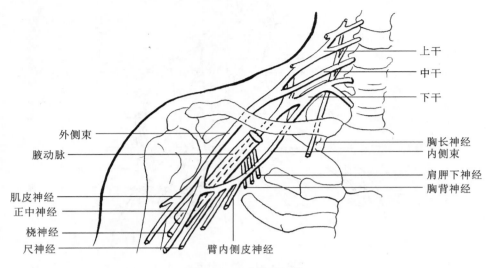

上干
中干
下干
外侧束
腋动脉
胸长神经
内侧束
肩胛下神经
胸背神经
肌皮神经
正中神经
桡神经
尺神经
臂内侧皮神经

图 11-63　臂丛的组成

(二) 臂丛的分支

臂丛主要分支如下(图 11-64)。

1. 胸长神经　起自神经根,由第 5～7 颈神经前支组成,从臂丛后方进入腋窝,沿前锯肌表面下降,支配此肌。胸长神经常因肩部负担过重的压力或颈部受重击而被损伤,引起前锯肌瘫痪,患肢臂外展至水平位后,不能再向上举起,出现梳头等动作困难;上肢做前推动作时,患侧肩胛骨内侧缘和下角离开胸廓而翘起,形成"翼状肩"。

2. 肩胛上神经　由第 5、6 颈神经根发出分支,组成,经肩胛上切迹至肩胛骨背侧,分布于冈上肌、冈下肌和肩关节。在肩胛上切迹处易受损,出现冈上肌和冈下肌无力,肩关节疼痛等。

3. 肩胛背神经　在肩胛骨和脊柱之间下行,支配菱形肌和肩胛提肌。

4. 胸背神经　沿肩胛骨外侧缘下行,支配背阔肌。

5. 胸前神经　由第 5～8 颈神经前支和第 1 胸神经前支组成,从臂丛发出后,分支支配胸大肌和胸小肌。

6. 腋神经　由第 5、6 颈神经前支组成,在腋窝发自臂丛后束,绕肱骨上端外科颈的后上至三角肌深面。肌支支配三角肌和小圆肌。皮支分布于肩部和臂外侧上部的皮肤。

腋杖压迫、肱骨头或颈的骨折等,可能损伤腋神经而导致三角肌及小圆肌瘫痪,臂不能外展至水平高度,三角肌区皮肤感觉丧失。倘若三角肌发生萎缩,肩部骨突耸出,失去圆隆的外貌,则可形成"方肩"。

7. 肌皮神经(图 11-64、图 11-65、图 11-66)　自外侧束发出后斜穿喙肱肌,经肱二头肌和肱肌之间下降,发出肌支支配这三块肌,终支在肘关节上方穿出深筋膜,延续为前臂外侧皮神经,分布于前臂外侧的皮肤。肱骨骨折可损伤肌皮神经,出现肱二头肌萎缩、反射消失,屈肘及旋后力减弱,前臂外侧的皮肤感觉障碍。

8. 正中神经(图 11-64、图 11-65、图 11-66)　由第 6 颈神经前支至第 1 胸神经前支组成,臂丛内、外侧束分别发出内、外侧两根,两根夹持着腋动脉,向下汇合成正中神经干,沿肱二头肌内侧沟,伴肱动脉下行到肘窝。从肘窝向下穿旋前圆肌后,在前臂指浅、深屈肌之间沿前臂正中线下行,经腕管至手掌,发出 3 条指掌侧总神经,再各分为 2～3 条指掌侧固有神经,至 1～4 指相对缘。正中神经在臂部无分支,在前臂发出肌支,支配除肱桡肌、尺侧腕屈肌和指深屈肌尺侧半以

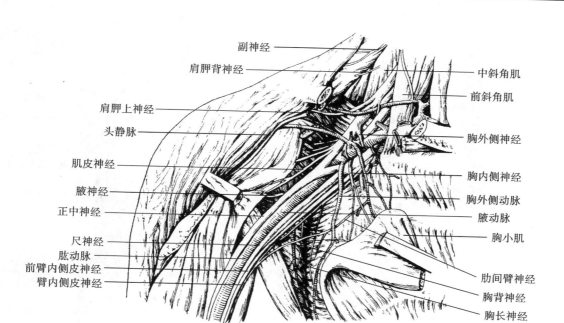

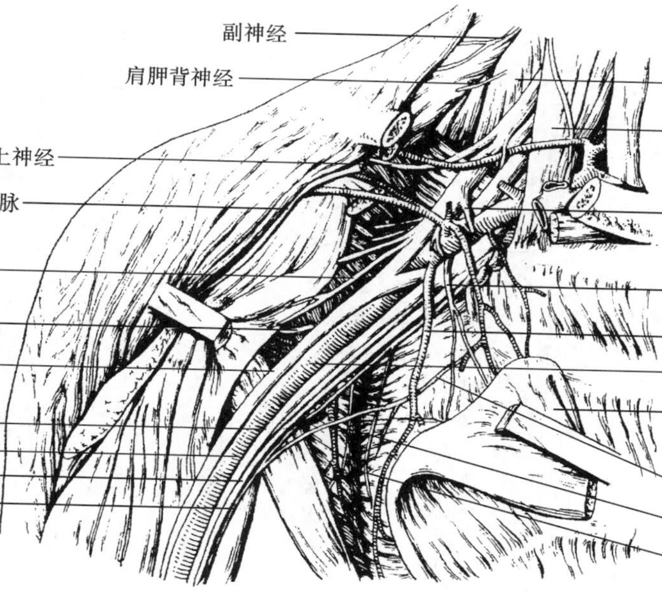
副神经
肩胛背神经
中斜角肌
前斜角肌
肩胛上神经
头静脉
胸外侧神经
肌皮神经
胸内侧神经
腋神经
胸外侧动脉
正中神经
腋动脉
胸小肌
尺神经
肱动脉
前臂内侧皮神经
臂内侧皮神经
肋间臂神经
胸背神经
胸长神经

图 11-64 臂丛主要分支

外的前臂肌前群；在手掌，正中神经发出肌支，支配除拇收肌外的鱼际肌及第 1、2 蚓状肌。皮支分布于手掌桡侧及桡侧三个半指掌面的皮肤（图 11-67）。腕部正中神经损伤的机会较多。

9. 尺神经（图 11-64、图 11-65、图 11-66） 由第 8 颈神经前支、第 1 胸神经前支组成，发自臂丛内侧束，在肱二头肌内侧随肱动脉下降，行至肱骨内上髁后方的尺神经沟。在此处，尺神经的位置浅表又贴近骨面，隔皮肤可触摸到，也容易损伤。再向下穿尺侧腕屈肌起始端至前臂前面内侧，在尺侧腕屈肌和指深屈肌之间、尺动脉的内侧下降达腕部，经屈肌支持带的浅面和掌腱膜的深面，在豌豆骨的外侧进入手掌。并在桡腕关节上方发出手背支。

尺神经在臂部无分支，在前臂发出肌支，支配尺侧腕屈肌和指深屈肌的尺侧半。在手掌，尺神经的肌支支配手肌内侧群、中间群的骨间肌和第 3、4 蚓状肌，以及外侧群的拇收肌。尺神经的皮支，在手掌分布于尺侧一个半指及相应的手掌皮肤，在手背分布于尺侧两个半指及相应的手背皮肤（图 11-67、图 11-68）。

10. 桡神经（图 11-66、图 11-67） 由第 8 颈神经前支、第 1 胸神经前支组成，是后束发出的一条粗大的神经，在腋窝内位于腋动脉的后方，并与肱深动脉一同行向外下，先经肱三头肌长头与内侧头之间，然后沿桡神经沟绕肱骨中段背侧旋向外下，在肱骨外上髁上方至肱桡肌与肱肌之间，分为浅、深二支。

（1）浅支：为皮支，经肱桡肌深面，至前臂桡动脉的外侧下行，转至手背，桡神经浅支分布于前臂的背面、手背桡侧半和桡侧两个半指背面的皮肤（图 11-67、图 11-68）。

（2）深支：穿旋后肌至前臂后面，在前臂肌后群浅层肌和深层肌之间下行至腕关节，支配上臂和前臂所有伸肌和旋后肌及肱桡肌。

桡神经在经过桡神经沟时，紧贴骨面。因此，肱骨中段骨折，容易同时损伤此神经。

三、胸神经的前支

胸神经的前支共 12 对，除第 1 对和第 12 对的部分纤维分别参加臂丛和腰丛外，其余各对均不成丛。第 1～11 对胸神经前支各自位于相应的肋间隙，成为肋间神经（图 11-69），第 12 胸神经前支因位于第 12 肋的下方，称肋下神经。肋间神经在肋间内、外肌之间，在肋间血管的下方，沿各肋沟前行，在腋前线附近开始离开肋骨下缘，行于肋间隙中，并在胸、腹壁侧面发出外侧皮支，

Note

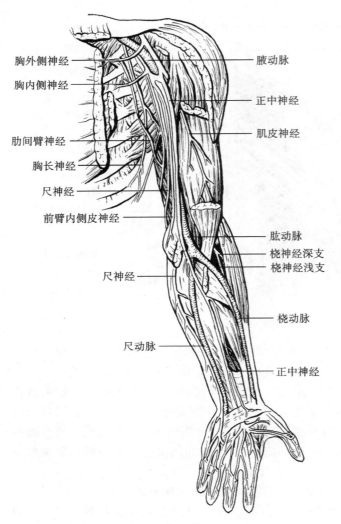

图 11-65　上肢前面的神经

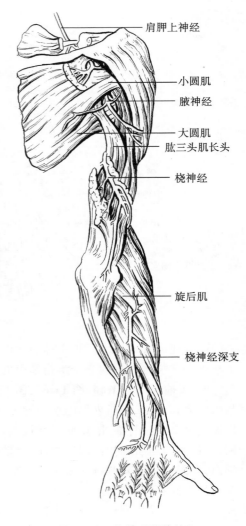

图 11-66　上肢后面的神经

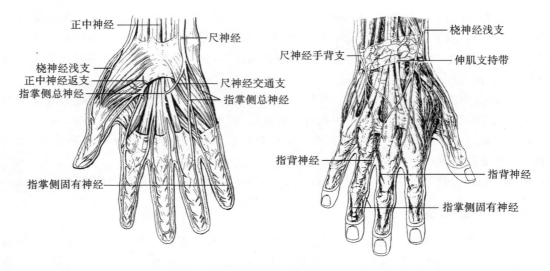

图 11-67　手的神经

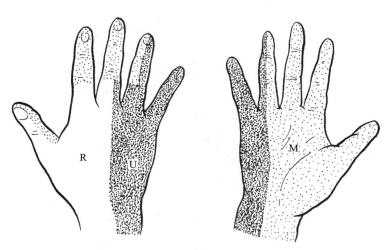

图 11-68 手的神经皮支分布区域

本干继续前行。上 6 对肋间神经到达胸骨侧缘穿至皮下,则称前皮支。下 5 对肋间神经和肋下神经斜向下内,行于腹内斜肌与腹横肌之间,并进入腹直肌鞘前行至腹白线附近,穿出至皮下,成为前皮支。肋间神经和肋下神经的肌支分布于肋间肌和腹前外侧壁诸肌,皮支分布于胸、腹壁皮肤,还有的分支分布于壁胸膜和相应的壁腹膜。

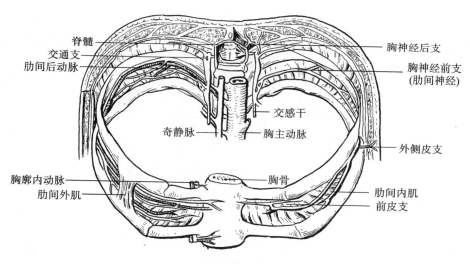

图 11-69 胸神经前支

胸神经前支在胸、腹壁皮肤的分布呈明显的节段性(图 11-70)。如第 2 胸神经前支分布于胸骨角平面,第 4 胸神经前支分布于乳头平面,第 6 胸神经前支分布于剑突平面,第 8 胸神经前支分布于肋弓平面,第 10 胸神经前支分布于脐平面,第 12 胸神经前支分布于耻骨联合与脐连线中点平面。临床上常以胸骨角、肋弓、剑突、脐等为标志检查感觉障碍的平面,以推断病变所在脊髓的节段。

四、腰丛

(一)腰丛的组成和位置

腰丛由第 12 胸神经前支的小部分、第 1~3 腰神经前支和第 4 腰神经前支的一部分组成,位于腰大肌的后方。第 4 腰神经的其余部分和第 5 腰神经的前支,共同组成腰骶干,参加骶丛(图 11-71、图 11-72)。

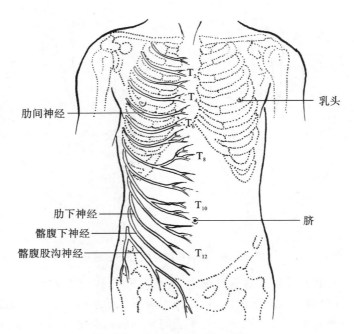

图 11-70　胸神经前支的节段性分布

肋间神经

乳头

肋下神经

脐

髂腹下神经

髂腹股沟神经

T_2

T_4

T_6

T_8

T_{10}

T_{12}

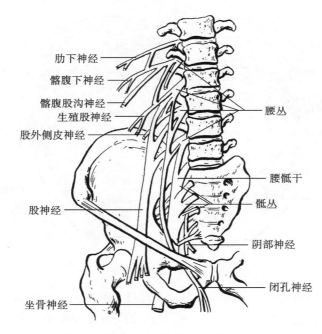

肋下神经

髂腹下神经

髂腹股沟神经

生殖股神经

股外侧皮神经

股神经

坐骨神经

腰丛

腰骶干

骶丛

阴部神经

闭孔神经

图 11-71　腰、骶丛的组成

（二）腰丛的分支

其主要分支如下（图 11-72）。

1. 髂腹下神经及髂腹股沟神经　由第 1 腰神经前支纤维和第 12 胸神经前支纤维组成，经腰方肌前面行向外下，至髂嵴上方，进入腹横肌与腹内斜肌之间向前内走行。髂腹下神经终支在腹股沟管皮下环上方穿腹外斜肌腱膜至皮下，皮支分布于臀外侧、腹股沟区及下腹部皮肤，肌支支配腹壁诸肌。髂腹股沟神经终支自皮下环浅出，分布于腹股沟和阴囊前部（或大阴唇前部）皮肤，肌支支配腹壁诸肌。

2. 生殖股神经　由第 1、2 腰神经前支纤维组成，贯穿腰大肌，沿此肌前面下降，分为生殖支

Note

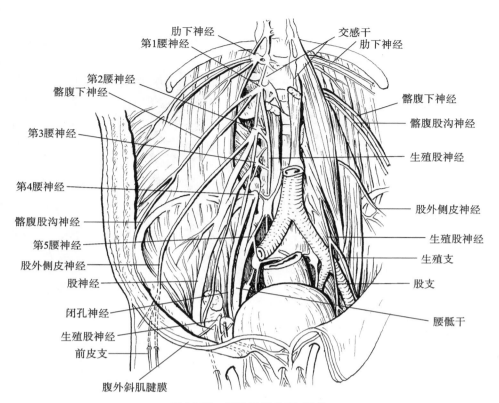

图 11-72　腰丛及其分支、骶丛

和股支：生殖支进入腹股沟管，随精索前行（女性者随子宫圆韧带前行），支配提睾肌，并分支至阴囊（或大阴唇）的皮肤；股支分布于腹股沟韧带下方隐静脉裂孔附近的皮肤。

3. 股外侧皮神经　由第 2、3 腰神经前支纤维组成，由腰大肌外侧缘斜向外下，经腹股沟韧带的深面至股部，分布于大腿外侧的皮肤。

4. 股神经（femoral nerve）　腰丛中最大的分支，在腰大肌与髂肌之间下行，经腹股沟韧带的深面，于股动脉的外侧进入股三角，分为数支（图 11-73）。

（1）肌支：支配耻骨肌、股四头肌和缝匠肌。

（2）皮支：分布于大腿和膝关节前面的皮肤。最长的皮支称隐神经，是股神经的终支，伴股动脉入收肌管下行，在膝关节内侧浅出至皮下后，伴大隐静脉沿小腿内侧面下降到足内侧缘。隐神经分布于髌下、小腿内侧面和足内侧缘的皮肤。

5. 闭孔神经　于腰大肌内侧缘穿出，沿骨盆侧壁前行，穿闭膜管出骨盆至大腿内侧。其肌支支配闭孔外肌、大腿内侧肌群，皮支分布于大腿内侧的皮肤。

五、骶丛

（一）骶丛的组成和位置

骶丛由腰骶干及全部的骶神经、尾神经的前支组成。

骶丛位于盆腔内，梨状肌的前方，其分支分布于盆腔壁、会阴、臀部、股后部、小腿及足（图 11-74）。

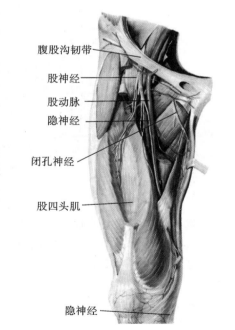

图 11-73　股神经

Note

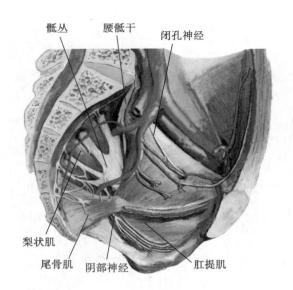

图 11-74　骶丛

（二）骶丛的分支

骶丛的分支如下（图 11-74、图 11-75、图 11-76）。

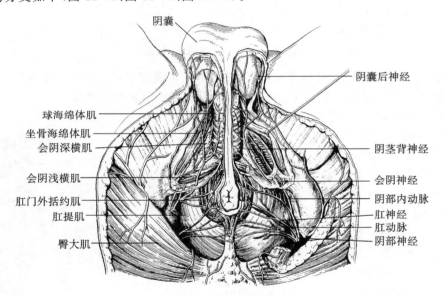

图 11-75　阴部神经分支分布

1. 臀上神经　经梨状肌的上方出骨盆，支配臀中肌、臀小肌及阔筋膜张肌。

2. 臀下神经　经梨状肌下孔出骨盆，达臀大肌深面，支配臀大肌。

3. 阴部神经　从梨状肌下孔出骨盆，绕坐骨棘经坐骨小孔入坐骨与直肠之间，向前分支分布于会阴部和外生殖器的肌肉和皮肤。

4. 坐骨神经（sciatic nerve）　全身最粗大的神经，在梨状肌下方出骨盆，于臀大肌深面，经坐骨结节和大转子连线的中点，在大腿后群肌内下行，至腘窝上角，分为胫神经和腓总神经两终支。坐骨神经在股后部发出肌支，支配大腿后群肌。

坐骨结节和股骨大转子连线的中点到股骨内外侧髁中点的连线为坐骨神经的体表投影，坐骨神经痛时，在此投影线上可出现压痛。

（1）胫神经：坐骨神经本干的直接延续，沿腘窝中线下降，在小腿经比目鱼肌深面伴胫后动

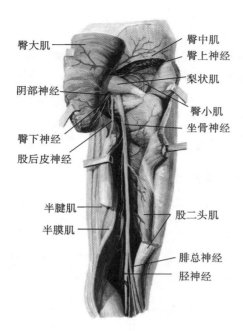

图 11-76　骶丛的分支

脉下降,经过内踝后方,在屈肌支持带深面分为足底内侧神经和足底外侧神经两终支,入足底。肌支支配足底诸肌,皮支分布于足底的皮肤。胫神经在腘窝及小腿发出肌支,支配小腿后群肌(图 11-77)。

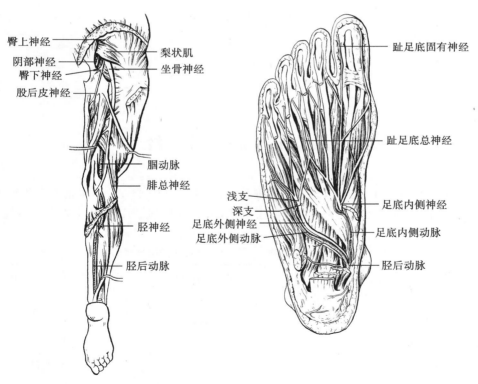

图 11-77　胫神经

(2)腓总神经:沿腘窝的上外侧缘下降,绕至腓骨头下方,分为腓浅神经和腓深神经(图11-78)。

①腓浅神经:在腓骨长、短肌和趾长伸肌间下行,分出肌支支配腓骨长、短肌。在小腿下 1/3 浅出为皮支,分布于小腿外侧、足背和趾背的皮肤。

②腓深神经:穿腓骨长肌和趾长伸肌起始部,至小腿前部与胫前动脉伴行,分布于小腿肌前群、足背肌及第 1、2 趾相对面的皮肤(图 11-78)。

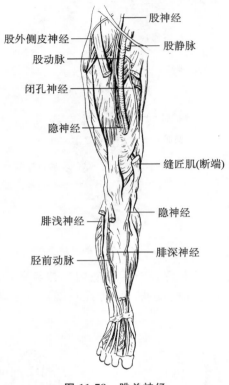

股神经

股外侧皮神经

股动脉

股静脉

闭孔神经

隐神经

缝匠肌(断端)

腓浅神经

隐神经

胫前动脉

腓深神经

图 11-78　腓总神经

第八节　脑　神　经

脑神经(cranial nerve)是与脑相连的周围神经,共 12 对(图 11-79)。根据所含的纤维成分不同,可分为运动性神经、感觉性神经和混合性神经,它们的排列顺序以罗马数字 Ⅰ ～ Ⅻ 表示,12 对脑神经的顺序和名字如下(表 11-5)。

表 11-5　脑神经的名称、性质、连脑部位和进出颅腔的部位

顺序	名　称	性　质	连脑部位	进出颅腔的部位
Ⅰ	嗅神经	感觉性	端脑	筛孔
Ⅱ	视神经	感觉性	间脑	视神经管
Ⅲ	动眼神经	运动性	中脑	眶上裂
Ⅳ	滑车神经	运动性	中脑	眶上裂
Ⅴ	三叉神经	混合性	脑桥	第 1 支眼神经:眶上裂 第 2 支上颌神经:圆孔 第 3 支上颌神经:卵圆孔

Note

续表

顺序	名 称	性 质	连 脑 部 位	进出颅腔的部位
Ⅵ	展神经	运动性	脑桥	眶上裂
Ⅶ	面神经	混合性	脑桥	内耳门—面神经管—茎乳孔
Ⅷ	前庭蜗神经	感觉性	脑桥	内耳门
Ⅸ	舌咽神经	混合性	延髓	颈静脉孔
Ⅹ	迷走神经	混合性	延髓	颈静脉孔
Ⅺ	副神经	运动性	延髓	颈静脉孔
Ⅻ	舌下神经	运动性	延髓	舌下神经管

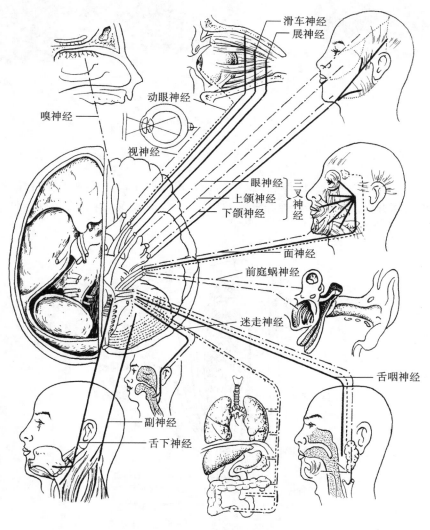

图 11-79 脑神经的分布

脑神经纤维成分较脊神经复杂,含有以下 4 种纤维成分。

1. 躯体感觉纤维 分布于头面部、口、鼻黏膜、耳等。

2. 内脏感觉纤维 分布于头、颈、胸、腹的内脏以及味蕾和嗅黏膜等。

3. 躯体运动纤维 分布于眼球外肌、舌肌、头肌、部分颈肌和咽喉肌等。

4. 内脏运动纤维 分布于平滑肌、心肌和腺体。

Note

277

一、嗅神经

嗅神经为感觉性神经,传导嗅觉,由鼻腔嗅区黏膜内的嗅细胞发出多条嗅丝组成,穿筛孔入颅,进入嗅球。颅前窝骨折累及筛骨时,可损伤嗅神经,引起嗅觉障碍(图 11-80)。

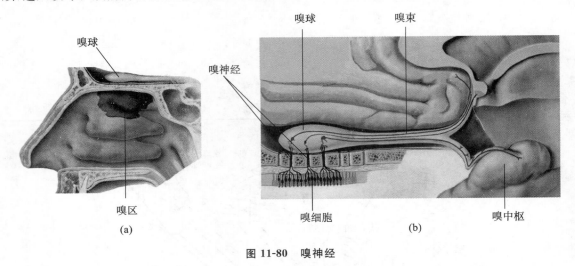

图 11-80　嗅神经

二、视神经

视神经(optic nerve)为感觉性神经,传导视觉。视网膜中的节细胞发出纤维穿入巩膜构成视神经。视神经离开眼球向后穿视神经管入颅中窝,连于视交叉,再经视束连于间脑(图 11-81、图 11-82)。

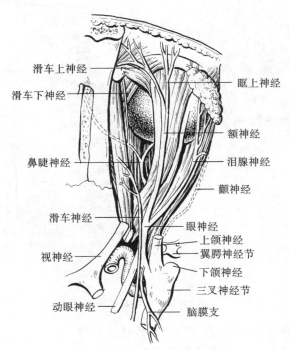

图 11-81　眶内神经(上面观)

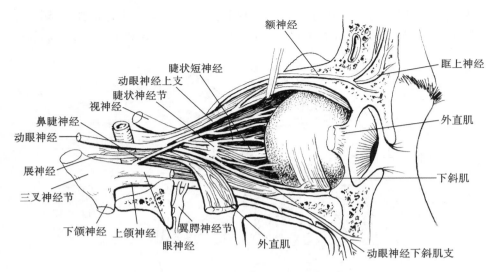

图 11-82　眶内神经(外侧观)

三、动眼神经

动眼神经含有两种纤维:躯体运动纤维,起自中脑的动眼神经核;内脏运动纤维,起自中脑眼神经副核。动眼神经自脚间窝出脑,向前穿过海绵窦,经眶上裂入眶。躯体运动纤维支配上直肌、下直肌、内直肌、下斜肌和提上睑肌;内脏运动纤维支配瞳孔括约肌和睫状肌,使瞳孔缩小和调节晶状体的屈度加大。动眼神经损伤,可出现患侧除外直肌、上斜肌外的全部眼外肌瘫痪,引起上睑下垂、眼外斜视、瞳孔散大和患侧对光反射消失等(图 11-80、图 11-81)。

四、滑车神经

滑车神经由滑车神经核发出的躯体运动纤维组成。自中脑背侧下方出脑,绕大脑脚的外侧向前,穿海绵窦,经眶上裂入眶,支配上斜肌(图 11-81、图 11-82)。滑车神经损伤,可导致上斜肌瘫痪,眼球不能转向外下方,无法向下方侧视,出现自高处下行困难(如下楼梯)。患者常采取头向前倾,下颏内收、颜面转向健侧的头位作为代偿。

五、三叉神经

三叉神经含躯体感觉纤维和躯体运动纤维。躯体感觉纤维分别止于三叉神经脊束核、三叉神经脑桥核和三叉神经中脑核,躯体运动纤维起自脑桥三叉神经运动核,三叉神经根在脑桥基底部和小脑中脚交界处与脑桥相连。躯体感觉纤维的胞体集中在三叉神经节,此节位于颞部岩部前面。三叉神经节发出纤维形成 3 条神经,即眼神经、上颌神经和下颌神经(图 11-83、图 11-84),三叉神经的运动纤维加入下颌神经。

（一）眼神经

眼神经传导感觉,自三叉神经节发出后,向前穿过海绵窦,经眶上裂入眶,分布于眶、泪腺、结膜、硬脑膜、部分鼻黏膜、额、顶、上睑和鼻背的皮肤。眼神经的主要分支有鼻睫神经、泪腺神经、额神经。

额神经在上睑提肌的上方前行,分 2~3 支,其中眶上神经较大,经眶上切迹出眶,分布于额、顶部及上睑皮肤。

（二）上颌神经

上颌神经传导感觉,自三叉神经节发出后,向前穿过海绵窦,经眶下裂入眶,分布于上颌牙、牙龈、口及鼻腔黏膜、眼裂与口裂之间的皮肤,主要分支有眶下神经、上牙槽神经、颧神经。

眶下神经为上颌神经的终支,由眶下孔浅出,分布于下睑、鼻翼和上唇的皮肤和黏膜。

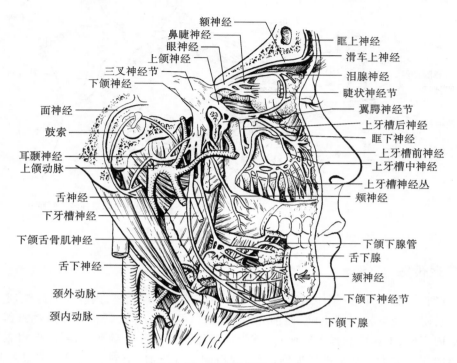

图 11-83　三叉神经及其分支

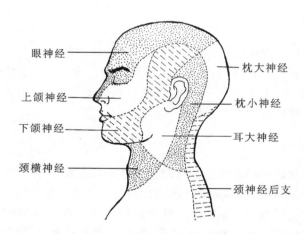

图 11-84　三叉神经在头面部皮肤的分布范围示意图

(三) 下颌神经

下颌神经由躯体感觉纤维和躯体运动纤维组成。自卵圆孔出颅后,发出肌支主要支配咀嚼肌。其感觉支主要分布于口裂以下和耳颞区的皮肤,以及下颌牙、牙龈、舌前 2/3 及口腔底部黏膜等。下颌神经主要分支有耳颞神经、颊神经、舌神经、下牙槽神经。

舌神经在下颌支内侧下降,经下颌下腺上方向前至舌,分布于口腔底及舌前 2/3 的黏膜,接受一般感觉(痛觉、温度觉、触觉)。舌神经在行程中与来自面神经的鼓索(含有味觉纤维和支配下颌下腺及舌下腺分泌的副交感纤维)相结合。

三叉神经损伤时表现:同侧面部皮肤、眼结膜、角膜、口和鼻黏膜的一般感觉消失;角膜反射消失;同侧咀嚼肌瘫痪和萎缩,张口时下颌偏向患侧。

六、展神经

展神经为运动性神经,由脑桥展神经核发出的躯体运动纤维组成。自延髓脑桥沟出脑,向前穿经海绵窦,经眶上裂入眶,支配外直肌(图 11-81、图 11-82)。

七、面神经

面神经(facial nerve)由脑桥面神经核发出的躯体运动纤维、上泌涎核发出的内脏运动纤维(副交感神经)及止于孤束核的部分内脏感觉纤维组成。面神经自延髓脑桥沟展神经的外侧离开脑,经内耳门入中耳鼓室壁内的面神经管(图 11-85)。内脏运动纤维分布于下颌下腺、舌下腺、泪腺以及口腔和鼻的黏液腺,支配腺体的分泌。内脏感觉纤维分布于舌前 2/3 的味蕾,传导味觉。躯体运动纤维经茎乳孔出面神经管至颅外,向前下方穿入腮腺交织成丛,于腮腺前缘分为颞支、颧支、颊支、下颌缘支及颈支,支配面肌及颈阔肌。面神经在面神经管内主要分支有鼓索、岩大神经(图 11-86、图 11-87)。

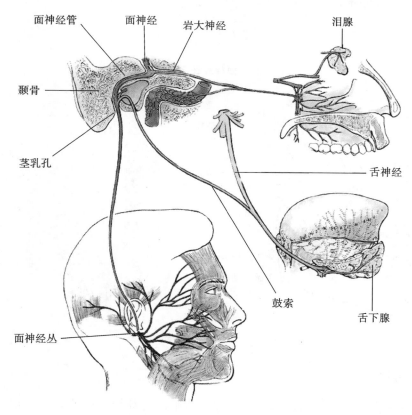

图 11-85 面神经的行程与分布

八、前庭蜗神经

前庭蜗神经为感觉性神经,由前庭神经和蜗神经组成。前庭神经传导平衡觉,分布于内耳球囊斑、椭圆囊斑和壶腹嵴;蜗神经传导听觉,分布于内耳螺旋器。前庭蜗神经经内耳门于脑桥延髓沟入脑,分别止于脑干的前庭神经核和蜗神经核(图 11-88)。

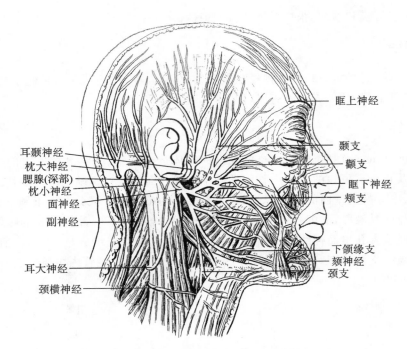

图 11-86　面神经在面部的分支

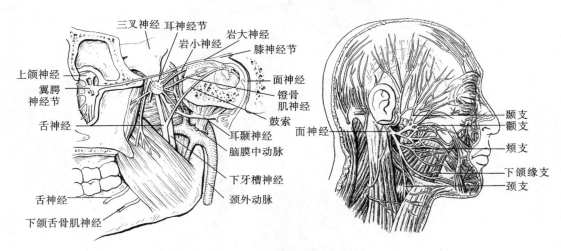

图 11-87　面神经管内、外的分支

九、舌咽神经

舌咽神经含有躯体运动纤维、内脏运动纤维、内脏感觉纤维和躯体感觉纤维。其从延髓发出，经颈静脉孔出颅，下行于颈内动、静脉之间，向前入舌根。其躯体运动纤维起自疑核，支配茎突咽肌；内脏运动纤维起自下泌涎核，支配腮腺的分泌；躯体感觉纤维止于三叉神经脊束核，分布于中耳；内脏感觉纤维止于孤束核，分布于咽、舌后 1/3 的黏膜和味蕾，传导黏膜的一般感觉和味觉，此外，可分布于颈动脉窦和颈动脉小球，反射性调节血压和呼吸。舌咽神经主要分支有鼓室神经、舌支、咽支（图 11-89）。

十、迷走神经

迷走神经是行程最长、分布范围最广的脑神经，含有四种纤维成分：①内脏运动（副交感）

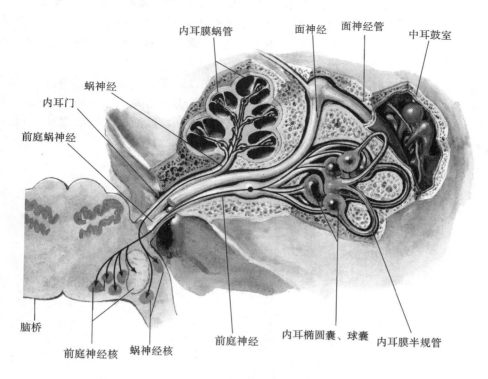

图 11-88 前庭蜗神经的行程与分布

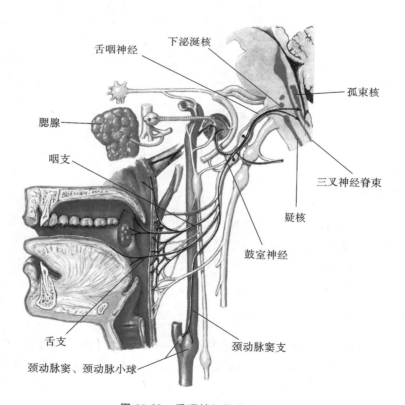

图 11-89 舌咽神经及其分布

纤维,起于迷走神经背核,支配心肌及呼吸、消化器官的平滑肌和腺体。②内脏感觉纤维,止于孤束核,主要分布于咽、喉、心脏、呼吸、部分消化器官黏膜,传导内脏感觉。③躯体感觉纤维,止于三叉神经脊束核,主要分布于外耳,传导一般感觉。④躯体运动纤维,起于疑核,支配咽喉肌。

迷走神经在舌咽神经的下方,经延髓后外侧沟离开脑后,穿过颈静脉孔至颈部,于颈内静脉和颈总动脉之间的后方下行入胸腔。左、右迷走神经向下分别于食管前后穿过膈入腹腔,分布于肝、脾、胰、肾、胃以及结肠左曲以上的肠管。迷走神经发出分支(喉上神经、喉返神经)分布于喉黏膜和喉肌,传导黏膜感觉,支配喉肌(图11-90)。

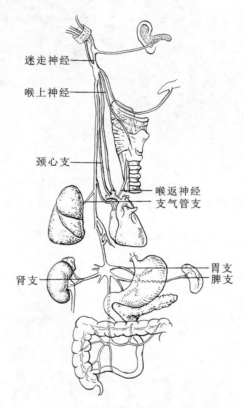

迷走神经
喉上神经
颈心支
喉返神经
支气管支
肾支
胃支
脾支

图 11-90　迷走神经及其分布

十一、副神经

副神经为运动性神经,由延髓根和脊髓根组成。延髓根起自延髓的疑核,经颈静脉孔出颅,加入迷走神经,支配咽喉肌。脊髓根起自脊髓的副神经核,经枕骨大孔入颅腔,与延髓根汇合并出颅腔,经颈内动、静脉之间,向后外斜穿胸锁乳突肌,经此肌后缘上、中1/3交点处浅出,穿入斜方肌,支配此二肌(图11-91)。

十二、舌下神经

舌下神经为运动性神经,由舌下神经核发出,自延髓的前外侧沟离开脑,经舌下神经管出颅,支配舌肌(图11-92、图11-93)。一侧舌下神经损伤,同侧舌肌瘫痪,伸舌时,舌尖偏向患侧。

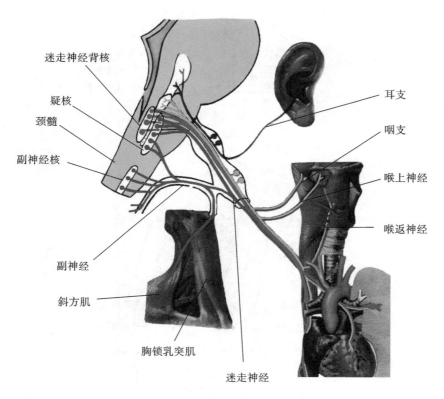

迷走神经背核

疑核
颈髓

副神经核

耳支

咽支

喉上神经

喉返神经

副神经

斜方肌

胸锁乳突肌

迷走神经

图 11-91　副神经、迷走神经及其分布

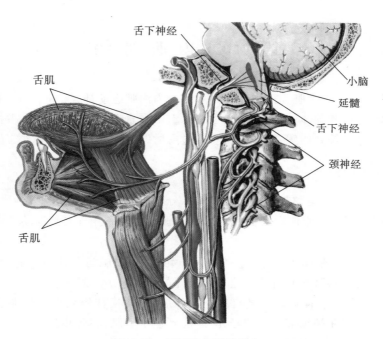

舌下神经

舌肌

小脑

延髓

舌下神经

颈神经

舌肌

图 11-92　舌下神经及其分布

Note

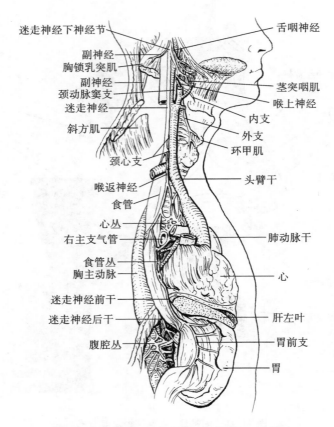

图 11-93 舌咽神经、迷走神经、副神经、舌下神经

第九节 内 脏 神 经

内脏神经主要分布于内脏、心血管和腺体,可分为内脏运动神经(图 11-94)和内脏感觉神经,前者支配平滑肌、心肌和腺体的分泌,在很大程度上不受意识支配,故又称自主神经或植物神经;后者则将内脏、心血管等处的感觉传入中枢,通过反射调节内脏、心血管等器官的活动。

一、内脏运动神经

内脏运动神经和躯体运动神经在结构、功能、分布等方面存在较大的差异。

1. 支配的器官不同 躯体运动神经支配骨骼肌,受意识支配;内脏运动神经支配平滑肌、心肌和腺体。

2. 纤维成分不同 躯体运动神经只有一种纤维成分;内脏运动神经则有交感和副交感两种纤维成分,而多数内脏器官又同时接受这两种神经的支配。

3. 分布形式不同 躯体运动神经自中枢发出后,不交换神经元直达骨骼肌;而内脏运动神经自中枢发出后,需要在神经节交换神经元,才能到达平滑肌、心肌和腺体。

根据形态和功能特点,内脏运动神经分为交感神经和副交感神经两部分。

(一) 交感神经

交感神经(sympathetic nerve)的中枢部位于脊髓第 1 胸段至第 3 腰段的侧角。周围部由交

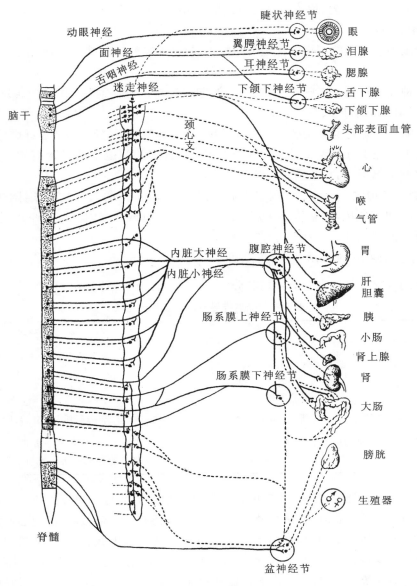

图 11-94 内脏运动神经概况

感神经节、交感干及神经纤维组成。

1. 交感神经节 分为椎旁神经节和椎前神经节,前者位于脊椎两旁,每侧 19～24 个。后者位于脊柱的前方,包括腹腔神经节、主动脉肾神经节以及肠系膜上、下神经节,分别位于同名动脉的附近。

2. 交感干 位于脊柱两侧,由椎旁神经节和节间支连接而成,有交通支与脊神经相连。

3. 神经纤维 分为节前纤维和节后纤维,节前纤维由脊髓第 1 胸段至第 3 腰段的侧角发出,经脊神经、交通支,止于相应的神经节;节后纤维可加入脊神经,随其分布至躯干和四肢的血管、汗腺和竖毛肌等;或形成神经丛,由丛分支分布到所支配的脏器;或直接分支分布到所支配的脏器。

（二）副交感神经

副交感神经(parasympathetic nerve)的中枢部为脑干的 4 对副交感神经核和脊髓第 2～4 骶段的骶副交感神经核。周围部包括副交感神经节和节前、节后纤维。副交感神经节多位于其所支配的器官附近或器官壁内,称为器官旁节或壁内节。

1. 颅部副交感神经

(1) 随动眼神经走行的副交感神经节前纤维,起自中脑的动眼神经副核,节后纤维支配瞳孔括约肌和睫状肌。

(2) 随面神经走行的副交感神经节前纤维,起自脑桥的上泌涎核,节后纤维分布于泪腺、下颌下腺、舌下腺和鼻腔、口腔、腭黏膜的腺体。

(3) 随舌咽神经走行的副交感神经节前纤维,起自延髓的下泌涎核,节后纤维分布于腮腺。

(4) 随迷走神经走行的副交感神经节前纤维,起自延髓的迷走神经背核,节后纤维分布于胸、腹腔脏器(除降结肠、乙状结肠和盆腔脏器外)。

2. 盆部副交感神经 节前纤维起自脊髓骶部第 2～4 节段的骶副交感核,随骶神经出骶后孔,离开骶神经,加入盆丛,随盆丛分支分布到盆部脏器附近或在壁内交换神经元,节后纤维分布于结肠左曲以下的消化管、盆腔脏器及外生殖器。

(三) 交感神经和副交感神经的区别

交感神经和副交感神经在形态结构和分布范围等方面有所不同(表 11-6)。

表 11-6　交感神经与副交感神经比较

项　目	交 感 神 经	副交感神经
低级中枢	脊髓第 1 胸段至第 3 腰段侧角	脑干的内脏运动神经核和 第 2～4 骶段的骶副交感神经核
神经节	椎旁节和椎前节	器官旁节和器官内节
节前、节后纤维	节前纤维短,节后纤维长	节前纤维长,节后纤维短
分布范围	全身的血管及内脏平滑肌、心肌、 腺体、皮肤的汗腺和竖毛肌	胸、腹、盆腔内脏平滑肌及心肌、腺体 (肾上腺髓质除外)、瞳孔括约肌、睫状肌

交感神经和副交感神经对同一器官的作用既是互相拮抗又是互相统一的。例如,当机体处于剧烈运动或愤怒激动状态时,交感神经活动加强,副交感神经活动减弱,出现心率加快、血压升高、支气管扩张、消化活动受抑制等;相反,当机体出现安静或睡眠状态时,副交感神经活动加强,而交感神经活动减弱,从而出现心率减慢、血压下降、消化活动增强等。机体通过交感神经和副交感神经作用的对立统一,保持机体内部各器官功能的动态平衡,从而使机体更好地适应内、外环境的变化(表 11-7)。

表 11-7　交感神经与副交感神经对各器官的作用比较

器　官	交 感 神 经	副交感神经
心	心率加快、收缩力增强	心率减慢、收缩力减弱
支气管	平滑肌舒张	平滑肌收缩
胃肠道	平滑肌蠕动减弱、腺体分泌减少	平滑肌蠕动增强、腺体分泌增加
膀胱	平滑肌舒张、括约肌收缩	平滑肌收缩、括约肌舒张
瞳孔	瞳孔散大	瞳孔缩小

二、内脏感觉神经

内脏感觉神经由内感受器接受来自内脏的刺激,并将内脏感觉性冲动传导到中枢,中枢可直接通过内脏运动神经或间接通过体液调节各内脏器官的活动。

（一）内脏感觉的特点

（1）内脏器官的一般性活动不引起感觉，强烈的内脏活动可引起感觉，如内脏痉挛性收缩可引起剧痛，胃的饥饿性收缩可引起饥饿感，直肠、膀胱的充盈可引起膨胀感觉等。

（2）对牵拉、膨胀、冷热和缺血等刺激敏感，对切割等刺激则不敏感。

（3）内脏感觉神经的传入途径比较分散，即一个脏器的感觉纤维，可经几条脊神经传入中枢；而一条脊神经可含有来自几个脏器的感觉纤维，因此，内脏痛往往定位不准确。

内脏神经丛：交感神经、副交感神经和内脏感觉神经在分布过程中常常互相交织在一起，共同构成内脏神经丛，由丛发出分支到所支配的器官。主要神经丛有心丛、肺丛、腹腔丛、盆丛等（图11-95）。

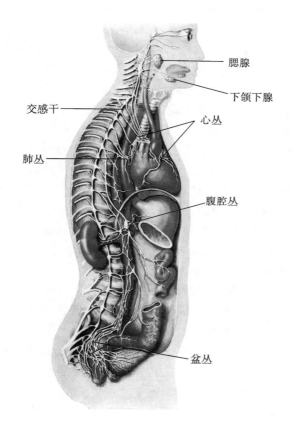

图 11-95 交感神经的分布和主要内脏神经丛

（二）牵涉性痛

内脏器官的病变，在体表的一定区域产生感觉过敏或疼痛的现象称为牵涉性痛。例如，心绞痛时，常在胸前区及左臂内侧皮肤感到疼痛；肝胆疾病时，在右肩感到疼痛等。

牵涉性痛的发生机制目前并不完全清楚，一般认为传导患病脏器疼痛的神经和被牵涉区皮肤的感觉神经进入同一脊髓节段，因此，从患病脏器传来的冲动可以扩散到邻近的躯体感觉神经元，从而产生牵涉性痛。

知识回顾

神经系统划分为中枢神经系统和周围神经系统，中枢神经系统包括脑和脊髓。

脊髓位于椎管内，下端至第1腰椎体下缘，有2处膨大（颈膨大、腰骶膨大）、1个圆锥（脊髓圆锥)、1条终丝。脊髓划分为31个节段(颈脊髓节段8个、胸脊髓节段12个、腰脊髓节段5个、骶脊髓节段5个、尾脊髓节段1个)。脊髓内部结构包括灰质、白质,灰质分为前角、后角,$T_1 \sim L_3$节段的前角和后角间有侧角,前角内含运动神经元,后角内含联络神经元,侧角内含交感神经元。脊髓有传导功能和反射功能。

脑位于颅腔内,分为端脑、间脑、小脑和脑干四部分。脑干自上而下分为中脑、脑桥和延髓三部分,脑干连有第3~12对脑神经。脑干内部结构较脊髓复杂,由灰质、白质和网状结构组成。脑干内存在生命中枢(即呼吸中枢和心血管运动中枢),角膜反射中枢位于延髓,瞳孔对光反射中枢位于中脑。小脑位于颅后窝,可分为古小脑、旧小脑和新小脑三部分。脑桥、延髓和小脑中的室腔为第四脑室。小脑是躯体运动调节的基本中枢,参与维持躯体姿势平衡、调节肌张力、协调肌群运动。间脑分为背侧丘脑、下丘脑等部分,下丘脑是调节内脏活动的较高级中枢。两侧间脑中的矢状位裂隙称为第三脑室。端脑由左、右两大脑半球组成,每侧大脑半球从外形上分为3面(上外侧面、内侧面和下面)、3沟(中央沟、外侧沟和顶枕沟)和5叶(额叶、顶叶、枕叶、颞叶和岛叶)。大脑半球每一个面上又分布有不同的沟、回。大脑半球的内部结构由表层的皮质、深部的髓质组成,大脑皮质是管理人体运动、感觉功能的最高级中枢,也是思维、语言、学习、记忆、意识活动的物质基础。大脑皮质上分布有躯体运动中枢、躯体感觉中枢、视觉中枢、听觉中枢及语言中枢等。埋藏于大脑半球内部髓质中的灰质核团为基底核,包括尾状核、豆状核、杏仁体和屏状核。基底核对运动功能具有重要的调节作用。内囊是大脑半球髓质内最重要的投射纤维,它位于尾状核、背侧丘脑和豆状核之间,分为内囊前肢、内囊后肢和内囊膝三部分,其内分别有与感觉、运动、视听觉等功能有关的上、下行纤维通过。每侧大脑半球内部的室腔为侧脑室。脑和脊髓的表面从内向外有软膜、蛛网膜、硬膜三层被膜,它们对脑、脊髓起保护、支持和营养作用。供应脑和脊髓的血管来源于颈内动脉和椎动脉。分布于大脑的动脉分支有皮质支和中央支,脑是对体内缺血、缺氧最为敏感的器官。脑脊液是由各脑室的脉络丛组织产生的无色透明液体,经各脑室流通渗入蛛网膜下隙,经脑膜静脉窦回流入颈内静脉。

中枢神经系统的传导通路分为上行的感觉传导通路和下行的运动传导通路。感觉传导通路的特点为三级传导、两次接替、一次交叉和对侧管理;运动传导通路分为锥体系、锥体外系两部分,锥体系包括皮质脊髓束和皮质核束。

周围神经系统包括31对脊神经、12对脑神经、内脏神经。脊神经都是混合性神经,既传导躯体感觉冲动,又支配躯体肌肉运动。脊神经与脊髓相连,穿出椎管后,立即分出前、后支。前支除第2~11对胸神经保持节段性分布外,其余前支分别交织成丛,形成颈丛、臂丛、腰丛、骶丛,主要分布于躯干和四肢。脑神经与脑相连,主要分布于头颈部和胸、腹腔部分脏器。脑神经纤维成分较复杂,传导躯体和内脏感觉冲动,支配骨骼肌、心肌和内脏平滑肌。内脏神经是脊神经和脑神经之中分布于内脏、心血管及腺体的神经纤维成分,包括内脏运动神经和内脏感觉神经。内脏运动神经分为交感神经和副交感神经,它们对同一器官往往起相反的支配作用。

📋 考 点 检 测

1. 脊髓( )。

A. 仅占据椎管的上 1/3   B. 颈膨大部位发出到下肢的神经

C. 下端逐渐变细,称脊髓圆锥   D. 前正中裂有前根穿出

E. 后角的神经元发出纤维组成后根

2. 对脊髓灰质的描述,错误的是( )。

A. 由神经元胞体和轴突组成   B. 围绕中央管周围

C. 后角接受后根的传入纤维   D. Ⅲ、Ⅳ层内稍大的细胞群称后角固有核

扫码看答案

Note

E. 前角含躯体运动神经元

3. 对脊神经节及其细胞的描述,错误的是(　　)。

A. 神经节位于后根上

B. 细胞属于假单极神经元

C. 属于感觉神经元

D. 细胞周围突参加脊神经组成

E. 细胞中央突组成后根,全部终于后角

4. 对楔束的描述,错误的是(　　)。

A. 占据后索

B. 位于薄束的外侧

C. 来自第 5 胸髓节以下的后根

D. 传递本体感觉和精细触觉

E. 终于楔束核

5. 延髓腹侧面可见(　　)。

A. 基底沟　　　　B. 面神经丘　　　　C. 舌下神经根　　　　D. 薄束结节　　　　E. 听结节

6. 属于脑干背侧面的结构是(　　)。

A. 锥体　　　　B. 面神经丘　　　　C. 乳头体　　　　D. 基底沟　　　　E. 脚间窝

7. 第四脑室(　　)。

A. 底为菱形窝

B. 顶朝向中脑

C. 下通中脑水管

D. 无脉络丛

E. 有成对的正中孔

8. 属于脑神经核的是(　　)。

A. 红核　　　　B. 疑核　　　　C. 薄束核　　　　D. 脑桥核　　　　E. 上丘核

9. 属于脑神经躯体感觉核的是(　　)。

A. 舌下神经核　　　B. 楔束核　　　　C. 孤束核　　　　D. 脑桥核　　　　E. 蜗神经核

10. 属于脑神经躯体运动核的是(　　)。

A. 动眼神经副核

B. 副神经核

C. 骶副交感核

D. 脑桥核

E. 三叉神经脑桥核

11. 位于延髓内的脑神经核是(　　)。

A. 面神经核

B. 迷走神经背核

C. 上泌涎核

D. 豆状核

E. 展神经核

12. 不属于脑干的内脏运动核是(　　)。

A. 动眼神经副核

B. 骶副交感核

C. 上泌涎核

D. 下泌涎核

E. 迷走神经背核

13. 对小脑的描述,错误的是(　　)。

A. 左、右两侧较大,称小脑半球　　B. 小脑半球下面靠内侧有小脑扁桃体

C. 绒球小结叶为古小脑　　　　D. 前叶为旧小脑　　　　E. 后叶为新小脑

14. 不属于中枢神经系统的结构是(　　)。

A. 神经核　　　　B. 纤维束　　　　C. 灰质　　　　D. 神经节　　　　E. 髓质

15. 不属于丘脑的结构是(　　)。

A. 乳头体　　　　B. 灰结节　　　　C. 漏斗　　　　D. 视交叉　　　　E. 外侧膝状体

16. 属于后丘脑的结构是(　　)。

A. 视交叉　　　　B. 灰结节　　　　C. 松果体　　　　D. 外侧膝状体　　　　E. 乳头体

17. 丘脑腹后内侧核接受的是(　　)。

A. 外侧丘系　　　B. 内侧丘系　　　C. 三叉丘系　　　D. 脊髓丘系　　　E. 以上都不是

18. 左侧大脑半球中央前回上 1/3 病变将出现(　　)。

A. 右侧面瘫

B. 右侧上肢瘫

C. 左侧面瘫

D. 右侧下肢瘫

E. 右侧下肢感觉丧失

19. 仅在优势半球皮质有的中枢是（　　）。

A. 书写中枢 　　　　　　　　B. 听觉中枢 　　　　　　　　C. 视觉中枢

D. 躯体运动中枢 　　　　　　E. 躯体感觉中枢

20. 说话中枢位于优势半球的（　　）。

A. 中央前回下部 　　　　　　B. 额中回后部 　　　　　　C. 额下回后部

D. 额上回后部 　　　　　　　E. 角回

21. 下列关于侧脑室的描述中，错误的是（　　）。

A. 为半球深面的腔隙 　　　　　　　　B. 内有脉络丛，产生脑脊液

C. 伸向额叶的部分称前角 　　　　　　D. 伸向枕叶的部分称后角

E. 左、右侧脑室借一个室间孔与第三脑室相通

22. 不属于基底核的是（　　）。

A. 豆状核 　　　B. 纹状体 　　　C. 杏仁核 　　　D. 尾状核 　　　E. 齿状核

23. 通过内囊膝的纤维束是（　　）。

A. 丘脑中央辐射 　　　　　　B. 听辐射 　　　　　　C. 皮质核束

D. 视辐射 　　　　　　　　　E. 皮质脊髓束

24. 右侧内囊损害导致（　　）。

A. 右侧半身瘫痪 　　　　　　B. 对侧半身瘫痪 　　　　　　C. 右侧浅感觉障碍

D. 两侧额纹消失 　　　　　　E. 两眼视野同侧偏盲

25. 硬膜外麻醉是麻醉药作用于（　　）。

A. 脊髓前角 　　　B. 脊髓丘脑束 　　　C. 脊神经根 　　　D. 脊神经前根 　　　E. 脊神经前支

26. 海绵窦（　　）。

A. 在垂体窝内 　　　　　　　B. 位于蝶鞍两侧 　　　　　　C. 两侧互不交通

D. 后通眼静脉 　　　　　　　E. 窦内有动眼神经穿行

27. 下列有关脑动脉的描述中，错误的是（　　）。

A. 来自颈内动脉和椎动脉

B. 脑动脉常与脑静脉伴行

C. 大脑中动脉供应大脑半球背外侧面

D. 中央支供应尾状核、豆状核及内囊等

E. 大脑后动脉是基底动脉的终支

28. 仅接受对侧皮质核束纤维的脑神经核是（　　）。

A. 面神经核 　　　　　　　　B. 三叉神经运动核 　　　　　　C. 舌下神经核

D. 展神经核 　　　　　　　　E. 副神经核

29. 下列对躯干、四肢深感觉传导路的描述中，错误的是（　　）。

A. 深感觉亦称本体感觉 　　　　　　　　B. 精细触觉也在此通路中传导

C. 第 1 级神经元胞体在脊神经节内 　　　D. 第 2 级神经元胞体在后角固有核

E. 第 3 级神经元胞体在丘脑腹后外侧核

30. 躯干、四肢浅感觉传导通路的交叉部位在（　　）。

A. 内侧丘系交叉 　　　　　　B. 脑桥 　　　　　　C. 脊髓

D. 间脑 　　　　　　　　　　E. 锥体交叉

31. 脊神经（　　）。

A. 由前支和后支合成 　　　　B. 前支全部形成神经丛

B. 前支属于运动性 　　　　　D. 后支属于感觉性 　　　　　E. 都是混合性

32. 颈丛（　　）。

A. 由颈神经前支构成 　　　　　　　　　　B. 位于胸锁乳突肌表面

C. 最长分支为膈神经,属运动性神经 　　　D. 发出肌支支配胸锁乳突肌

E. 皮支(浅支)由胸锁乳突肌后缘中点附近穿出

33. 下列关于膈神经的描述中,错误的是( )。

A. 为颈丛最重要的分支 　　　　　　　　　B. 属混合性神经

C. 经肺根后方下行 　　　　　　　　　　　D. 分布于膈、心包和部分胸膜

E. 右膈神经尚分布于肝、胆囊等

34. 不属于臂丛的分支是( )。

A. 胸长神经　　　B. 胸背神经　　　C. 髂腹下神经　　　D. 腋神经　　　E. 桡神经

35. 肱骨中段骨折易损伤( )。

A. 正中神经　　　B. 尺神经　　　C. 桡神经　　　D. 腋神经　　　E. 肌皮神经

36. 腰丛( )。

A. 由全部腰神经前支构成 　　　　　　　　B. 位于腰大肌前面

C. 发出皮支支配髂腰肌 　　　　　　　　　D. 发出股神经支配股四头肌

E. 发出闭孔神经支配股二头肌

37. 下列对坐骨神经的描述中,错误的是( )。

A. 是由腰丛和骶丛共同发出的最大神经 　　B. 经梨状肌下孔出骨盆

C. 在臀大肌深面 　　　　　　　　　　　　D. 发出分支支配大腿后群肌

E. 至腘窝上方分为胫神经和腓总神经

38. 支配小腿三头肌的神经是( )。

A. 股后皮神经　　　B. 坐骨神经　　　C. 胫神经　　　D. 腓总神经　　　E. 股神经

39. 支配臂部屈肌群的神经是( )。

A. 正中神经　　　B. 尺神经　　　C. 桡神经　　　D. 肌皮神经　　　E. 腋神经

40. 尺神经损伤后,拇指不能( )。

A. 外展　　　B. 内收　　　C. 屈　　　D. 伸　　　E. 对掌

41. 胸神经前支( )。

A. 共 12 对 　　　　　　　　　　B. 第 1~11 对称肋间神经

C. 第 12 对称肋下神经 　　　　　D. 与肋间血管伴行 　　　E. 以上均正确

42. 不经海绵窦的脑神经是( )。

A. 面神经　　　B. 滑车神经　　　C. 展神经　　　D. 动眼神经　　　E. 眼神经

43. 动眼神经不支配( )。

A. 上直肌　　　B. 下直肌　　　C. 内直肌　　　D. 上斜肌　　　E. 下斜肌

44. 滑车神经损伤后,患侧瞳孔不能转向( )。

A. 上　　　B. 下　　　C. 上外　　　D. 下外　　　E. 内

45. 不分布于眼球壁的神经是( )。

A. 眼神经　　　B. 视神经　　　C. 展神经　　　D. 动眼神经　　　E. 交感神经

46. 支配眼轮匝肌的神经是( )。

A. 眼神经　　　B. 上颌神经　　　C. 面神经　　　D. 副神经　　　E. 下颌神经

47. 支配胸锁乳突肌的神经是( )。

A. 面神经　　　B. 三叉神经　　　C. 副神经　　　D. 舌咽神经　　　E. 颈神经

48. 舌的味觉纤维( )。

A. 走在面神经和舌咽神经内 　　　B. 仅走在舌咽神经内

C. 走在舌下神经内 　　　　　　　D. 走在三叉神经内 　　　E. 起自孤束核

Note

49. 下列对内脏神经的描述中,错误的是(　　)。

A. 内脏神经包括内脏运动神经和内脏感觉神经

B. 交感神经和副交感神经属于植物神经

C. 交感神经节分为椎旁节和椎前节

D. 内脏大、小神经由节前纤维构成

E. 腹腔神经节为副交感神经节

50. 属于副交感神经节的是(　　)。

A. 脊神经节　　　　　　　　B. 三叉神经节　　　　　　　　C. 器官旁神经节

D. 颈上神经节　　　　　　　E. 肠系膜上神经节

（李泽良）

第十二章 内分泌系统

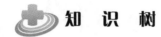 知 识 树

```
内分泌系统 ─┬─ 内分泌腺 ─┬─ 垂体 ─┬─ 腺垂体 ─┬─ 垂体前叶 ── 分泌生长激素、促甲状腺激素、
           │            │        │                      促肾上腺皮质激素、促性腺激素、
           │            │        │                      催乳激素、黑色素细胞刺激素
           │            │        │        └─ 中间部 ─┬─ 垂体后叶
           │            │        └─ 神经垂体 ─┬─ 神经部
           │            │                      └─ 漏斗
           │            ├─ 甲状腺 ── 甲状腺激素 ── 促进新陈代谢，维持机体的正常发育
           │            ├─ 甲状旁腺 ── 甲状旁腺激素 ── 调节体内钙、磷代谢，维持血钙平衡
           │            ├─ 肾上腺 ─┬─ 肾上腺皮质 ─┬─ 盐皮质激素 ── 维持人体的水盐代谢
           │            │          │              ├─ 糖皮质激素 ── 维持糖代谢
           │            │          │              └─ 性激素 ── 影响第二性征
           │            │          └─ 肾上腺髓质 ── 肾上腺素、去甲肾上腺素 ── 维持血压平衡，调节平滑肌
           │            ├─ 松果体 ── 7岁开始退化，分泌褪黑激素 ── 抑制生殖、抗衰老、增强免疫力、促进睡眠
           │            └─ 胸腺 ── 性成熟后开始萎缩，形成T淋巴细胞，分泌胸腺激素
           └─ 内分泌组织 ── 分布在其他器官内的内分泌细胞团
```

内分泌系统由全身各部的内分泌腺和内分泌组织构成,它和神经系统及免疫系统共同参与机体活动的调节,构成了神经-内分泌-免疫网络调节系统。

人体的内分泌腺包括垂体、甲状腺、甲状旁腺、肾上腺、松果体等;内分泌组织以细胞团为单位分散存在于人体的器官或组织内,如胰岛、睾丸间质细胞、卵泡细胞、黄体和消化管壁内的内分泌细胞等(图 12-1)。

内分泌腺的结构特点:腺细胞排列成团状、索状或围成滤泡,没有导管,腺细胞间毛细血管丰富。内分泌细胞分泌的物质称激素。其分泌方式有远距分泌、旁分泌、自分泌、神经内分泌等;按其化学性质分为含氮激素、类固醇(甾体)激素两大类。内分泌系统的功能是通过其分泌的激素作用于全身各靶细胞,发挥其对远处和邻近靶细胞的生理作用,参与调节机体的新陈代谢、生长发育和生殖活动等。

Note

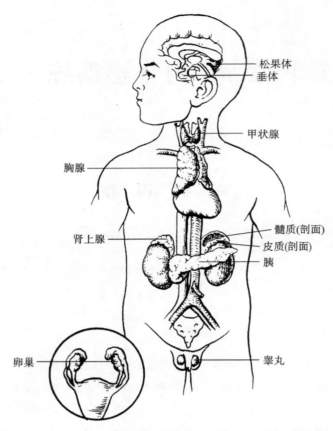

图 12-1 内分泌系统概况

第一节 垂 体

一、垂体的形态和位置

垂体位于颅中窝蝶骨体的垂体窝内,借漏斗连于下丘脑。垂体呈椭圆形,灰红色,重 0.6～0.7 g,女性略大于男性,在妊娠时可达 1 g。垂体是人体内最重要的内分泌腺,通过分泌多种激素调控其他内分泌腺或内分泌细胞团,其本身的内分泌活动又受下丘脑控制,故垂体在神经系统和内分泌系统的相互作用中居枢纽地位。

二、垂体的微细结构

垂体由腺垂体和神经垂体两部分组成。

（一）腺垂体

腺垂体是垂体的主要部分,约占垂体体积的 75%。腺垂体包括远侧部、结节部和中间部（图12-2）。

1. 远侧部 远侧部又称为垂体前叶,是构成腺垂体的主要部分,腺细胞排列成索状或团状,偶见围成小滤泡,细胞之间含有丰富的血窦。腺细胞分为嗜酸性细胞、嗜碱性细胞和嫌色细胞 3 种。各种腺细胞均具有含氮激素分泌细胞的超微结构特点。

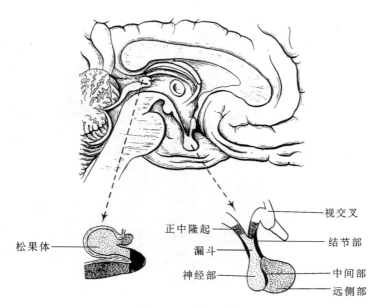

松果体

正中隆起
漏斗
神经部

视交叉
结节部
中间部
远侧部

图 12-2　垂体结构图

（1）嗜酸性细胞：数量较多，胞体大，呈圆形、三角形或多边形，胞质内充满着粗大的嗜酸性颗粒。根据分泌的激素不同，分为以下 2 种细胞。①生长激素细胞：数量较多，分泌生长激素。生长激素能促进机体的生长和调节物质代谢，尤其是刺激骺软骨生长，促进骨骼增长。如分泌过多，在未成年时期可引起巨人症，成人可引起肢端肥大症；分泌过少则可引起垂体性侏儒症。②催乳激素细胞：男、女性均有此种细胞，但女性较多，在分娩前期和哺乳期功能旺盛。此细胞分泌催乳激素，能促进乳腺发育和乳汁分泌。

（2）嗜碱性细胞：数量较少，胞体大小不一，呈圆形、椭圆形或三角形，胞质内充满嗜碱性颗粒。根据分泌的激素不同，分为以下 3 种细胞。①促甲状腺激素细胞：分泌促甲状腺激素，促进甲状腺滤泡上皮细胞合成、分泌甲状腺激素。②促肾上腺皮质激素细胞：分泌促肾上腺皮质激素，促进肾上腺皮质束状带细胞分泌糖皮质激素。③促性腺激素细胞：分泌卵泡刺激素和黄体生成素。卵泡刺激素在女性促进卵泡发育，男性则刺激生精小管的支持细胞合成雄激素结合蛋白，以促进精子发生。黄体生成素在女性促进排卵和黄体形成，在男性则刺激睾丸间质细胞分泌雄激素，故又称间质细胞刺激素。

（3）嫌色细胞：数量最多，胞体较小，胞质着色浅，细胞轮廓不清。嫌色细胞可能是脱颗粒的嗜酸性细胞和嗜碱性细胞，或是处于形成嗜酸性细胞和嗜碱性细胞的初级阶段。

2. 结节部　结节部呈薄层套状包绕神经垂体漏斗（图 12-2）。结节部含丰富纵行的毛细血管。腺细胞呈纵向排列于血管间，主要为嫌色细胞，也含有少量嗜酸性细胞和嗜碱性细胞。

3. 中间部　中间部是位于远侧部与神经部之间的狭窄区域，是一个退化的部位，与神经垂体的神经部合称为垂体后叶。中间部可见大小不等的滤泡，滤泡周围散在分布嫌色细胞和嗜碱性细胞。嗜碱性细胞分泌黑色素细胞刺激素，使皮肤颜色变黑。

（二）神经垂体

神经垂体主要由无髓神经纤维和神经胶质细胞组成，含丰富的血窦。无髓神经纤维是下丘脑视上核和室旁核的神经内分泌细胞发出的轴突，经漏斗进入神经垂体的神经部，组成下丘脑神经垂体束。

下丘脑的视上核和室旁核神经内分泌细胞合成抗利尿激素（ADH）和催产素（OXT），在垂体神经部储存并释放入毛细血管（图 12-3），神经垂体是储存和释放激素的场所。

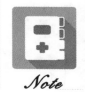

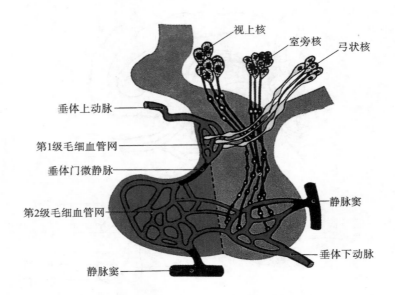

图 12-3　垂体的血管分布及其与下丘脑关系模式图

第二节　甲　状　腺

一、甲状腺的形态和位置

　　甲状腺是人体最大的内分泌腺,位于喉下部、气管上部的两侧和前面,舌骨下肌群的深面,呈"H"形。甲状腺分为左、右两个侧叶,连接两侧叶的中间部称甲状腺峡。约有 2/3 的人在峡上缘可向上延伸 1 个锥状叶。侧叶分别贴于喉下部和气管上部的两侧,甲状腺峡一般位于第 2～4 气管软骨环的前面(图 12-4)。

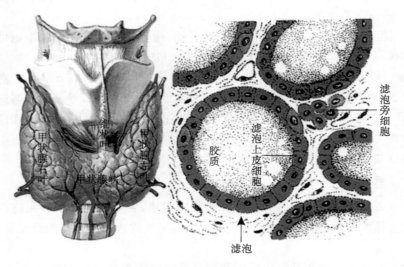

图 12-4　甲状腺位置形态及微细结构模式图

成人甲状腺平均重量为 20～40 g,质地柔软,血供丰富,呈棕红色。外面由薄层结缔组织形成甲状腺被囊,囊外有颈深筋膜形成腺鞘,将甲状腺固定于喉和气管壁上,吞咽时甲状腺可随喉上、下移动。这对鉴别颈部肿块是否与甲状腺有关具有重要意义。甲状腺过度肿大时,可压迫喉和气管而发生呼吸和吞咽困难。

二、甲状腺的微细结构

甲状腺表面包有薄层结缔组织被膜,从被膜发出小梁伴随血管伸入实质,将其分成许多不明显的小叶,每个小叶内含有 20～40 个滤泡,滤泡间有少量结缔组织、丰富的毛细血管,其内有滤泡旁细胞。

(一)甲状腺滤泡

甲状腺滤泡是由单层排列的滤泡上皮细胞围成的囊泡状结构,腔内充满胶质。滤泡大小不等,呈圆形、椭圆形或不规则。滤泡上皮细胞的形态和滤泡腔内胶质的量与其功能状态密切相关。甲状腺功能旺盛时,细胞呈低柱状,滤泡腔内胶质减少。功能低下时,滤泡上皮细胞呈扁平状,腔内胶质增多。胶质是滤泡上皮细胞的分泌物,为碘化的甲状腺球蛋白,切片上呈均质状,嗜酸性。

电镜下,滤泡上皮细胞游离面有少量微绒毛;侧面有紧密连接;基底面有少量质膜内褶。胞质内有发达的粗面内质网及溶酶体和散在的线粒体。近游离面的胞质中有高尔基复合体、分泌颗粒和吞饮小泡。

(二)滤泡旁细胞

滤泡旁细胞位于滤泡之间或滤泡上皮细胞之间,分泌降钙素,能促进骨钙盐沉着,并抑制胃肠道和肾小管吸收钙离子,使血钙浓度降低(图 12-5)。

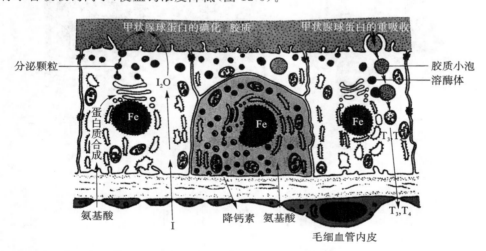

图 12-5　甲状腺滤泡上皮细胞和滤泡旁细胞超微结构及激素合成与分泌模式图

三、甲状腺的血管

甲状腺血供丰富,主要有成对的甲状腺上动脉和甲状腺下动脉。甲状腺上动脉发自颈外动脉起始部,伴喉上神经的外支下行,分布于甲状腺上部。结扎甲状腺上动脉时应注意,勿损伤喉上神经外支。甲状腺下动脉发自甲状颈干,在进入甲状腺侧叶的部位与喉返神经关系密切,结扎甲状腺下动脉时,勿损伤喉返神经。

第三节　甲状旁腺

一、甲状旁腺的形态和位置

甲状旁腺呈扁椭圆形，棕黄色，大如黄豆，每个重 30～50 mg，位于甲状腺两侧叶背面的甲状腺被囊之外，上、下各 1 对。少数人的甲状旁腺埋入甲状腺内。

二、甲状旁腺的微细结构

甲状旁腺的表面包有薄层结缔组织被膜，实质内的腺细胞排列成团索状，其间有丰富的有孔毛细血管网。腺细胞分为主细胞和嗜酸性细胞两种。

1. 主细胞　构成腺实质的主体细胞，体积较小，呈圆形或多边形，分泌甲状旁腺激素，可增强破骨细胞的溶骨作用，使骨钙入血，并能促进肠和肾小管吸收钙，使血钙浓度升高。机体在甲状旁腺激素和降钙素协同作用下，维持血钙浓度的相对稳定。

2. 嗜酸性细胞　体积较大，着色较深，胞质内含有许多嗜酸性颗粒，单个或成群存在。嗜酸性细胞随年龄增大而增多，其功能尚不清楚（图 12-6）。

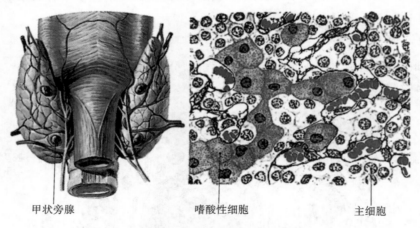

甲状旁腺　　　　嗜酸性细胞　　　　主细胞

图 12-6　甲状旁腺位置、形态及微细结构模式图

第四节　肾　上　腺

一、肾上腺的位置和形态

肾上腺左、右各一，左肾上腺近似半月形，右肾上腺呈三角形，分别位于左、右肾上端的内上方。肾上腺和肾一起包被在肾筋膜内，但其有独立的纤维囊和脂肪囊，故不会随肾下垂而下降。

二、肾上腺的微细结构

肾上腺外包被膜，其实质分为外周的皮质和中央的髓质两部分（图 12-7）。

Note

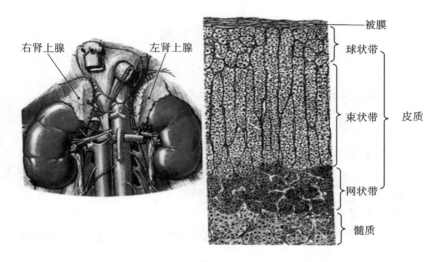

图 12-7　肾上腺位置及微细结构图

（一）皮质

皮质占肾上腺体积的 $80\%\sim90\%$，由浅入深分为球状带、束状带和网状带。

1. 球状带　位于被膜下方，较薄，细胞聚集成球团状。球状带细胞分泌盐皮质激素，主要是醛固酮，能促进肾远曲小管和集合管重吸收 Na^+ 及排出 K^+，调节水盐代谢。

2. 束状带　最厚，细胞排列成单行或双行索状。束状带细胞分泌糖皮质激素，主要为皮质醇，可促使蛋白质及脂肪分解并转变成糖，还有抑制免疫应答及抗炎等作用。

3. 网状带　细胞索相互吻合成网。网状带细胞主要分泌雄激素和少量雌激素。

（二）髓质

髓质主要由排列成团索状的髓质细胞组成，可被铬盐染色，故又称嗜铬细胞。髓质细胞可分泌肾上腺素和去甲肾上腺素。肾上腺素和去甲肾上腺素均为儿茶酚胺类物质，肾上腺素使心率加快，心排出量增加，心脏和骨骼肌的血管扩张；去甲肾上腺素使全身各器官的血管广泛收缩，血压增高，心脏、脑和骨骼肌内的血流加速。

第五节　松　果　体

松果体为一淡红色的椭圆形小体，位于背侧丘脑的后上方。儿童期较发达，一般 7 岁以后开始退化。松果体实质主要由松果体细胞构成，松果体细胞分泌的褪黑激素有抑制性成熟的作用。褪黑激素的合成与光照密切相关，白天松果体几乎无分泌活动，黑暗环境下才出现分泌活动。儿童时期，松果体病变导致其功能不足时，可出现性早熟或生殖器官过度发育。

🏥 知识回顾

内分泌系统是机体重要的功能调节系统，与神经系统共同调节机体的生长发育和各种代谢，维持内环境的稳定，并影响行为和控制生殖等，保证机体与外界环境相适应。内分泌系统由内分泌腺（内分泌器官）和内分泌组织组成，主要包括垂体、甲状腺、甲状旁腺、肾上腺、松果体、胸腺和胰岛等。

考点检测

1. 腺垂体可分为(　　)。

A. 远侧部、结节部和漏斗　　　　　　B. 前叶和后叶

C. 前叶和垂体柄　　　　　　　　　　D. 远侧部、中间部和结节部

E. 前叶、漏斗和中间部

2. 降钙素由下列哪种细胞分泌?(　　)

A. 主细胞　　　　　　　B. 嗜碱性细胞　　　　　　C. 滤泡上皮细胞

D. 滤泡旁细胞　　　　　E. 嗜酸性细胞

3. 分泌雄激素的器官是(　　)。

A. 胸腺　　　　B. 甲状腺　　　　C. 垂体　　　　D. 甲状旁腺　　　　E. 睾丸

4. 盐皮质激素由(　　)分泌。

A. 球状带　　　　B. 束状带　　　　C. 网状带　　　　D. 肾上腺髓质　　　　E. 腺垂体

5. 内分泌腺(　　)。

A. 分泌物称为激素　　　　　　B. 分泌物由导管排出　　　　　　C. 血供比较贫乏

D. 又叫有管腺　　　　　　　　E. 无上述情况

6. 甲状旁腺(　　)。

A. 是一对豌豆大小的腺体

B. 隐藏于甲状腺侧叶上极背面的甲状腺实质中

C. 一般是两对棕黄色椭圆形的小腺体

D. 附着于甲状软骨中部的两侧

E. 无上述情况

7. 下列甲状腺的描述中,哪一项是错误的?(　　)

A. 甲状腺分两个侧叶和一个峡部

B. 分泌的激素叫作甲状腺激素

C. 甲状腺表面有两层被膜

D. 甲状腺峡多位于第 2~4 气管软骨环前方

E. 吞咽时,甲状腺不能随喉上、下移动

8. 右肾上腺呈(　　)。

A. 三角形　　　　B. 半月形　　　　C. 卵圆形　　　　D. 楔形　　　　E. 以上都不是

9. 对垂体的描述中,哪一项是错误的?(　　)

A. 垂体为机体内最重要的内分泌腺

B. 它可分泌多种激素,调控其他许多内分泌腺

C. 位于颅底蝶鞍垂体窝内

D. 分为腺垂体和神经垂体两部分

E. 分泌的生长激素主要用于调节新陈代谢

10. 下列哪些不是内分泌器官?(　　)

A. 甲状旁腺　　　　B. 胸腺　　　　C. 骨髓　　　　D. 垂体　　　　E. 卵巢

(丛培丰)

Note

第十三章 人体胚胎学概要

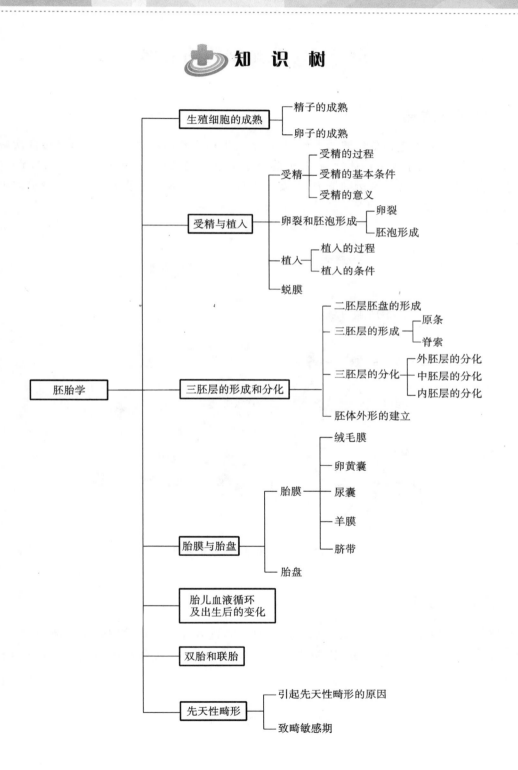

知 识 树

- 胚胎学
  - 生殖细胞的成熟
    - 精子的成熟
    - 卵子的成熟
  - 受精与植入
    - 受精
      - 受精的过程
      - 受精的基本条件
      - 受精的意义
    - 卵裂和胚泡形成
      - 卵裂
      - 胚泡形成
    - 植入
      - 植入的过程
      - 植入的条件
    - 蜕膜
  - 三胚层的形成和分化
    - 二胚层胚盘的形成
    - 三胚层的形成
      - 原条
      - 脊索
    - 三胚层的分化
      - 外胚层的分化
      - 中胚层的分化
      - 内胚层的分化
    - 胚体外形的建立
  - 胎膜与胎盘
    - 胎膜
      - 绒毛膜
      - 卵黄囊
      - 尿囊
      - 羊膜
      - 脐带
    - 胎盘
  - 胎儿血液循环及出生后的变化
  - 双胎和联胎
  - 先天性畸形
    - 引起先天性畸形的原因
    - 致畸敏感期

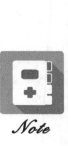

Note

303

人体胚胎学主要研究从受精卵发育为新个体的过程及其发育机制,从受精开始到胎儿娩出约经38周(266天)。

人体胚胎发育常分为两个时期:①胚期:第1周至第8周末,包括生殖细胞的成熟、受精和卵裂、三胚层形成及其分化,各器官原基的建立,胚体外形初具人形;该期以细胞分化为特征的质变为主。②胎期:第9周至出生,胎儿逐渐长大至成熟娩出,各器官系统继续发育,部分器官出现不同程度的功能活动。

第一节 生殖细胞的成熟

一、精子的成熟

自青春期开始,在垂体促性腺激素作用下,睾丸生精小管内精原细胞发育,经过两次减数分裂形成4个精子。精子为单倍体细胞,其中两个精子核型是(23,X),另外两个是(23,Y)。精子形成后,在附睾内成熟并具有运动能力,在女性生殖管道内获能。精子在女性生殖管道内可存活1~3天,但其受精能力只能维持1天左右(图13-1)。

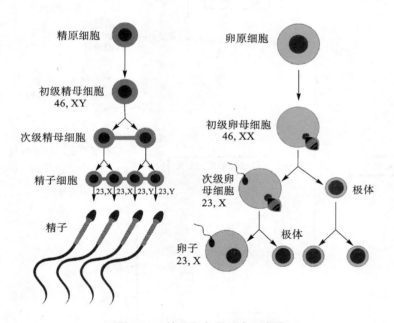

图13-1 精子和卵子形成示意图

二、卵子的成熟

从卵巢排出的卵子处于第二次减数分裂的中期,进入并停留在输卵管壶腹部,在精子进入卵子后才完成第二次减数分裂,核型为(23,X);若未受精,则在排卵后12~24 h退化(图13-1)。

第二节　受精与植入

一、受精

受精是指精子与卵子结合形成受精卵的过程(图 13-2)。受精的时间是在排卵后 12～24 h，受精的部位通常是在输卵管壶腹部。

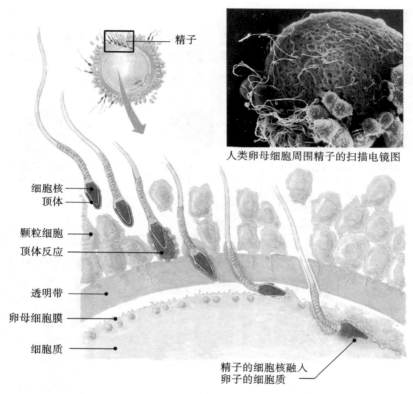

人类卵母细胞周围精子的扫描电镜图

精子

细胞核
顶体
颗粒细胞
顶体反应
透明带
卵母细胞膜
细胞质

精子的细胞核融入
卵子的细胞质

图 13-2　受精过程示意图

（一）受精的过程

获能的精子释放顶体酶，溶解卵子周围的放射冠和透明带，透明带出现一个小孔，精子头部的细胞膜与卵子细胞膜融合，随即精子的细胞核和细胞质进入卵子内。精子进入卵子后，卵子迅速完成第二次减数分裂。此时，卵子的细胞核称雌原核，精子的细胞核也迅速膨大，称雄原核。两个原核逐渐在细胞中部靠拢，核膜消失，两个单倍体细胞的染色体相混，形成二倍体的受精卵，又称合子。

在人类，当一个精子进入卵子后，透明带的结构随即发生改变，使其他精子不能再穿越透明带，这一过程称透明带反应，保证了正常的单精受精。

（二）受精的基本条件

（1）足量和发育正常的获能精子(精液中精子数不少于 500 万个/毫升，其中异常精子不多于 20%)。

（2）与发育正常的卵子在适当的时间内相遇。

Note

（3）生殖管道必须通畅。

（4）生殖管道具有适宜的内环境。

（三）受精的意义

（1）标志着新生命的开始，受精卵逐步发育成一个新个体。

（2）受精卵的染色体数目恢复到 23 对，保持了物种的延续性。

（3）决定性别：含 X 染色体的精子与卵子结合，核型为（46，XX），将发育成女性；若含 Y 染色体的精子与卵子结合，核型为（46，XY），将发育成男性。

二、卵裂和胚泡形成

（一）卵裂

卵裂是指受精卵不断进行细胞分裂的过程，其子细胞称卵裂球。受精卵进行卵裂时，逐渐向子宫方向移动，在受精后 72 h，形成一个由 12～16 个卵裂球组成的实心细胞团，形如桑葚，称桑葚胚，此时已由输卵管运行至子宫腔（图 13-3）。

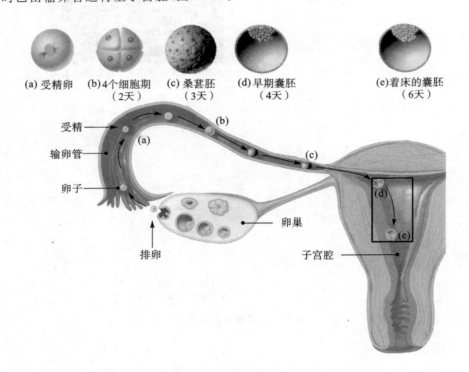

图 13-3　排卵、受精、卵裂与植入过程示意图

（二）胚泡形成

桑葚胚向子宫腔移动的同时继续进行细胞分裂，细胞之间出现一些小腔隙，以后逐渐融合成一个大腔，腔内充满液体。约于受精后第 4 天，形成中空的囊状胚，称为胚泡，胚泡中心的腔称胚泡腔。位于胚泡腔一侧的一群大而不规则的细胞，称内细胞群，胚泡壁为单层细胞，称滋养层。随着胚泡的增大，透明带溶解，最后消失，胚泡与子宫内膜接触，开始植入（图 13-2）。

三、植入

植入是胚泡逐渐埋入子宫内膜的过程，又称着床。

（一）植入的过程

受精后第5~6天，内细胞群侧的滋养层首先接触子宫内膜，分泌蛋白水解酶，溶蚀子宫内膜，使其出现一个小缺口，胚泡由缺口处侵入并被包埋于子宫内膜中。第11~12天，缺口修复，植入完成（图13-4）。

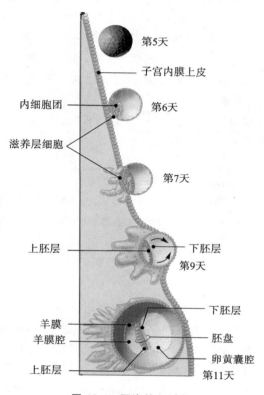

第5天
子宫内膜上皮
内细胞团　第6天
滋养层细胞
第7天
上胚层　下胚层　第9天
下胚层
羊膜　胚盘
羊膜腔　卵黄囊腔
上胚层　第11天

图 13-4　胚泡植入过程

植入过程中，滋养层细胞增生分化为内、外两层：外层细胞相互融合，界限不清，有溶蚀子宫内膜的能力，称合体滋养层；内层细胞界限清楚，呈立方状，排列整齐，称细胞滋养层，有分裂增生能力，不断产生新的细胞补充、加入合体滋养层。植入时，子宫内膜正处于分泌期，此时子宫内膜肥厚、松软，血液供应丰富，滋养层的细胞可以从子宫内膜吸收营养物质，供胚胎生长发育。

胚泡植入部位一般是在子宫体或子宫底的内膜中。如植入在子宫颈附近，则形成前置胎盘，分娩时堵塞产道致分娩困难或出现胎盘早期剥离，引起大出血。若植入在子宫以外的部位，称宫外孕，常发生在输卵管。宫外孕的胚胎多因营养不足而早期死亡并被吸收，如果胚胎发育到较大时，可引起植入处血管破裂而导致大出血。

（二）植入的条件

（1）植入过程必须有雌激素和孕激素的协同调节，子宫内膜必须处于分泌期。

（2）胚泡发育良好并适时到达子宫腔，透明带准时溶解消失。

（3）子宫内环境保持正常。

如果植入的主要条件不满足或受到外界因素的干扰，均可阻碍胚泡的植入，如宫内置入避孕环、口服避孕药或子宫腔病变等。

试管婴儿

近十年来治疗不孕症的人类辅助生殖技术有了很大的发展。

1. 人工授精技术　人工授精技术是指人工将精液注入女性生殖管道以达到妊娠目的的技术。

2. 体外受精、胚胎移植技术（IVF-ET）——第一代"试管婴儿"　体外受精、胚胎移植技术，是指精子与卵子在体外受精，经人工培养，当受精卵分裂成2～8个卵裂球时，再移植到母体子宫内发育直到分娩。由于这个过程的最早阶段是在体外试管内进行的，得到的胎儿俗称"试管婴儿"。

3. 卵质内单精注射、胚胎移植技术——第二代"试管婴儿"　利用显微操作器及显微注射仪，在体外直接将精子注入卵细胞的细胞质内，使其受精，经胚胎移植至母体子宫直到分娩。

4. 早胚优选、胚胎移植技术——第三代"试管婴儿"　从体外受精的胚胎早期阶段（4～8个卵裂球），取部分胚胎细胞进行染色体或基因缺陷检查，排除带致病基因的胚胎后再植入子宫腔内进一步妊娠，由此诞生的婴儿称第三代"试管婴儿"。

四、蜕膜

胚泡植入时子宫内膜处于分泌期，植入后子宫内膜进一步增厚，血液供应更加丰富，腺体分泌更加旺盛，基质细胞变得肥大，胞质中富含糖原和脂滴，称蜕膜细胞，植入后的子宫内膜称为蜕膜。

根据胚胎与蜕膜的位置关系，可将蜕膜分为3部分：①位于胚泡深部的基蜕膜，将来形成胎盘的母体部分；②覆盖于胚的子宫腔面的包蜕膜；③子宫其余部分的蜕膜称壁蜕膜。胚胎早期，壁蜕膜与包蜕膜之间可见子宫腔，随着胚胎的生长发育，壁蜕膜和包蜕膜融合，子宫腔消失（图13-5）。

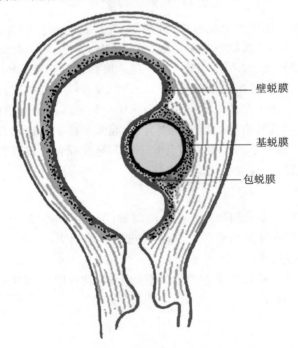

壁蜕膜

基蜕膜

包蜕膜

图 13-5　胚胎与子宫蜕膜的关系

第三节 三胚层的形成和分化

一、二胚层胚盘的形成

人胚发育第 2 周,在胚泡植入子宫内膜的同时,内细胞群增殖分化为两层细胞,靠近滋养层的一层柱状细胞为上胚层,朝向胚泡腔侧的一层立方状细胞为下胚层。上、下胚层紧贴,共同形成一个盘状结构,称胚盘,它是人胚发育的原基(图 13-6)。

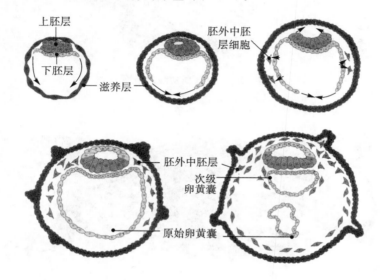

图 13-6 二胚层胚盘的形成

同时,在上胚层与极端滋养层之间逐渐出现一个充满液体的小腔隙,称羊膜腔,腔内液体为羊水。羊膜腔的底是上胚层。下胚层周缘的细胞向腹侧增生延伸,逐渐围成一个腔,称卵黄囊。下胚层为卵黄囊的顶。此时,由细胞滋养层增殖分化来的细胞填充在胚泡腔内,称胚外中胚层;继而胚外中胚层内出现胚外体腔,使胚外中胚层分别附着于细胞滋养层内面(胚外中胚层壁层)和羊膜腔、卵黄囊外面(胚外中胚层脏层)。随着胚外体腔的扩大,连接胚盘和细胞滋养层的胚外中胚层变窄变细,称体蒂。体蒂是脐带发育的原基。

二、三胚层的形成

(一)原条

第 3 周初,在胚盘中轴线的一端,上胚层细胞形成一条增厚的细胞索,称原条。原条中线有一浅沟,称原沟。原条头端的细胞增生较快,形成一个细胞团,称原结。原结中心有一浅窝,称原凹。原条的出现确定了胚盘的中轴和头、尾方向,出现原条的一端为尾端。原条的细胞继续分裂增殖,一部分细胞在上、下胚层之间,向胚盘周边扩展迁移,形成一新的细胞层,称胚内中胚层,即中胚层;另一部分逐渐替换下胚层细胞,形成一层新的细胞,称内胚层,在内胚层和中胚层出现后,原上胚层改称外胚层。第 3 周末,上、下胚层分别演变为外胚层和内胚层,与中胚层构成三胚层的胚盘(图 13-7、图 13-8)。由此可见,三个胚层均起源于上胚层。

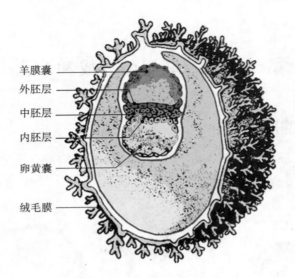

图 13-7　第 3 周初胚的剖面

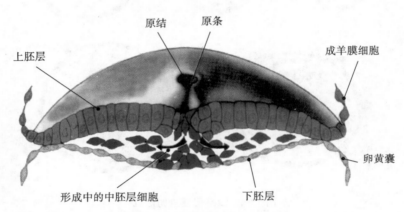

图 13-8　三胚层形成

(二) 脊索

在原条出现的同时,原结的细胞在内、外胚层之间向胚盘头端增生迁移,形成一条细胞索,称脊索。在脊索的头侧和原条的尾侧各有一圆形区域,该区域没有中胚层,内、外胚层直接相贴,呈薄膜状,前者称口咽膜,后者称泄殖腔膜。

随着胚体的发育,脊索向头端增长,对早期胚胎有支持作用并可诱导其背侧的外胚层形成神经管。以后脊索逐渐退化,最后残留为椎间盘的髓核。原条相对缩短,最终消失。若原条细胞残留,在骶尾部可分化形成由多种组织构成的畸胎瘤。由于脊索和中胚层向头端生长迅速,此时胚盘由圆形变成头端较宽大、尾端较窄小的梨形。

三、三胚层的分化

在第 4～8 周,三胚层的细胞经过增生、分裂和分化,逐渐建立起人体的各器官原基。

(一) 外胚层的分化

第 3 周末,在脊索的诱导下,中线的外胚层细胞增生呈板状,称神经板,是神经系统发育的原基。神经板两侧的细胞增生较快而隆起,称神经褶。神经褶之间的凹陷,称神经沟,神经褶从神经沟中段开始向中线愈合,并向头、尾两端延伸形成神经管。神经管头、尾端各有一孔,分别称前、后神经孔,于第 4 周时闭合。神经管将分化为中枢神经系统,其头端膨大,形成脑;尾端细长,形成脊髓(图 13-9)。若前、后神经孔在神经管发育过程中未闭合,可分别导致无脑儿和脊髓裂。神经管以外的外胚层,包被于胚体表面,形成皮肤的表皮和其附属结构等。

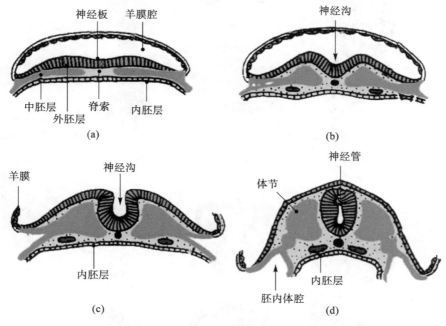

神经板　羊膜腔

神经沟

羊膜　神经沟

神经管

体节

中胚层　脊索　内胚层
外胚层

(a)

(b)

内胚层

(c)

胚内体腔　内胚层

(d)

图 13-9　中胚层早期分化与神经管形成

神经板外侧缘的一些细胞迁移到神经管的两侧,形成两条细胞索,称神经嵴。它是周围神经系统的原基,将分化为脑神经节、脊神经节及周围神经、肾上腺髓质等。

（二）中胚层的分化

脊索两侧的中胚层逐渐增生加厚,由中轴向两侧依次分化为轴旁中胚层、间介中胚层和侧中胚层。其余散在的中胚层细胞称间充质,可分化为结缔组织、肌组织和血管等(图 13-9)。

1. 轴旁中胚层　紧邻脊索两侧 1 对纵行的细胞索,横裂呈细胞团块,称体节。体节左右成对出现,数目随胚龄增长而增多,由颈部向尾部依次形成,从第 16 天出现至第 5 周时全部形成,共 42～44 对。体节将分化为大部分中轴骨、骨骼肌和皮肤的真皮。此外,根据体节还可推算早期胚龄。

2. 间介中胚层　位于体节与侧中胚层之间,将分化为泌尿和生殖系统的主要器官。

3. 侧中胚层　位于间介中胚层外侧。侧中胚层之间出现的腔隙称胚内体腔,从头端到尾端将分化形成心包腔、胸膜腔和腹膜腔。胚内体腔的出现,将侧中胚层分为两层:紧贴内胚层的称脏壁中胚层,将分化为消化系统、呼吸系统的平滑肌、血管、间皮和结缔组织;紧贴外胚层的称体壁中胚层,将分化为体壁的骨骼、肌肉、血管和结缔组织等。

（三）内胚层的分化

由于胚体从扁平状向圆柱状变化,内胚层被卷入胚体内形成原始消化管。原始消化管分为 3 部分:胚体头端的部分称前肠,由口咽膜封闭;胚体尾端的部分称后肠,由泄殖腔膜封闭;中部与卵黄囊相连,称中肠。原始消化管将分化为消化系统和呼吸系统等的上皮组织(图 13-10)。

四、胚体外形的建立

在胚层分化的同时,由于胚胎各部分生长速度不均衡引起胚胎的卷折,最终扁平圆盘状胚形成了圆柱状胚体。外胚层生长速度快于内胚层,胚盘形成左右侧褶并向腹侧卷折,外胚层被覆外表,内胚层卷入胚体内。又由于胚体头尾方向生长速度快于左右两侧,形成头褶和尾褶,口咽膜、

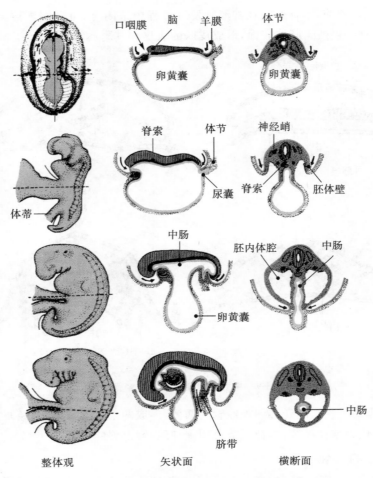

口咽膜　脑　羊膜　　　体节

卵黄囊　　　　卵黄囊

脊索　体节　　神经嵴

体蒂　　　　　尿囊　　脊索　　胚体壁

中肠　　　　　　胚内体腔　中肠

卵黄囊

中肠

脐带

整体观　　　　矢状面　　　　横断面

图 13-10　胚体外形与内部结构的演变

泄殖腔膜移至胚体腹侧头尾部,而胚盘中轴生长速度快于两侧,胚体背侧凸入扩大的羊膜腔内,呈"C"字形。随着胚体的发育,外胚层边缘在胚体腹侧脐部聚拢,卵黄囊、体蒂被包卷其中,形成圆索状的结构,外包羊膜,即原始脐带,胚体借脐带悬浮于羊水中。至第 8 周末,胚体已初具人形,可辨认眼、耳、鼻的原基和肢芽。此后,胎儿各器官系统发育进一步完善(图 13-11)。

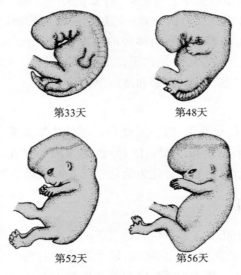

第33天　　　　第48天

第52天　　　　第56天

图 13-11　第 5～8 周人胚外形演变

第四节　胎膜与胎盘

胎膜和胎盘是胚胎发育过程中出现的除胚体以外的附属结构,对保证胚胎的营养、呼吸、排泄等功能有重要作用,还具有内分泌功能。分娩时,胎膜和胎盘继胎儿之后排出子宫外。

一、胎膜

胎膜包括绒毛膜、卵黄囊、尿囊、羊膜和脐带。

（一）绒毛膜

绒毛膜由滋养层和衬于其内的胚外中胚层形成。第2周,细胞滋养层与合体滋养层共同突向蜕膜,形成许多细小的绒毛,绒毛中轴为细胞滋养层,外表是合体滋养层。以后绒毛逐渐长大,成为绒毛干,表面发出许多小绒毛。第3周,胚外中胚层长入绒毛干内并在绒毛内分化出血管和结缔组织。随着绒毛干的发育,绒毛内的血管逐渐与胚体内血管连通,故绒毛内血管含有胎儿血液。合体滋养层细胞可产生蛋白酶,溶蚀子宫蜕膜,形成绒毛周围的绒毛间隙,内含来自子宫螺旋动脉的母体血,绒毛浸浴其中,胚胎通过绒毛不断与母体血液进行物质交换。

随着胚胎的发育及羊膜腔的扩大,包蜕膜和壁蜕膜最终融合,子宫腔消失。朝向包蜕膜侧的绒毛膜因血供匮乏,绒毛逐渐萎缩退化消失,称平滑绒毛膜;朝向基蜕膜侧的绒毛膜血供充足,发育良好,绒毛分支茂密,称丛密绒毛膜,以后发育为胎盘的胎儿部分(图13-12)。

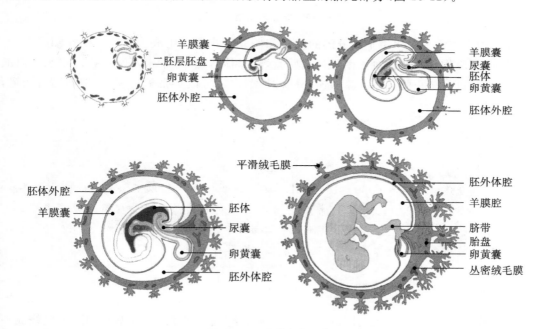

图 13-12　胎膜变化示意图

（二）卵黄囊

卵黄囊位于原始消化管腹侧。卵黄囊壁的胚外中胚层形成血岛,血岛是胚胎最早形成造血干细胞和血管的场所。当胚盘向腹侧包卷内胚层形成原始消化管时,卵黄囊逐渐变小变细,形成卵黄蒂与中肠相连,至第6周闭锁,并且与消化管断离,包裹在原始脐带内。若卵黄蒂基部未退化消失,则在成人回肠上遗留一小盲囊,称麦克尔(Meckel)憩室。

（三）尿囊

第3周，由原始消化管尾段的腹侧壁向体蒂内突入的一个盲囊，称尿囊。尿囊壁外的胚外中胚层演变为一对脐动脉和一条脐静脉。

（四）羊膜

羊膜为半透明的薄膜，由一层羊膜上皮和少量胚外中胚层构成。最初，羊膜的边缘附着于胚盘的周缘，与外胚层连续；当胚盘包卷弯曲时，羊膜的附着缘向胚胎腹侧包绕，最后包裹在卵黄囊、体蒂、尿囊等转化来的原始脐带表面。随着胚胎发育，羊膜腔扩大，羊膜逐渐接近绒毛膜，最终两者贴在一起，胚外体腔消失（图13-13）。

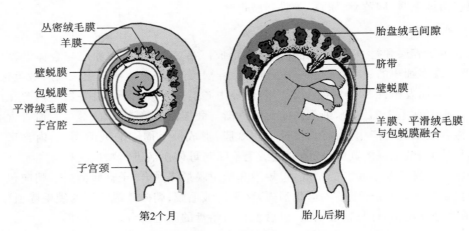

左图标注（从上到下）：丛密绒毛膜、羊膜、壁蜕膜、包蜕膜、平滑绒毛膜、子宫腔、子宫颈
右图标注（从上到下）：胎盘绒毛间隙、脐带、壁蜕膜、羊膜、平滑绒毛膜与包蜕膜融合
左图下方：第2个月　右图下方：胎儿后期

图13-13　胎膜与胎盘示意图

羊膜腔内含羊水。羊水由羊膜分泌的液体和胎儿的排泄物组成。胎儿不断吞咽羊水，经消化吸收后，部分废物经胎儿的血液循环运至胎盘，经母体排出，使羊水不断更新。羊水可以减轻外力对胎儿的挤压；防止胎儿与羊膜粘连；分娩时，羊水还可以扩张子宫颈、冲洗和润滑产道，有助于胎儿娩出。

> **知识链接**
>
> **羊水**
>
> 足月分娩时的羊水1000～1500 mL。羊水过少（500 mL以下），易造成胎体与羊膜粘连；羊水过多（2000 mL以上），常见于胎儿消化管闭锁并伴有神经系统发育异常，如无脑儿和脑积水等。通过羊膜腔穿刺抽取羊水，可进行胎儿染色体检查、DNA分析、羊水中某些物质含量的测定等，为优生优育工作提供科学依据。

（五）脐带

随着羊膜腔逐渐扩大，羊膜向腹侧包绕，将体蒂、卵黄囊、尿囊以及尿囊动静脉等包绕成一条圆柱状的结构，称脐带，连于胚体脐部与胎盘之间。后期的脐带外表覆盖有羊膜，并含有由体蒂分化的黏液性结缔组织、闭锁的卵黄蒂、脐正中韧带、两条脐动脉和一条脐静脉。脐血管连接胚体血管和胎盘内绒毛血管。因此，脐带是胎儿和母体间进行物质交换的唯一通道（图13-13、图13-14）。

足月胎儿的脐带长40～60 cm，直径1.5～2 cm。脐带过短，胎儿娩出时易致胎盘早剥，造成出血过多；脐带过长，易缠绕胎儿颈部或肢体等，可致局部发育不良，甚至使胎儿窒息死亡。

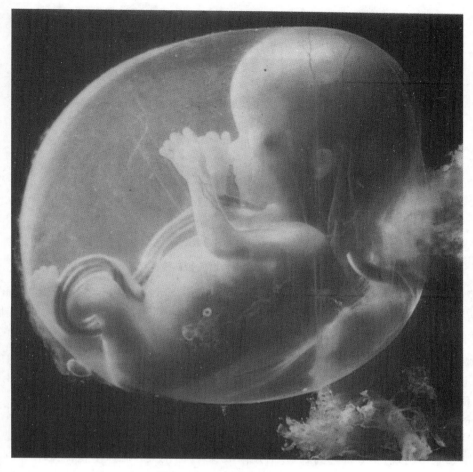

图 13-14 3 个月胎儿(6 cm 长)

二、胎盘

(一)胎盘的形态和结构

胎盘是由母体子宫的基蜕膜和胎儿的丛密绒毛膜共同组成的圆盘状结构。正常娩出的胎盘直径为 15~20 cm,厚度为 2~3 cm,重约 500 g。胎盘的胎儿面因有羊膜覆盖而表面光滑,中央有脐带附着;胎盘的母体面粗糙,可见 15~30 个由浅沟分隔的胎盘小叶。

胎儿丛密绒毛膜有 40~60 根绒毛干,干上发出许多细小绒毛,形成绒毛树(图 13-15)。绒毛干末端的细胞滋养层增生,穿过合体滋养层伸到子宫基蜕膜,形成细胞滋养层壳,将绒毛干固着于基蜕膜上。绒毛干之间为绒毛间隙。基蜕膜构成胎盘隔,它深入绒毛间隙内,将胎盘分割成 15~30 个胎盘小叶,每个胎盘小叶含有 1~4 根绒毛干。

(二)胎盘的血液循环和胎盘膜

胎盘内有胎儿和母体两套各自独立的血液循环,互不相通。胎儿血由脐动脉经过胎盘的小动脉,进入绒毛内的毛细血管,进行物质交换后,变成动脉血,再由胎盘的小静脉汇入脐静脉,回流至胎儿体内。因母体子宫螺旋动脉经基蜕膜开口于绒毛间隙,故母体的血液在绒毛间隙内缓慢流动,进行物质交换后,再由基蜕膜的小静脉回流至母体的子宫静脉。

在胎盘内,胎儿血液和母体血液进行物质交换所通过的结构,称胎盘膜或胎盘屏障,其结构依次如下:①绒毛表面的滋养层及其基膜;②绒毛内结缔组织;③绒毛内毛细血管的基膜及内皮。

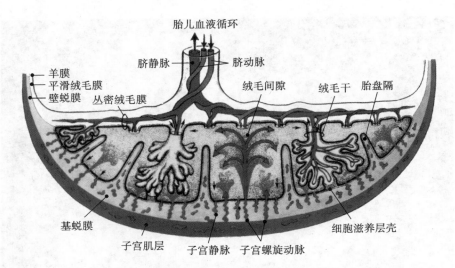

图 13-15　胎盘结构与血液循环模式图

胎盘屏障能阻止母体血液中大分子物质等进入胎儿血液循环,对胎儿起保护作用,但肝炎病毒、艾滋病病毒、风疹病毒和大部分药物可以通过此屏障,引起疾病的垂直传播和胎儿先天性畸形。

（三）胎盘的功能

1. 物质交换　在绒毛间隙,胎儿血液经过胎盘屏障从母体血液中吸取氧、营养物质并排出 CO_2 和代谢产物。由于某些药物、病毒和激素可以通过胎盘膜,影响胎儿发育,故孕妇用药需慎重,并应预防感染。

2. 分泌激素　胎盘能分泌多种激素,对维持妊娠、保证胎儿正常发育有重要作用。主要如下：①人绒毛膜促性腺激素（HCG）：促进母体卵巢月经黄体发育为妊娠黄体,维持妊娠。受精后第 3 周,孕妇尿中出现,第 8 周达高峰,以后逐渐减少,产后消失。临床上检测尿中 HCG,可协助诊断早期妊娠。②人胎盘催乳素（HPL）：主要促进母体乳腺发育。③雌激素和孕激素：第 4 个月妊娠黄体开始退化时,胎盘分泌这两种激素以维持妊娠。

第五节　胎儿血液循环及出生后的变化

一、胎儿血液循环

来自胎盘的富含氧和营养物质的血液,经脐静脉流入胎儿肝门静脉后,大部分经静脉导管直接注入下腔静脉,小部分经肝血窦、肝静脉入下腔静脉。由于下腔静脉的入口正对卵圆孔,所以经下腔静脉入右心房的血液（含氧量高）除少量与来自上腔静脉的血液混合外,大部分通过卵圆孔进入左心房;然后,与从肺静脉来的少量血液混合后入左心室。

左心室通过主动脉将含氧量高的血液经主动脉弓上的三大分支分送至头、颈、上肢,以保证胎儿头部发育所需的营养和氧,而少量血则流入降主动脉。降主动脉的血液除经分支分布到盆腔、腹腔器官和下肢外,还经脐动脉运送至胎盘,与母体血液进行气体和物质交换后,再由脐静脉返回胎儿体内（图 13-16）。

二、胎儿出生后血液循环的变化

胎儿出生后,胎盘血液循环停止,肺开始呼吸,血液循环发生一系列改变。

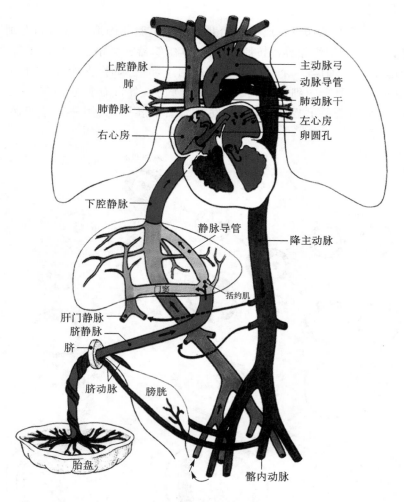

图 13-16　胎儿血液循环模式图

1. 脐静脉　脐静脉逐渐闭锁为由脐至肝的肝圆韧带。

2. 脐动脉　脐动脉大部分逐渐闭锁为脐外侧韧带。

3. 静脉导管　静脉导管逐渐闭锁为静脉韧带。

4. 动脉导管变为动脉韧带　由于肺开始呼吸,肺动脉的血液大量进入肺,动脉导管因平滑肌收缩而呈关闭状态。2～3 个月后,由于内膜增生,动脉导管完全闭锁,成为动脉韧带。

5. 卵圆孔关闭　由于脐静脉闭锁,从下腔静脉注入右心房的血液减少,右心房压力降低;同时,肺开始呼吸,大量血液从肺静脉流进左心房,左心房压力增高,于是卵圆孔瓣紧贴第二房间隔,使卵圆孔关闭。出生后约 1 年,卵圆孔瓣与第二房间隔因结缔组织增生而融合,卵圆孔完全关闭。

第六节　双胎和联胎

一、双胎

一次妊娠分娩两个胎儿称双胎,又称孪生。孪生可发生于一个受精卵或两个受精卵。

（一）单卵双胎

单卵双胎是由一个受精卵发育成两个胎儿。这两个胎儿的遗传基因和性别完全一致，外貌和生理特征相似，血型和组织相容性抗原均相同，其组织器官可相互移植而不排斥。

单卵双胎可发生在：①当一个受精卵分裂成两个卵裂球时，两个卵裂球分离，各自形成胚胎；②一个胚泡内形成两个内细胞群，发育为两个胚胎，各自有独立的羊膜腔，但共用一个绒毛膜和胎盘；③一个胚盘上出现两个原条，发育为两个胚胎，共用一个羊膜腔、绒毛膜和胎盘（图 13-17）。

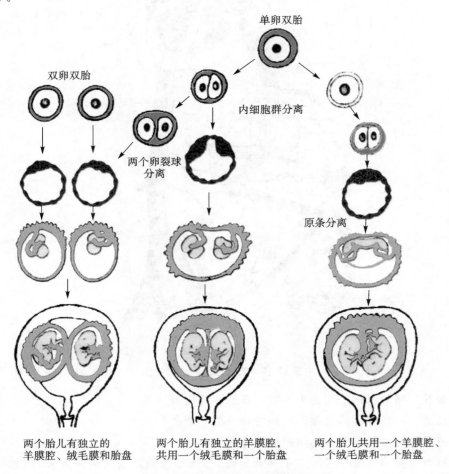

图 13-17　双胎发生机制示意图

（二）双卵双胎

两个卵子分别受精，发育为两个胎儿，称双卵双胎。这两个胎儿性别可能不同，遗传基因、外貌和生理特征的差异如同一般的兄弟姐妹。双卵双胎比单卵双胎多见。

二、联胎

在单卵孪生中，两个胚胎不完全分离，导致胚体局部相连，称联胎。常见的有头联胎、胸腹联胎等。若联体中两个个体一大一小时，小的常发育不全形成寄生胎或被大的胚胎包卷入体内形成胎内胎（图 13-18）。

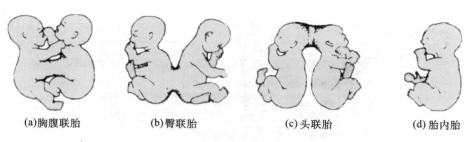

(a)胸腹联胎　　　　(b)臀联胎　　　　(c)头联胎　　　　(d)胎内胎

图 13-18　联胎

第七节　先天性畸形

先天性畸形是指胚胎发育过程中,由于胚胎发育紊乱所致的出生时即可见的形态结构异常,属于出生缺陷的一种。出生缺陷还包括功能、代谢和行为等方面的先天性异常。

一、引起先天性畸形的原因

引起先天性畸形的原因有遗传因素和环境因素,两者相互作用引起非常明显的先天性畸形。

(一) 遗传因素

1. 基因突变　DNA 分子碱基组成或排列顺序的改变,其染色体外形见不到异常。主要引起微观结构或功能方面的遗传性疾病。

2. 染色体异常　在生殖细胞减数分裂过程中,某一对染色体不分离或染色体某部分缺失,使子细胞染色体数目或结构异常。这类改变可由亲代遗传,也可由生殖细胞的异常发育引起,如先天愚型患者多了一条常染色体。

(二) 环境因素

1. 生物因素　风疹病毒、梅毒螺旋体等可通过胎盘膜,影响胚胎发育,如风疹病毒可致先天性心脏病等。

2. 化学因素　某些苯类、亚硝基化合物和某些重金属如铅、砷都有明显的致畸作用。

3. 物理因素　大量的 X 射线照射可引起基因突变,导致畸形发生。

4. 药物因素　大多数抗肿瘤药物、某些抗生素等有明显的致畸作用,如四环素引起胎儿牙釉质发育不全。

5. 其他因素　酗酒、吸烟、严重营养不足、缺氧等也可致畸。

二、致畸敏感期

胚胎发育过程中,受致畸因子作用后,最易发生畸形的时期称致畸敏感期。不同发育阶段其敏感程度不同。在胚期前 2 周受到致畸因子作用后,胚通常死亡。胚期第 3～8 周是人体器官、系统原基发生的重要阶段,此期细胞增生、分化活跃,胚体形态发生复杂变化,最易受致畸因子的干扰而发生形态结构畸形,所以孕妇此期应注意避免与致畸因子接触。对有遗传性疾病家族史的夫妇尤其要进行产前检查,尽早发现畸形胚胎,以便采取相应对策。此外,各器官的发育时期不同,故致畸敏感期也不同(图 13-19)。

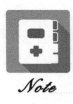

Note

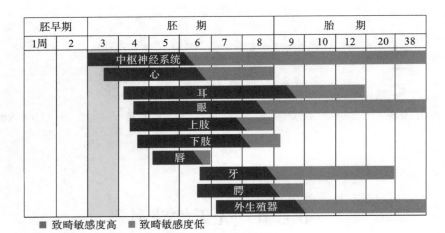

胚早期		胚　期						胎　期				
1周	2	3	4	5	6	7	8	9	10	12	20	38

中枢神经系统
心
耳
眼
上肢
下肢
唇
牙
腭
外生殖器

■ 致畸敏感度高　　■ 致畸敏感度低

图 13-19　人体主要器官致畸敏感期

📗 知 识 回 顾

　　人体胚胎学研究从受精卵发育为新个体的过程及其发育机制,从受精开始到胎儿娩出约经 38 周(约 266 天)。人体胚胎发育常分为胚期(第 1 周至第 8 周末)、胎期(第 9 周至出生)两个时期。受精是精子与卵子结合形成受精卵的过程,时间是在排卵后 12~24 h,受精的部位通常是在输卵管壶腹部。卵裂是指受精卵不断进行细胞分裂的过程,其子细胞称卵裂球。在受精后 72 h,形成一个由 12~16 个卵裂球组成的实心细胞团,形如桑葚,称桑葚胚。桑葚胚向子宫腔移动的同时继续进行细胞分裂,细胞之间出现一些小腔隙,以后逐渐融合成一个大腔,腔内充满液体。于受精后第 5~6 天,形成中空的约 100 个细胞的囊状胚,称为胚泡,胚泡中心的腔,称胚泡腔。植入是胚泡逐渐埋入子宫内膜的过程,又称着床。

　　胚泡植入后子宫内膜进一步增厚,血液供应更加丰富,腺体分泌更加旺盛,基质细胞变得肥大,胞质中富含糖原和脂滴。子宫内膜的这些变化称为蜕膜反应,此时的子宫内膜改称为蜕膜,基质细胞改称蜕膜细胞。蜕膜分基蜕膜、包蜕膜、壁蜕膜 3 部分。人胚发育第 2 周,在胚泡植入子宫内膜的同时,内细胞群增殖分化为上、下胚层两层细胞。在第 3 周末,三胚层胚盘形成。在第 4~8 周,三胚层的细胞经过增生、分裂和分化,逐渐建立起人体的各器官原基。胎膜和胎盘是胚胎发育过程中出现的附属结构,对保证胚胎的营养、呼吸、排泄等功能有重要作用,还具有分泌激素功能。分娩时,继胎儿之后排出子宫外。胎膜包括绒毛膜、卵黄囊、尿囊、羊膜和脐带。脐带是胎儿和母体间进行物质交换的唯一通道。

　　胎盘是由母体子宫的基蜕膜和胎儿的丛密绒毛膜共同组成的圆盘状结构。正常娩出的胎盘直径为 15~20 cm,厚度为 2~3 cm,重约 500 g。胎盘的胎儿面因有羊膜覆盖而表面光滑,中央有脐带附着;胎盘的母体面粗糙,可见 15~30 个由浅沟分隔的胎盘小叶。胎盘的主要功能有物质交换、分泌激素等。一次妊娠分娩两个胎儿称双胎,又称孪生。先天性畸形是指胚胎发育过程中,由于胚胎发育紊乱所致的出生时即可见的形态结构异常,属于出生缺陷的一种。出生缺陷还包括功能、代谢和行为等方面的先天性异常。胚胎发育过程中,受致畸因子作用后,最易发生畸形的时期称致畸敏感期。

考点检测

1. 在妊娠后期,胎儿生长发育于( )。

A. 胚外体腔   B. 子宫腔   C. 卵黄囊腔   D. 羊膜腔   E. 胚泡腔

2. 前置胎盘是由于胚泡植入( )。

A. 子宫底部   B. 子宫后壁   C. 近子宫颈处   D. 子宫前壁   E. 子宫颈管

3. 内胚层、中胚层和外胚层的细胞来源均为( )。

A. 胚外中胚层   B. 胚内中胚层   C. 上胚层   D. 下胚层   E. 滋养层

4. 神经系统起源于( )。

A. 内胚层   B. 中胚层   C. 外胚层   D. 胚外中胚层   E. 间充质

5. 发生宫外孕最常见的部位是( )。

A. 卵巢表面   B. 输卵管   C. 肠系膜

D. 子宫直肠陷窝   E. 腹膜腔

6. 足月时正常羊水量为( )。

A. 500～1000 mL   B. 500～1500 mL   C. 1000～1500 mL

D. 1000～2000 mL   E. 500～2000 mL

7. 受精多发生于( )。

A. 子宫体部或底部   B. 输卵管壶腹部   C. 输卵管峡部

D. 输卵管漏斗部   E. 输卵管子宫部

8. 下列哪一项不属于胎膜?( )

A. 羊膜   B. 卵黄囊   C. 尿囊   D. 脐带   E. 基蜕膜

9. 胚泡开始植入的时间相当于月经周期( )。

A. 第 12～14 天   B. 第 9～10 天   C. 第 16～17 天

D. 第 27～28 天   E. 第 20～21 天

10. 人胚初具雏形的时间是( )。

A. 第 4 周   B. 第 8 周   C. 第 10 周   D. 第 3 个月   E. 第 4 个月

11. 胎盘的组成成分包括( )。

A. 基蜕膜和平滑绒毛膜   B. 壁蜕膜和丛密绒毛膜

C. 壁蜕膜的平滑绒毛膜   D. 包蜕膜和丛密绒毛膜

E. 丛密绒毛膜和基蜕膜

12. 下列哪一项属于胎膜的结构?( )

A. 羊膜、蜕膜、尿囊、卵黄囊和脐带   B. 蜕膜、绒毛膜、尿囊、卵黄囊和脐带

C. 绒毛膜、尿囊、羊膜腔、脐带和卵黄囊   D. 尿囊、羊膜腔、脐带、绒毛膜和蜕膜

E. 尿囊、卵黄囊、脐带、羊膜和绒毛膜

13. 关于胎盘的描述,下列哪一项正确?( )

A. 由母体的各种蜕膜与胎儿的丛密绒毛膜组成

B. 内有母体和胎儿两套血液循环,两者可互通,以利于物质交换

C. 胎盘膜依次由下列几层组成:细胞滋养层,合体滋养层及其基膜,薄层结缔组织,毛细血管内皮及其基膜

D. 除血细胞外,所有的物质均可经胎盘进行物质交换

E. 胎盘可产生多种激素

14. 胚泡植入后的子宫内膜称( )。

A. 蜕膜　　　　　B. 胎膜　　　　　C.绒毛膜　　　　　D.羊膜　　　　　E.胎盘膜

15. 关于植入的描述,下列哪一项错误?（　　）

A. 植入是受精卵逐渐埋入子宫内膜的过程

B. 植入开始的时间相当于月经周期的第 5～6 天

C. 植入时,内细胞群一侧的滋养层首先与子宫内膜接触

D. 植入的部位多见于子宫后壁或子宫底

E. 植入完成后,子宫内膜改称为蜕膜

16. 胚胎学的研究内容不包括（　　）。

A. 生殖细胞的分裂　　　　　B. 受精　　　　　C.胚胎发育

D. 母体子宫内膜的周期性变化　　　E.先天性畸形

（黄拥军）

参 考 文 献

CANKAOWENXIAN

[1]　汪华侨.功能解剖学[M].2版.北京:人民卫生出版社,2013.

[2]　邹锦慧,张雨生.人体形态结构[M].2版.北京:人民卫生出版社,2017.

[3]　张烨,黄拥军,李泽良.正常人体结构[M].武汉:华中科技大学出版社,2011.

[4]　赵佛容,王玉琼,宋锦平.护理临床案例精选——经验与教训[M].北京:人民卫生出版社,2012.

[5]　初国良.功能解剖学学习指导和习题集[M].北京:人民卫生出版社,2008.

[6]　陈尚,胡小和.人体解剖学[M].北京:人民卫生出版社,2019.

[7]　吴建清,徐冶.人体解剖学与组织胚胎学[M].8版.北京:人民卫生出版社,2018.

[8]　孔令平,康照昌,张义伟.正常人体形态结构[M].武汉:华中科技大学出版社,2019.

[9]　丁文龙,刘学政.系统解剖学[M].9版.北京:人民卫生出版社,2018.

[10]　汪华侨.功能解剖学[M].3版.北京:人民卫生出版社,2018.

[11]　张朝佑.人体解剖学[M].3版.北京:人民卫生出版社,2009.

[12]　邢贵庆.解剖学及组织胚胎学[M].3版.北京:人民卫生出版社,2004.

[13]　涂腊根,夏克言,郑德宇.人体解剖学[M].武汉:华中科技大学出版社,2010.

[14]　顾晓松,人体解剖学[M].3版.北京:科学出版社,2011.

[15]　刘海兴,徐国成.人体解剖学[M].北京:高等教育出版社,2013.

[16]　于恩华,刘扬,张卫光.人体解剖学[M].4版.北京:北京大学医学出版社,2014.

中英文对照

A

B

C

侧脑室　　　　　　　　　　　　　　　　　　　　　　　　lateral ventricle
苍白球　　　　　　　　　　　　　　　　　　　　　　　　globus pallidus
垂体　　　　　　　　　　　　　　　　　　　　　　　　　hypophysis

D

单位膜　　　　　　　　　　　　　　　　　　　　　　　　unit membrane
短骨　　　　　　　　　　　　　　　　　　　　　　　　　short bone
顶骨　　　　　　　　　　　　　　　　　　　　　　　　　parietal bone
蝶骨　　　　　　　　　　　　　　　　　　　　　　　　　sphenoid bone
骶骨　　　　　　　　　　　　　　　　　　　　　　　　　sacrum
骶髂关节　　　　　　　　　　　　　　　　　　　　　　　sacroiliac joint
单核细胞　　　　　　　　　　　　　　　　　　　　　　　monocyte
大肠　　　　　　　　　　　　　　　　　　　　　　　　　large intestine
大网膜　　　　　　　　　　　　　　　　　　　　　　　　greater omentum
胆总管　　　　　　　　　　　　　　　　　　　　　　　　common bile duct
动脉　　　　　　　　　　　　　　　　　　　　　　　　　artery
窦房结　　　　　　　　　　　　　　　　　　　　　　　　sinuatrial node
动脉韧带　　　　　　　　　　　　　　　　　　　　　　　arterial ligament
第四脑室　　　　　　　　　　　　　　　　　　　　　　　fourth ventricle
大脑脚　　　　　　　　　　　　　　　　　　　　　　　　cerebral peduncle
动眼神经核　　　　　　　　　　　　　　　　　　　　　　oculomotor nucleus
动眼神经副核　　　　　　　　　　accessory nucleus of oculomotor nerve
底丘脑　　　　　　　　　　　　　　　　　　　　　　　　subthalamus
第三脑室　　　　　　　　　　　　　　　　　　　　　　　third ventricle
端脑　　　　　　　　　　　　　　　　　　　　　　　　　telencephalon
大脑皮质　　　　　　　　　　　　　　　　　　　　　　　cerebral cortex
大脑沟　　　　　　　　　　　　　　　　　　　　　　　　cerebral sulci
大脑回　　　　　　　　　　　　　　　　　　　　　　　　cerebral gyri
顶枕沟　　　　　　　　　　　　　　　　　　　　　　　　parietooccipital sulcus
顶叶　　　　　　　　　　　　　　　　　　　　　　　　　parietal lobe
岛叶　　　　　　　　　　　　　　　　　　　　　　　　　insula
豆状核　　　　　　　　　　　　　　　　　　　　　　　　lentiform nucleus
大脑镰　　　　　　　　　　　　　　　　　　　　　　　　cerebral falx
窦汇　　　　　　　　　　　　　　　　　　　　　　　　　confluence of sinuses
大脑前动脉　　　　　　　　　　　　　　　　　　　　　　anterior cerebral artery
大脑中动脉　　　　　　　　　　　　　　　　　　　　　　middle cerebral artery
大脑动脉环　　　　　　　　　　　　　　　　　　　　　　cerebral arterial circle
大脑大静脉　　　　　　　　　　　　　　　　　　　　　　great cerebral vein

E

额骨	frontal bone
腭	palate
腭垂	uvula
腭舌弓	palatoglossal arch
腭咽弓	palatopharyngeal arch
腭扁桃体	palatine tonsil
二尖瓣复合体	mitral complex
额叶	frontal lobe

F

分化	differentiation
腓骨	fibula
跗骨	tarsal bone
跗跖关节	tarsometatarsal joint
跗骨间关节	intertarsal joint
肥大细胞	mast cell
腹膜	peritoneum
腹膜腔	peritoneal cavity
腹膜内位器官	intraperitoneal organ
腹膜间位器官	interperitoneal organ
腹膜外位器官	retroperitoneal organ
肺	lung
肺泡	alveolus
附睾	epididymis
房水	aqueous humor
反射	reflection
反射弧	reflex arc
副交感神经	parasympathetic nerve

G

冠状轴	coronal axis
冠状面	coronal plane
冠状韧带	coronary ligament
高尔基复合体	Golgi complex
骨	bone
骨干	diaphysis
骨膜	periosteum
骨质	bone substance

骨髓	bone marrow
骨连结	articulation
骨性结合	synostosis
关节	joint
关节面	articular surface
关节囊	articular capsule
关节腔	articular cavity
关节盘	articular disc
关节唇	articular labrum
关节突关节	zygapophysial joint
骨性鼻腔	bony nasal cavity
肱骨	humerus
肱桡关节	humeroradial joint
肱尺关节	humeroulnar joint
股骨	femur
骨盆	pelvis
骨组织	osseous tissue
骨细胞	osteocyte
骨单位	osteon
固有层	lamina propria
肛管	anal canal
肛门	anus
肝	liver
肝索	hepatic cord
肝总管	common hepatic duct
肝胰壶腹	hepatopancreatic ampulla
睾丸	testis
肝门静脉	hepatic portal vein
感觉器	sensory organ
巩膜	sclera
橄榄	olive
孤束核	nucleus of solitary tract
膈神经	phrenic nerve
股神经	femoral nerve

H

后	posterior
核糖体	ribosome
核膜	nuclear membrane

J

肩胛骨	scapula
肩关节	shoulder joint
肩锁关节	acromioclavicular joint
胫骨	tibia
距小腿关节	talocrural joint
结缔组织	connective tissue
基质	ground substance
胶原纤维	collagenous fiber
间骨板	interstitial lamellae
浆细胞	plasma cell
肌层	muscularis
浆膜	serosa
肩胛线	scapular line
颊	cheek
角切迹	angular incisure
结肠	colon
精囊	seminal vesicle
静脉	vein
颈动脉窦	carotid sinus
颈动脉小球	carotid glomus
静脉角	venous angle
角膜	cornea
睫状体	ciliary body
脊髓	spinal cord
颈膨大	cervical enlargement
脊髓圆锥	conus medullaris
脊神经节	spinal ganglion
脊髓丘脑束	spinothalamic tract
基底沟	basilar sulcus
脚间窝	interpeduncular fossa
界沟	sulcus limitans
脊髓丘系	spinal lemniscus
间脑	diencephalon
基底核	basal nuclei
颈内动脉	internal carotid artery
脊神经	spinal nerve
交感神经	sympathetic nerve
激素	hormone
甲状腺	thyroid gland

面神经核 facial nucleus
迷走神经背核 dorsalnucleus of vagus nerve

N

内脏 viscera
内侧 medial
内 internal
内质网 endoplasmic reticulum
内收和外展 adduction and abduction
颞骨 temporal bone
颞下颌关节 temporomandibular joint
黏膜 mucosa
黏膜肌层 muscularis mucosa
黏膜下层 submucosa
尿道 urethra
尿道球腺 bulbourethral gland
内脏神经 visceral nervous
脑 brain
脑干 brain stem
脑桥 pons
内侧隆起 medial eminence
内脏运动核 visceral motor nucleus
内脏感觉核 visceral sensory nucleus
内侧丘系 medial lemniscus
内侧丘系交叉 decussation of medial lemniscus
颞叶 temporal lobe
内囊 internal capsule
脑脊液 cerebrospinal fluid
脑神经 cranial nerve
内分泌系统 endocrine system

P

平面关节 plane joint
膀胱 urinary bladder
膀胱三角 trigone of bladder
膀胱子宫陷凹 vesicouterine pouch
脾 spleen
皮质脊髓束 corticospinal tract
皮质脊髓侧束 lateral corticospinal tract

皮质脊髓前束   medial corticospinal tract

皮质核束   corticonuclear tract

皮质   cortex

胼胝体   corpus callosum

屏状核   claustrum

帕金森病   Parkinson's disease

Q

器官   organ

前   anterior

浅   superficial

屈和伸   flexion and extension

屈戌关节   hinge joint

球窝关节   spheroidal joint

前纵韧带   anterior longitudinal ligament

前囟   anterior fontanelle

前臂骨间膜   interosseous membrane of forearm

髂骨   ilium

前正中线   anterior median line

气管   trachea

前列腺   prostate gland

前庭大腺   greater vestibular gland

前庭蜗器   vestibulocochlear organ

躯体神经   somatic nerve

前角   anterior horn

前索   anterior funiculus

前庭区   vestibular area

躯体运动核   somatic motor nucleus

躯体感觉核   somatic sensory nucleus

前庭神经核   vestibular nucleus

躯体感觉中枢   somatic sensory centre

躯体运动中枢   somatic motor centre

前交通动脉   anterior communicating artery

R

溶酶体   lysosome

染色质   chromatin

染色体   chromosome

软骨连结   cartilaginous joint

韧带	ligament
软骨	cartilage
桡骨	radius
桡尺近侧关节	proximal radioulnar joint
桡尺远侧关节	distal radioulnar joint
桡腕关节	radiocarpal joint
软骨组织	cartilage tissue
软骨细胞	chondrocyte
人中	philtrum
乳牙	deciduous tooth
软膜	pia mater

S

上	upper
深	profundal
矢状轴	sagittal axis
矢状面	sagittal plane
水平面	horizontal plane
生物膜	biological membrane
枢椎	axis
髓核	nucleus pulposus
锁骨	clavicle
筛骨	ethmoid bone
上颌骨	maxillary bone
手骨	bone of hand
疏松结缔组织	loose connective tissue
嗜酸性粒细胞	eosinophilic granulocyte
中性粒细胞	neutrophilic granulocyte
嗜碱性粒细胞	basophilic granulocyte
锁骨中线	midclavicular line
腮腺管乳头	papilla of parotid duct
舌	tongue
舌系带	frenulum of tongue
舌下阜	sublingual caruncle
舌下襞	sublingual fold
腮腺	parotid gland
舌下腺	sublingual gland
食管	esophagus
十二指肠大乳头	major duodenal papilla

十二指肠悬韧带	suspensory ligament of duodenum
上皮组织	epithelial tissue
肾	kidney
肾区	renal region
肾单位	nephron
输尿管	ureter
生殖系统	genital system
输精管	ductus deferens
射精管	ejaculatory duct
输卵管	uterine tube
三尖瓣复合体	tricuspid valve complex
视器	visual organ
视神经盘	optic disc
神经系统	nervous system
神经组织	nervous tissue
神经细胞	nerve cell
神经元	neuron
神经原纤维	neurofibril
髓质	medulla
神经核	nucleus
神经节	ganglion
神经	nerve
上丘	superior colliculus
舌下神经三角	hypoglossal triangle
三叉神经运动核	motor nucleus of trigeminal nerve
舌下神经核	hypoglossal nucleus
上泌涎核	superior salivatory nucleus
三叉神经感觉核	sensory nuclei of trigeminal nerve
三叉丘系	trigeminal lemniscus
上丘脑	epithalamus
视觉中枢	visual centre
视觉性语言中枢	visual speech area
书写中枢	writing area
上矢状窦	superior sagittal sinus
肾上腺	suprarenal gland

T

体表标志	body surface symbol
椭圆关节	ellipsoid joint

弹性纤维	elastic fiber
透明软骨	hyaline cartilage
弹性软骨	elastic cartilage
同源细胞群	isogenous group
唾液腺	salivary gland
听结节	acoustic tubercle
听觉中枢	auditory centre
听觉性语言中枢	auditory speech area

W

外侧	lateral
外	exterior
微体	microbody
尾骨	coccyx
腕骨	carpal bone
腕骨间关节	intercarpal joint
腕关节	wrist joint
腕掌关节	carpometacarpal joint
网膜	omentum
网膜孔	epiploic foramen
网膜囊	omental bursa
网状纤维	reticular fiber
网状组织	reticular tissue
未分化的间充质细胞	undifferentiated mesenchymal cell
外膜	adventitia
胃	stomach
胃底腺	fundic gland
胃酶细胞	zymogenic cell
网状结构	reticular formation
外侧索	lateral funiculus
蜗神经核	cochlear nuclei
外侧丘系	lateral lemniscus
外侧沟	lateral sulcus
纹状体	corpus striatum
尾状核	caudate nucleus

X

系统	system
系膜	mesentery

下	lower
细胞	cell
细胞膜	cell membrane
细胞质	cytoplasm
细胞核	nucleus
线粒体	mitochondria
细胞骨架	cytoskeleton
纤维连结	fibrous joint
旋前	pronation
旋转	rotation
旋后	supination
陷凹	pouch
纤维环	annulus fibrosus
胸椎	thoracic vertebra
胸骨	sternum
胸廓	thoracic cage
胸锁关节	sternoclavicular joint
下颌骨	mandible
膝关节	knee joint
纤维软骨	fibrous cartilage
纤维细胞	fibrocyte
血液	blood
血浆	plasma
血清	serum
血细胞	blood cell
血小板	blood platelet
血红蛋白	hemoglobin, Hb
消化系统	digestive system
消化管	alimentary canal
消化腺	alimentary gland
纤维膜	fibrosa
胸骨线	sternal line
下颌下腺	submandibular gland
小肠	small intestine
小肠系膜	mesentery of small intestine
小网膜	lesser omentum
胸膜	pleura
心	heart
心尖切迹	cardiac apical incisure
心包	pericardium

胸导管　　　　　　　　　　　　　　　　　　　　　thoracic duct
纤维束　　　　　　　　　　　　　　　　　　　　　　fasciculus
楔束　　　　　　　　　　　　　　　　　　　　fasciculus cuneatus
小脑中脚　　　　　　　　　　　　middle cerebellar peduncle
楔束结节　　　　　　　　　　　　　　　　cuneate tubercle
小脑下脚　　　　　　　　　　　　inferior cerebellar peduncle
下丘　　　　　　　　　　　　　　　　inferior colliculus
下泌涎核　　　　　　　　　　　inferior salivatory nucleus
楔束核　　　　　　　　　　　　　　　　cuneate nucleus
小脑　　　　　　　　　　　　　　　　　　cerebellum
小脑蚓　　　　　　　　　　　　　　　　　　vermis
小脑半球　　　　　　　　　　　　cerebellar hemisphere
下丘脑　　　　　　　　　　　　　　　　hypothalamus
杏仁体　　　　　　　　　　　　　　amygdaloid body
小脑幕　　　　　　　　　　　　tentorium of cerebellum
下矢状窦　　　　　　　　　　　　inferior sagital sinus

Y

远侧　　　　　　　　　　　　　　　　　　　distal
运动系统　　　　　　　　　　　　　locomotor system
腰椎　　　　　　　　　　　　　　　lumbar vertebrae
翼点　　　　　　　　　　　　　　　　　　pterion
腋前线　　　　　　　　　　　　anterior axillary line
腋后线　　　　　　　　　　　posterior axillary line
腋中线　　　　　　　　　　　　　midaxillary line
咽峡　　　　　　　　　　　　　isthmus of fauces
牙　　　　　　　　　　　　　　　　　　　teeth
牙冠　　　　　　　　　　　　　　crown of tooth
牙根　　　　　　　　　　　　　　　root of tooth
牙颈　　　　　　　　　　　　　　　neck of tooth
牙质　　　　　　　　　　　　　　　　dentine
牙釉质　　　　　　　　　　　　　　　　enamel
牙骨质　　　　　　　　　　　　　　　　cement
牙髓　　　　　　　　　　　　　　dental pulp
牙周膜　　　　　　　　　　periodontal membrane
牙槽骨　　　　　　　　　　　　　alveolar bone
牙龈　　　　　　　　　　　　　　　　gingiva
隐窝　　　　　　　　　　　　　　　　　crypt
咽　　　　　　　　　　　　　　　　pharynx
咽隐窝　　　　　　　　　　　　pharyngeal recess

Z

致密结缔组织	dense connective tissue
脂肪组织	adipose tissue
脂肪细胞	fat cell
中央乳糜管	central lacteal
直肠	rectum
纵隔	mediastinum
子宫	uterus
脏腹膜	visceral peritoneum
直肠膀胱陷凹	rectovesical pouch
直肠子宫陷凹	rectouterine pouch
中枢神经系统	central nervous system
周围神经系统	peripheral nervous system
自主神经	autonomic nervous
植物神经	vegetative nervous
终丝	filum terminale
中央管	central canal
锥体	pyramid body
锥体交叉	decussation of pyramid
中脑	midbrain
中脑水管	mesencephalic aqueduct
正中沟	median sulcus
展神经核	abducens nucleus
锥体束	pyramidal tract
中央沟	cental sulcus
枕叶	occipital lobe
中央旁小叶	paracentral lobule
直窦	straight sinus
蛛网膜	arachnoid mater
蛛网膜下隙	subarachnoid space
椎动脉	vertebral artery
锥体系	pyramidal system
锥体外系	extrapyramidal system
坐骨神经	sciatic nerve

（汪玉娇）